BEIHEFTE ZUM *Euphorion*
Zeitschrift für Literaturgeschichte
Heft 65

Herausgegeben von
Wolfgang Adam

ELISABETH DÉCULTOT
GERHARD LAUER (Hg.)

Kunst und Empfindung

Zur Genealogie einer kunsttheoretischen Fragestellung in Deutschland und Frankreich im 18. Jahrhundert

Universitätsverlag
WINTER
Heidelberg

Bibliografische Information der Deutschen Nationalbibliothek
Die Deutsche Nationalbibliothek verzeichnet diese Publikation in der Deutschen Nationalbibliografie; detaillierte bibliografische Daten sind im Internet über *http://dnb.d-nb.de* abrufbar.

UMSCHLAGBILD
Nicolas de LARGILLIERRE,
Portrait de Charles Le Brun (1683–86)

ISBN 978-3-8253-5890-7

Imprimé en Allemagne · Printed in Germany
Druck: Memminger MedienCentrum, 87700 Memmingen

Gedruckt auf umweltfreundlichem, chlorfrei gebleichtem und alterungsbeständigem Papier

Den Verlag erreichen Sie im Internet unter:
www.winter-verlag-hd.de

Inhaltsverzeichnis

Elisabeth Décultot (Paris/Berlin) und Gerhard Lauer (Göttingen)

Einleitung

Die Entstehung der Ästhetik gehört zu den grundlegenden Erscheinungen und wichtigsten geistesgeschichtlichen Neuerungen des 18. Jahrhunderts. Nicht zufällig widmet ihr Ernst Cassirer das Schlusskapitel seiner breit angelegten Darstellung der *Philosophie der Aufklärung*, fasst doch die Entwicklung, die zur Genese dieser neuen Disziplin beitrug, die bedeutendsten Strömungen der Zeit in sich zusammen.[1] Ihren Ursprung, so Cassirer, findet die Ästhetik in der »Wendung zum Subjektivismus«, die sich aus der Überwindung der klassizistischen, von cartesianischer Philosophie getragenen Weltanschauung ergibt: »Denn nicht jene *natura rerum*, an der der ästhetische Objektivismus sich orientierte, bildet hier mehr den Leitstern, sondern an ihre Stelle ist die Natur des *Menschen* getreten: jene Natur, auf die auch die gleichzeitige Psychologie und Erkenntnislehre überall ausgeht, und in der sie den Schlüssel zu jenen Problemen sucht, deren Lösung die Metaphysik versprochen, aber niemals geleistet hatte. Wenn irgendwo, so muß diese Art der Fragestellung sich im Gebiete der Ästhetik bewähren: denn das Ästhetische ist seinem Wesen nach ein rein *menschliches* Phänomen.«[2] Diese Wendung zum Subjekt, seine so grundlegend positive Aufwertung, hat wahrscheinlich nirgends tiefere und spürbarere Spuren hinterlassen als in der Kunstreflexion: dort wird der durch René Le Bossu, Boileau, Batteux, Voltaire und viele andere französische Kunsttheoretiker des 17. und 18. Jahrhunderts vertretene Gedanke eines objektiv gegebenen Schönen allmählich aufgegeben. Mit dieser Abkehr gehen zugleich tiefgreifende Wandlungen einher. Die bisher vorherrschende deduktive Methode, die die Phänomene »bestimmten, a priori gültigen und a priori feststehenden Prinzipien unterzuordnen« suchte, muss mehr und mehr »den reinen Tatsachen«, »der unmittelbaren Beobachtung« von Erfahrungsgegenständen Raum schaffen. Ein aufschlussreiches Symptom für diese Wandlung sieht Cassirer in der neuen Bedeutung, die der *Beschreibung* — man denke nur an das europäische Echo von Winckelmanns Statuenbeschreibungen — beigemessen wird.

1 Ernst Cassirer: *Die Philosophie der Aufklärung*, mit einer Einleitung von Gerald Hartung, Hamburg 1998 (Erstveröffentlichung: Tübingen 1932), S. 368-482.

2 Ebd., S. 398.

Zu den zentralen Merkmalen dieser Entwicklung gehören nun zwei Erscheinungen, die Gegenstand des vorliegenden Bandes sind. Dabei handelt sich zum einen um das neue Interesse, das im 18. Jahrhundert dem Empfinden als notwendigem Bindeglied zwischen menschlichem Subjekt und wahrgenommenem Objekt in der entstehenden Ästhetik-Diskussion geschenkt wird, und zum anderen um die besondere Aufmerksamkeit, die der spezifischen Erfahrung von Kunst gilt. Beide Erscheinungen sind freilich aufs engste verbunden, erweisen sich doch die von der Kunst ausgelösten Empfindungen als vorzügliche Gegenstände der damals aufblühenden ästhetischen Forschungen zum Empfindungsvermögen, Forschungen, die mal als Ästhetik, mal als Metaphysik oder als Erkenntnislehre oder als Erfahrungsseelenkunde ausformuliert wurden. Wie funktioniert die sinnliche Wahrnehmung? Welche Rolle spielt die Kunst in der Entwicklung des sinnlichen Vermögens und in der Erziehung des Menschen überhaupt? Ziel des vorliegenden Bandes ist es, zu untersuchen, wie deutsche und französische Autoren des 18. Jahrhunderts diese Fragen zu beantworten versucht haben. Dabei kommt Autoren von Wolff bis Kant, über Du Bos, Bodmer, Breitinger, Baumgarten, Sulzer, Herder, Justus Riedel, Moritz, Forster, Friedrich Schlegel und einigen anderen eine besondere Aufmerksamkeit zu. Von vornherein muss unterstrichen werden, dass der hier vorgeschlagene Überblick keinerlei Anspruch auf Ausführlichkeit erhebt. Innerhalb des beschränkten Rahmens des vorliegenden Sammelbandes, der im Rahmen des von der Deutschen Forschungsgemeinschaft und der Agence Nationale de la Recherche geförderten Programms »Ästhetik. Geschichte eines deutsch-französischen Ideentransfers« entstanden ist, wäre ein solcher Anspruch nicht einzulösen gewesen.[3] Es lag uns vielmehr daran, einige Einblicke in markante, manchmal weniger bekannte Schriften dieser Periode zu gewähren, die Sinnlichkeit, Empfinden und subjektives Selbstverständnis neu konzipiert haben. Wichtig war uns dabei, Blickwinkel aus verschiedenen Disziplinen und europäischen Traditionen zu mischen. Die für das deutsche 18. Jahrhundert kennzeichnende Entstehung der Ästhetik als Wissenschaft der sinnlichen Erkenntnis, die den Kern des Bandes ausmacht, wird damit durch Einblicke in die französische Kunsttheorie des 18. Jahrhunderts beleuchtet, die mit Autoren wie Du Bos eine erhebliche Rolle bei der Erarbeitung sowohl des Empfindungs- als auch des Kunstbegriffs dieser Periode spielt. Die wechselseitige Erhellung der mal

3 Tagung: *L'art et la faculté de sentir. Enquête sur une généalogie de la cognition artistique dans l'esthétique française et allemande du XVIIIe siècle/Die Kunst und das Empfindungsvermögen. Zur Genealogie der künstlerischen Kognition in der französischen und deutschen Ästhetik des 18. Jahrhunderts*, 6.-8. Oktober 2010, Berlin, Centre Marc Bloch.

eng verbundenen, mal voneinander weit entfernten, manchmal auch einander missverstehenden französischen und deutschen Kunsttheoretiker bildet dabei den Hintergrund dieses Bandes.

Von vornherein muss allerdings betont werden, dass die beiden Haupttermini, die den Kern der vorliegenden Untersuchung ausmachen, im 18. Jahrhundert mit sehr unterschiedlichen Bedeutungen verbunden werden. So ist der Empfindungsbegriff in dieser Periode alles andere als eindeutig. Schon die Einordnung des Empfindens in die Konstellation und Hierarchie der Seelenvermögen lässt erhebliche Schwankungen zwischen Wolff und Baumgarten allein in der deutschen Tradition bzw. lateinischen Terminologie erkennen. Von der antiken und scholastischen Tradition übernimmt Christian Wolff in seiner Psychologie die Einteilung in obere und untere Seelenvermögen und weist das Empfinden den unteren Vermögen zu. Zu diesen unteren Seelenvermögen zählen in der Wolffschen Psychologie die fünf Sinnesorgane und der Gemeinsinn (*sensus communis*), die Einbildungskraft, das Gedächtnis, ein vernunftähnliches Schätzungsvermögen (*facultas aestimativa* oder *cogitativa*) und ein sinnliches Begehrungsvermögen. Die oberen Seelenvermögen umfassen hingegen Verstand, Vernunft und Willen.[4] In dieser Einteilung unterscheiden sich die Seelenvermögen durch die logische Qualität der von ihnen hervorgebrachten Erkenntnis. Während die Vernunfterkenntnis klar und deutlich ist, kann die sinnliche Erkenntnis nur verworrene Vorstellungen hervorbringen. In diesem Schema wird all den seelischen Vermögen, die mit dem Empfinden als sinnlichem Vermögen zu tun haben, ein hierarchisch deutlich niedriger Rang in der Skala der Seelenvermögen zugewiesen. Wichtig ist dabei, dass diese sinnlichen oder mit der Sinnlichkeit arbeitenden Vermögen als ein dem Tier und dem Menschen gemeinsames Attribut betrachtet werden. Baumgarten bricht bekanntlich mit dieser Anschauung. Von den *Meditationes philosophicæ de nonnullis ad poema pertinentibus* von 1735 bis zur *Aesthetica* von 1750 erarbeitet er einen Sinnlichkeitsbegriff, der neben den dem Tier und dem Menschen gemeinsamen Vermögen auch Vermögen umfasst, die spezifisch menschlich sind. In der 1739 erstmals erschienenen *Metaphysica* wird die *facultas sentiendi* als ein zweipoliges Vermögen aufgefasst, das sich in einen *sensum externum* und einen *sensum internum* gliedert. Über den *sensum externum*, der die fünf Sinnesorgane umfasst, wird dem Subjekt der Zustand seines Kör-

4 Christian Wolff: *Gesammelte Werke*, hg. von Jean Ecole u. a., Hildesheim/New York 1962 ff., insbesondere die Bde. II. 5 und 6 und I. 2 und 3 (*Psychologia empirica*, *Psychologia rationalis* und *Vernünfftige Gedancken von Gott, der Welt und der Seele des Menschen, auch allen Dingen überhaupt*).

pers, über den *sensum internum* der Zustand seiner Seele vergegenwärtigt.[5] Mit diesem »inneren Sinn« erhält die Sinnlichkeit nicht nur einen ganz anderen Rang in der Hierarchie der Seelenvermögen, sondern auch einen viel breiteren Wirkungsraum. Der innere Sinn wirkt Baumgarten zufolge in einer Reihe von spezifisch menschlichen Vermögen mit, zu denen die Einbildungskraft (*phantasia*, *facultas imaginandi*), die durchdringende Einsicht oder der Scharfsinn (*perspicacia*, *acumen*) und selbst das Gedächtnis (*memoria*) gehören.[6] Trotz dieser Neubewertung muss allerdings hervorgehoben werden, dass die Beschreibung des Empfindungsvermögens und der dafür zuständigen Wissenschaft wenigstens terminologisch der älteren Schulphilosophie verpflichtet bleibt. Die Ästhetik als »Wissenschaft der sinnlichen Erkenntnis« definiert Baumgarten weiterhin u. a. als *untere* Erkenntnislehre (*gnoseologia inferior*).[7]

Eine ähnliche Wandelbarkeit kennzeichnet den Kunstbegriff in derselben Periode. Der Begriff der Kunst als ein verschiedene Kunstformen umfassender kollektiver Singular war in der Antike und im Mittelalter unbekannt. *Techne* bzw. *ars* bezeichneten einzelne Bereiche oder Tätigkeiten, die für ein modernes Kunstverständnis vielmehr dem Handwerk oder der Wissenschaft zugeschlagen werden können. Im mittelalterlichen Verständnis umfassten die *artes liberales* die in der Schule gelehrten Fächer des *Trivium* (Grammatik, Rhetorik, Dialektik) und *Quadrivium* (Arithmetik, Geometrie, Astronomie, Musik), schlossen aber Künste wie Malerei und Bildhauerei aus und können deshalb schwer als unmittelbare Vorläufer des modernen Kunstbegriffs betrachtet werden.[8] Das 18. Jahrhundert führt erhebliche Veränderungen in dieses Panorama ein. Schon 1690 taucht mit Charles Perraults *Cabinet des beaux Arts* der Ausdruck »beaux Arts« (hier noch mit kleinem »b« und gro-

[5] Alexander Gottlieb Baumgarten: *Meditationes philosophicae de nonnullis ad poema pertinentibus. Lateinisch – Deutsch*, hg. von Heinz Paetzold, Hamburg 1983; Ders.: *Metaphysica*, in: Ders.: *Texte zur Grundlgung der Ästhetik. Lateinisch – Deutsch*, übers. und hg. von Hans Rudolf Schweizer, Hamburg 1983, S. 17 ff. (§ 534 ff.).

[6] Ebd., S. 28 ff. (§ 557 ff.), S. 34 ff., bes. S. 38 (§ 572 ff., bes. § 577-578), S. 40 ff., bes. S. 44 (§ 579 ff., bes. § 587).

[7] Ebd., S. 16 (§ 533): »Scientia sensitive cognoscendi et proponendi est AESTHETICA (Logica facultatis cognoscitavae inferioris, Philosophia gratiarum et musarum, gnoseologia inferior, ars pulchre cogitandi, ars analogi rationis).«. Vgl. auch Baumgarten: *Ästhetik. Lateinisch – Deutsch*, übers., mit einer Einführung, Anmerkungen und Registern hg. von Dagmar Mirbach, 2 Bde., Hamburg 2007, Bd. 1, S. 10 (§ 1): »AESTHETICA (theoria liberalium artium, gnoseologia inferior, ars pulchre cogitandi, ars analogi rationis) est scientia cognitionis sensitivae.«

[8] Wolfgang Ullrich: [Art.] »Kunst/Künste/System der Künste«, in: *Ästhetische Grundbegriffe. Historisches Wörterbuch in sieben Bänden*, hg. von Karlheinz Barck u. a., Stuttgart/Weimar 2000-2005, Bd. 3 (2001), S. 556-616, hier S. 571.

ßem »A« geschrieben) als ein Oberbegriff auf, der sich von der traditionellen Einteilung in freie und mechanische Künste entfernt, indem er zum ersten Mal die acht Disziplinen der Beredsamkeit, Dichtung, Musik, Architektur, Malerei, Bildhauerkunst, Optik und Mechanik als eine Einheit umfasst.[9] Theoretisch wird diese Neuverteilung und -benennung durch Perrault nicht näher untermauert. Mit Batteux' berühmtem Traktat *Les Beaux-arts réduits à un même principe* setzt sich einige Jahrzehnte später der Sammelbegriff *beaux-arts* auf europäischer Ebene durch und erhält durch die vom Autor postulierte feste Verbindung von Kunst und Schönheit eine deutlichere theoretische Grundlage. Der einzige Zweck der *beaux-arts* — zu denen Batteux die sechs Disziplinen der Musik, Dichtung, Malerei, Bildhauerei, Gestik und Tanzkunst zählt — bestehe darin, durch die Nachahmung der schönen Natur Vergnügen in der menschlichen Seele auszulösen.[10] Von nun an wird der Bezug auf die Schönheit zum Kern und gemeinsamen Nenner einer Reihe von Künsten erhoben, die von den mechanischen, auf bloße Befriedigung der menschlichen Bedürfnisse hinzielenden Künsten unterschieden werden und selbst die Literatur aus der Einbindung in die Rhetorik löst.

Trotz dieses Definitionsversuchs weist die Beschreibung der schönen Künste im 18. Jahrhundert allerdings erhebliche Variationen auf. Seit dem Ende des 17. Jahrhunderts sind Kunstsysteme entwickelt worden, die zwar darin übereinstimmen, die vier Künste der Poesie, Malerei, Skulptur und Musik seien zu den schönen Künsten zu zählen, bei der Zuordnung zahlreicher weiterer Künste aber voneinander abweichen. So wurde die Beredsamkeit (Redekunst, *éloquence*, *ars oratoria*), die ursprünglich zum *trivium* der mittelalterlichen *artes liberales* gehörte, bereits 1690 von Perrault zu den »schönen Künsten« gezählt, von Batteux und d'Alembert dann aber nicht zum eigentlichen Kern der schönen Künste zugeordnet, weil sie nicht nur auf

9 Charles Perrault: *Le Cabinet des beaux Arts ou Recueil d'Estampes gravées d'après les Tableaux d'un plafond où les beaux Arts sont représentés*, Paris 1690, vor allem S. 1-4.

10 Charles Batteux: *Les beaux-arts réduits à un même principe*, hg. von Jean-Rémy Mantion, Paris 1989, nach der 3. Auflage von 1773 (Erstveröffentlichung: Paris 1746), S. 81-83; Ders.: *Die schönen Künste aus einem Grunde hergeleitet. Aus dem Französischen der Herrn Abt Batteux übersetzt von P. E. B.* [= Philipp Ernst Bertram], Gotha 1751; Ders.: *Einschränkung der schönen Künste auf einen einzigen Grundsatz. Aus dem Französischen übersetzt und mit einem Anhange einiger eignen Abhandlungen versehen*, Leipzig 1751 (übers. von Johann Adolf Schlegel; 3. vermehrte Auflage: Leipzig 1770); Johann Christoph Gottsched: *Auszug aus des Herrn Batteux, öffentlichen Lehrers der Redekunst zu Paris Schönen Künsten aus dem einzigen Grundsatze der Nachahmung hergeleitet, zum Gebrauche seiner Vorlesungen mit verschiedenen Zusätzen und Anmerkungen erläutert*, Leipzig 1754. Zu Batteux' Rezeption in Deutschland vgl. Manfred Schenker: *Charles Batteux und seine Nachahmungstheorie in Deutschland*, Leipzig 1909 (ND Hildesheim 1977).

das bloße Vergnügen, sondern auf das praktische Bedürfnis zurückzuführen sei.[11] In Mendelssohns System gehört die Beredsamkeit ebenfalls nicht zu den schönen Künsten, sondern zu den schönen Wissenschaften.[12] Eine ebenso unsichere Stelle nimmt in den damaligen Kunstsystemen die Architektur ein. Dieses Fach, das im Mittelalter nicht zu den *artes liberales* zugeordnet wurde, zählt zwar für Perrault und d'Alembert zu den schönen Künsten, wird aber wiederum von Batteux aus den eigentlichen schönen Künsten als nutzbringend und -orientiert ausgeschlossen.[13] Zu bemerken ist dabei, daß die aus praktischer »Nothdurft« entstandene Baukunst durch Mendelssohn ebenfalls nur begrenzt in die Gruppe der schönen Künste aufgenommen wird, wo sie als »Nebenkunst« bezeichnet wird.[14] Ähnlich verhält es sich mit der Tanzkunst, die Batteux zu den schönen Künsten zählt, während Perrault sie aus seinem System der schönen Künste ausschließt.[15] In deutlicher Abgrenzung von diesen Modellen vertritt Sulzer ein dezidiert breites Verständnis der schönen Künste, das all die bisher mehr oder weniger als äußere Grenzgebiete betrachteten Gattungen (Beredsamkeit, Architektur, Tanz, Schauspielkunst, Kupferstecherei) vorbehaltlos integriert.[16] Diese extreme Variabilität führte 1790 Carl Heinrich Heydenreich dazu, den Begriff der schönen Künste als »äußerst vag und nichtssagend« zu verwerfen, denn »das Prädikat schön«, das »höchste Vollendung, Vollkommenheit« bezeichne, sei »für die Künste schlechterdings nicht charakterisch [sic]«. Als Ersatz für diesen undeutlichen Begriff schlägt Heydenreich vor, den Begriff »Künste der Empfindsamkeit« bzw. »Künste der Empfindung und Phantasie« zu verwenden, denn Empfindung und Einbildungskraft seien die eigentliche »Quelle« und

11 Batteux: *Les beaux-arts réduits à un même principe* (wie Anm. 10), S. 103-105; [Jean Le Rond d'Alembert]: *Discours préliminaire des éditeurs*, in: *Encyclopédie ou Dictionnaire raisonné des sciences, des arts et des métiers par une société de gens de lettres*, hg. von Denis Diderot und Jean Le Rond d'Alembert, Bd. 1, Paris 1751, S. XI-XII, vor allem XVII-XVIII.

12 Moses Mendelssohn: *Betrachtungen über die Quellen und die Verbindungen der schönen Künste und Wissenschaften*, in: Ders.: *Gesammelte Schriften. Jubiläumsausgabe*, hg. von Ismar Elbogen u. a., Berlin 1929 ff. (fortgeführt vom Frommann-Holzboog-Verlag), Bd. 1, S. 165-190, hier S. 175 (Erstveröffentlichung: *Bibliothek der schönen Wissenschaften und freyen Künste*, Ersten Bandes zweytes Stück, Leipzig 1757, S. 231-268).

13 Batteux: *Les beaux-arts réduits à un même principe* (wie Anm. 10), S. 103-105; [Jean Le Rond d'Alembert], *Discours préliminaire des éditeurs* (wie Anm. 11), Bd. 1, S. XI-XII, XVII.

14 Mendelssohn: *Betrachtungen über die Quellen* (wie Anm. 12), S. 189.

15 Batteux: *Les beaux-arts réduits à un même principe* (wie Anm. 10), S. 86, 229-246; Perrault: *Le Cabinet des beaux Arts* (wie Anm. 9).

16 Johann Georg Sulzer: *Allgemeine Theorie der Schönen Künste, in einzeln, nach alphabetischer Ordnung der Kunstwörter auf einander folgenden Artikeln, abgehandelt*, 2 Bde., Leipzig 1771-1774.

das »letzte Ziel« der Künste.[17] Damit verknüpft Heydenreich die Kunst wieder mit der grundlegenden Neubestimmung des Menschen im 18. Jahrhundert, die den menschlichen Sinnesvermögen wie seiner Einbildungskraft ein historisch ganz neues Zutrauen entgegenbringt. Zweck des vorliegenden Bandes ist es, die Geschichte der hier postulierten und im Laufe des 18. Jahrhunderts immer wieder heraufbeschworenen Verbindung von Kunst und Empfindung in literaturwissenschaftlicher wie ideengeschichtlicher Absicht zu rekonstruieren.

[17] Karl Heinrich Heydenreich: *System der Aesthetik*, Leipzig 1790, S. 220 ff., hier S. 222-223: »Um eine Gattung von Werken durch die Sprache zu bezeichnen, kann man doch unstreitig nicht zweckmäßiger handeln, als wenn man die Benennung von der Quelle derselben, oder ihrem letzten Ziele hernimmt. Sollte ich also für die sogenannten schönen Künste eine neue Wortbezeichnung vorschlagen, so würde ich rathen, sie *Künste der Empfindsamkeit* oder *Künste der Empfindung und Phantasie* zu nennen« (Hervorhebung im Original).

Daniel Dumouchel (Université de Montréal)

Les voies du sentiment. Du Bos et la naissance de l'esthétique

I. Les *Réflexions critiques* dans l'histoire de l'esthétique philosophique

Il est difficile d'assigner une origine unique à l'émergence d'un discours philosophique nouveau comme celui que constitue l'esthétique philosophique au 18e siècle. La genèse de ce nouveau savoir philosophique s'enracine dans plusieurs sources et se manifeste dans des approches multiples qui ne se recoupent pas toutes. Il est même probable que la conscience de l'élaboration d'un nouvel objet commun ait partiellement échappé à ceux qui y ont travaillé, séparément ou collectivement. Toutefois, quelle que soit la perspective que l'on adopte sur ces questions et les filiations théoriques que l'on privilégie, les *Réflexions critiques sur la poésie et sur la peinture* publiées pour la première fois par l'abbé Jean-Baptiste Du Bos en 1719,[1] apparaissent comme l'un des textes fondateurs de l'esthétique philosophique.[2]

Les historiens de l'esthétique philosophique, lorsqu'ils posent la question de savoir si l'entreprise théorique de Du Bos relève de l'*esthétique*, ont tendance à amalgamer, et parfois à confondre, deux ordres de questionnement, que nous avons tout intérêt à distinguer, même s'ils sont évidemment complémentaires. L'appartenance à l'esthétique peut en effet être posée dans une perspective *thématique* et dans une perspective *architectonique*. Dans le premier cas, on cherche à savoir si le type d'expérience analysé et valorisé par un auteur, en l'occurrence Du Bos, est « esthétique » – à charge pour l'interprète d'expliquer ce qu'*esthétique* signifie, ce qui n'est pas une mince affaire; dans le second cas, on se tourne plutôt vers le discours qui prend en charge cette expérience, c'est-à-dire vers la manière d'organiser théorique-

[1] Je ferai référence à l'édition récente de Dominique Désirat: Abbé Du Bos: *Réflexions critiques sur la poésie et la peinture*, Paris, École nationale supérieure des Beaux-arts, 1993, qui se fonde sur l'édition parue chez Pissot en 1755. Les *Réflexions critiques* seront abrégées dans la suite: *RC*.

[2] La meilleure étude d'ensemble sur l'abbé Du Bos et sur sa réception au 18e siècle reste celle d'A. Lombard: *L'abbé Du Bos. Un initiateur de la pensée moderne (1670-1742)*, Paris, Hachette, 1913. On peut saluer l'initiative récente de Luigi Russo, qui a rassemblé une série d'essais sur les *Réflexions critiques: Jean-Baptiste Du Bos e l'estetica dello spettatore*, Centro Internazionale Studi di estetica, Aesthetica Preprint Supplementa, 2005, à l'occasion de la parution d'une traduction italienne de l'ouvrage de Du Bos.

ment cette matière, en se demandant si cette entreprise relève de l'esthétique *philosophique*. L'approche thématique présuppose que l'auteur étudié authentifie une transformation des modalités de l'expérience que les individus font de la nature, de la musique, de la peinture ou de la littérature; l'approche architectonique ajoute à cela la conscience de l'unité thématique de ces différents objets et la volonté de les regrouper dans un même questionnement philosophique. L'un des intérêts des *Réflexions critiques* de Du Bos, dans la première édition de 1719, est de permettre à l'historien de l'esthétique de jumeler ces deux niveaux de problèmes, en témoignant à la fois d'une inflexion *esthétique* de notre expérience de la peinture et de la poésie (au sens large) et de la mise en place d'un nouvel ordre de questionnement qui se veut philosophique et qui prétend remonter à la source de l'ensemble de nos plaisirs suscités par ces formes artistiques – j'allais dire de nos plaisirs *esthétiques*.

En même temps que la théorie de Du Bos agite plusieurs thèmes annonciateurs de la nouvelle esthétique[3] – l'approche *spectatoriale*, la soumission de l'art à une perspective radicalement *pathétique*, l'explication *émotionnaliste* des paradoxes du plaisir artistique, l'autonomisation de la peinture et de la poésie à l'endroit de la morale, etc. –, l'entreprise philosophique globale des *Réflexions critiques* peut être décrite comme une *métacritique*. Les *Réflexions critiques* sont en fait des réflexions *sur* la critique, au sens fort d'un ensemble de discours qui prétendent décider du mérite des œuvres et édicter des règles de la pratique poétique ou picturale. Réflexions sur la critique, donc, tant pour mettre en échec ses prétentions – et la fin de la seconde partie de l'ouvrage révèle clairement que Du Bos vise tout particulièrement la soi-disant « critique géométrique », d'obédience rationaliste, représentée de façon emblématique par Houdar de la Motte – que pour la ramener à sa véritable origine, c'est-à-dire à ses vrais principes, dans le cœur humain. Et c'est là que se situe peut-être le coup de force de Du Bos: en prenant du recul face aux tenants des Modernes dans la seconde Querelle, il invente une esthétique empiriste qui va chercher dans le livre de l'esprit humain les principes du plaisir, du génie et de l'évaluation artistiques qui vaudront pour tous les arts imitatifs. Même si son impulsion de départ a pu être déterminée par des intentions polémiques, la pensée de Du Bos, en 1719, débouche sur les principes de la critique.

Je propose donc de voir à l'œuvre, dans le projet des *Réflexions critiques* de 1719, une cohérence théorique qui risque d'échapper au lecteur qui suit de trop près les multiples développements de l'ouvrage. 1) La première partie analyse la nature et les causes des plaisirs et des émotions esthétiques

[3] Je reviens plus bas sur ces différents aspects.

des spectateurs de la poésie et de la peinture, examine les différentes façons de les produire et compare l'étendue et la puissance relatives des diverses formes des arts d'imitation et des différents genres qui les composent. 2) La deuxième moitié de la seconde partie (II, sections 21-39) est consacrée à ce qu'on pourrait appeler la normativité du sentiment esthétique en tant que principe de jugement des ouvrages artistiques et littéraires. Contre les fausses prétentions d'une critique normative qui prétend s'appuyer sur la raison, Du Bos soutient que seuls les sentiments du public, à travers le temps, peuvent décider du mérite réel des œuvres picturales et poétiques. 3) La première moitié de la seconde partie (II, sections 1-20) tente de développer une explication « scientifique » des variations dans la production et la réception des œuvres artistiques et littéraires; Du Bos développe alors une théorie « climatique » du génie artistique, qui minimise les causes morales ou culturelles au profit d'une explication physique de ces variations qui est compatible avec une conception cyclique de l'histoire. L'une des fonctions de cette critique scientifique pourrait bien être de neutraliser à l'avance toutes les tentatives de la critique rationaliste pour soumettre la production artistique à l'emprise des règles. La cohérence de l'entreprise philosophique de Du Bos pourrait se lire dans cette triple mise en œuvre des « voies du sentiment » qui s'opposent à la « voie de la discussion et de l'analyse », c'est-à-dire aux prétentions normatives de la raison dans les questions poétiques et artistiques, en faisant valoir le plaisir et l'émotion du spectateur comme fin de l'art, les causes physiques comme sources prédominantes du génie artistique et le sentiment du public comme critère de l'établissement du mérite des œuvres.

Pour les fins de ce texte, je vais me concentrer sur l'articulation, dans la pensée de Du Bos, de l'analyse des modalités du plaisir qui constitue la raison d'être des œuvres d'art et de la défense du sentiment par lequel nous jugeons – par lequel le *public* juge – du mérite des poèmes et des tableaux. En d'autres termes, je vais tenter de suivre le fil conducteur qui relie l'analyse des effets de l'art et celle de la dimension évaluative du sentiment.

II. Les fins de la poésie et de la peinture et les pouvoirs de l'art

Pour bien saisir la théorie dubossienne des plaisirs artistiques, il faut voir qu'elle repose sur l'articulation d'une anthropologie de l'esprit humain avec une réflexion sur la nature et les pouvoirs de l'imitation artistique. Ces deux éléments sont complétés par une réflexion sur les conditions disons « pragmatiques » qui permettent de maximiser les pouvoirs de l'art sur les spectateur.[4] C'est l'articulation de ces trois dimensions qui révèle la dimension philosophique de la théorie de Du Bos et qui en fait, avant la lettre, une véritable théorie de l'expérience esthétique. Je devrai toutefois me concentrer ici sur les deux premiers aspects de cette théorie.

(a) Conditions anthropologiques et explication des plaisirs paradoxaux. – Les *Réflexions critiques*, on le sait, s'ouvrent sur un paradoxe devenu classique: celui de cet étrange pouvoir que possèdent la poésie et la peinture de nous procurer du plaisir par la représentation de sujets tristes ou affligeants.

> On éprouve tous les jours que les vers et les tableaux causent un plaisir sensible; mais il n'en est pas moins difficile d'expliquer en quoi consiste ce plaisir qui ressemble souvent à l'affliction et dont les symptômes sont quelquefois les mêmes que ceux de la plus vive douleur. L'art de la poésie et l'art de la peinture ne sont jamais plus applaudis que lorsqu'ils ont réussi à nous affliger. [...] Plus les actions que la poésie et la peinture nous dépeignent auraient fait souffrir en nous l'humanité si nous les avions vues véritablement, plus les imitations que ces arts présentent ont de pouvoir sur nous pour nous toucher.[5]

Du Bos va même jusqu'à confondre la tâche d'éclaircir ce paradoxe avec celle de rendre compte de « l'origine du plaisir que nous font les vers et les tableaux »[6] en général. S'il en est ainsi, c'est qu'il subordonne le but et les fonctions de l'art à une anthropologie particulière de l'activité et de l'inquiétude de l'âme. L'âme, soutient Du Bos, a ses besoins comme le corps et l'un des principaux besoins de l'être humain est d'avoir l'esprit occupé. L'inaction de l'esprit engendre l'ennui, qui est ressenti comme une douleur. Du Bos reprend à Pascal une théorie du nécessaire divertissement de l'âme, mais dans un contexte complètement déchristianisé, où le besoin d'activité de l'âme pour éviter les affres de l'ennui et de la dépression n'est le signe d'aucune « perversion » ni d'aucune déchéance de la nature humaine. L'unique ressource de la plupart des individus est de se livrer aux impressions que font sur nous les objets de l'expérience; aussi ne faut-il pas s'étonner de les voir s'attacher aux mouvements les plus aigus des passions, en dépit des suites fâcheuses qu'elles peuvent entraîner. En nous tenant dans un perpétuel état d'agitation, les passions servent de prophylactique contre la

[4] La tripartition suggérée ici a beaucoup d'affinités avec celle proposée par Gérard Bras pour rendre compte la théorie dubossienne de la peinture. Bras distingue des conditions *anthropologiques*, *ontologiques* et *psychiques* du pouvoir de la peinture. Cf. Gérard Bras, *Le pouvoir de la peinture*, in: Daniel Dauvois et Daniel Dumouchel (dir.): *Vers l'esthétique. Lectures des Réflexions critiques de Du Bos*, Québec, PUL (« Collections de la République des Lettres »), à paraître en 2012.

[5] *RC*, p. 1.

[6] *Ibid.*

langueur et l'ennui, malgré les douleurs et l'inquiétude qui les accompagnent. Mais, comme le précise Du Bos, « les hommes souffrent encore plus à vivre sans passions que les passions ne les font souffrir ».[7]

La solution dubossienne à ce que l'esthétique actuelle appellerait le paradoxe des « émotions négatives » (comme on dit maintenant) produites par l'art dépend directement de cette anthropologie qui conduit à accorder une valeur à l'émotion de l'âme en elle-même et en faisant de l'énergie interne à la secousse passionnelle la cause d'un plaisir intense. C'est parce que l'intensité émotionnelle est en elle-même une source de plaisir, par la réponse qu'elle apporte aux besoins de l'âme, et ce même – et peut-être surtout – lorsqu'elle est engendrée par le mouvement des passions douloureuses ou affligeantes, que Du Bos pourra faire de la capacité de toucher et d'émouvoir le but principal de l'imitation poétique et picturale. C'est ce que je propose d'appeler la théorie *émotionnaliste* de l'explication du plaisir artistique. Mais il faut bien voir que pour notre auteur, l'explication du plaisir paradoxal de l'art se situe *en amont* de la représentation artistique, dans une particularité anthropologique de l'âme humaine.

Outre la théorie du besoin de l'activité de l'âme, Du Bos introduit dans l'analyse des plaisirs artistiques une seconde condition anthropologique: celle des mouvements pré-réflexifs de ce qu'il appelle le *cœur*, après Pascal et quelques autres. C'est ce principe machinal de l'âme humaine qui rend compte de l'excitation de la plupart de nos émotions les plus vives. C'est surtout par les mouvements du cœur que nous pouvons être émus par le seul contact des passions et des émotions de nos semblables. Lorsqu'il s'agit, au début de l'ouvrage, de rendre compte de « l'attrait des spectacles propres à exciter en nous une grande émotion », nous apprenons que

> Cette émotion naturelle, qui s'excite en nous machinalement quand nous voyons nos semblables dans le danger ou dans le malheur, n'a d'autre attrait que celui d'être une passion dont les mouvements remuent l'âme et la tiennent occupée; cependant, cette émotion a des charmes capables de la faire rechercher, malgré les idées tristes et importunes qui l'accompagnent et qui la suivent.[8]

Ce sont ces charmes paradoxaux qui font courir les foules à un supplice ou à une exécution, qui nous font, selon Lucrèce,[9] assister de la terre aux rudes

[7] *RC*, I, section 1, p. 4.

[8] *RC*, I, section 2, p. 5.

[9] Lucrèce: *De natura rerum*, Livre deuxième (*De la nature*, traduction par Henri Clouard, GF-Flammarion, 1964, p. 53): « Il est doux, quand la vaste mer est soulevée par les vents, d'assister du rivage à la détresse d'autrui; non qu'on trouve si grand plaisir à regarder souffrir; mais on se plaît à voir quels maux vous épargnent. Il est doux aussi d'assister aux

épreuves des marins qui luttent contre la tempête, qui nous intéressent aux périls auxquels s'expose un funambule ou qui faisaient prendre plaisir aux combats des gladiateurs. La source de ce plaisir ne réside ni dans le repli sécuritaire des spectateurs – c'était l'explication de Lucrèce –, ni dans la sympathie ambiguë que nous ressentons pour nos semblables soumis à la souffrance ou exposés au danger; l'explication du plaisir se fait dans des termes strictement émotionnalistes. Mais pour que de telles émotions soient mobilisées il faut que les mouvements du cœur, qui nous identifient à nos semblables, soient excités *machinalement*.

La section 4 donne pour ainsi dire l'explication finaliste de cette « sensibilité naturelle du cœur humain », qui le dispose à être ému facilement par tous les objets dont les peintres et les poètes font des imitations:

> La nature a voulu mettre en lui cette sensibilité si prompte et si soudaine, comme le premier fondement de la société. L'amour de soi-même qui se change presque toujours en amour-propre immodéré, à mesure que les hommes avancent en âge, les rend trop attachés à leurs intérêts présents et à venir et trop durs envers les autres lorsqu'ils prennent leurs décisions de sens rassis. Il était à propos que les hommes pussent être tirés de cet état facilement [...] afin que ceux qui ont besoin de notre indulgence ou de notre secours pussent nous ébranler avec facilité.[10]

On comprend donc qu'à travers l'art les hommes détournent à leur profit esthétique une disposition dont la finalité est en dernière analyse morale. La suite de ce passage montre bien que Du Bos entend cette disposition à être ému par la souffrance ou la douleur de nos semblables dans des termes proches de la contagion par l'imagination dans l'occasionnalisme de Malebranche. Nous avons affaire ici à un phénomène corporel entièrement autonomisé, qui relève de la *machine* corporelle. Nous ne sommes pas dans une pensée de la sympathie au sens de Hume ou de Smith, pas non plus dans une théorie de l'identification à autrui, et pas même, me semble-t-il, dans une théorie de l'imitation des affects telle que la réfléchit Spinoza; l'affirmation fréquente du caractère machinal des mouvements du cœur laisse entendre que nous sommes dans une pensée de la contagion passionnelle, où les corps agissent sur les corps. « L'émotion seule [de nos semblables] nous touche subitement. [...] Les larmes d'un inconnu nous émeuvent même avant que nous sachions le sujet qui le fait pleurer. Les cris d'un homme qui ne tient à nous que par l'humanité nous font voler à son secours par un mouvement

grandes luttes de la guerre, de suivre les batailles rangées dans les plaines, sans prendre sa part du danger ».

10 *RC*, I, section 4, p. 13-14.

machinal qui précède toute délibération ».[11] Et cette contagion qui mobilise le cœur ne concerne pas que la souffrance, mais l'ensemble des signes corporels de la passion d'autrui; la joie se communique aussi spontanément que la douleur. C'est naturellement à Horace et à Quintilien qu'il se réfère dans la section consacrée à l'*actio* théâtrale. L'éloquence du corps et les gestes ne persuadent pas moins que les paroles. Les expressions physionomiques, les accents, les gestes étant naturellement corrélés à des mouvements de l'âme, l'orateur ou le déclamateur qui se touchera lui-même fortement laissera paraître les signes de cette émotion qui exciteront une réaction émotionnelle chez le spectateur. Aux ébranlements machinaux du cœur qui réagit aux expressions des passions s'ajoute, du côté des déclamateurs de génie, une « sensibilité de cœur qui les fait entrer machinalement, mais avec affection, dans les sentiments de leur personnage », une « disposition à se prêter facilement à toutes les passions qu'on veut exprimer ».[12] Du Bos n'a aucun mal à étayer cette conception à partir d'Horace ou de Quintilien, mais il me semble néanmoins que l'explication de cette confiance totale dans une théorie des signes naturels de l'affectivité renvoie plutôt à Malebranche.[13]

Même si l'on ne trouve plus chez Du Bos aucune trace de la conception pascalienne de la corruption et de la déchéance de l'âme humaine, la jonction de l'émotionnalisme et de la sensibilité du cœur n'est pas sans susciter chez notre auteur un léger malaise, en raison des conséquences « immoralistes » potentielles de sa théorie. Les charmes inhérents à l'ébranlement passionnel ne semblent pas toujours dépourvus d'une certaine cruauté, comme le montrera plus tard Rousseau à propos de la pitié théâtrale. C'est par un même mouvement machinal du cœur que nous pouvons être émus de la souffrance de nos semblables et prendre un plaisir ambivalent au spectacle du supplice d'un homme, du massacre de gladiateurs qui s'entr'égorgent ou du funambule qui risque sa vie sur une corde. Il y a dans la théorie émotionnaliste un voyeurisme catastrophiste latent, voire un « néronisme » esthétique, qui ne sont pas sans s'accompagner de quelque amertume et de quelque culpabilité. « Plus les actions que la poésie et la peinture nous dépeignent auraient fait souffrir en nous l'humanité si nous les avions vues véritablement », dit Du Bos dans l'avant-propos de l'ouvrage, « plus les imitations que ces arts nous en présentent ont de pouvoir sur nous pour nous atta-

[11] *RC*, I, section 4, p. 14.

[12] *RC*, I, section 42, p. 140.

[13] Cette référence est explicite à la section 33, où il est dit que le Père Malebranche, qui « a écrit contre la contagion des imaginations fortes », l'a fait dans un « discours [lui-même] rempli d'images et de peintures » (p. 96), parlant à notre imagination contre l'abus de l'imagination. Ce reproche de contradiction performative adressé à Malebranche deviendra un topos du 18e siècle.

cher ».[14] Mais en même temps que le « charme secret » de ces imitations « nous attache », « la nature », ajoute l'auteur, « *témoigne par un frémissement intérieur qu'elle se soulève contre son propre plaisir* ».[15]

(b) L'imitation artistique et les fonctions de l'art. – Conformément à l'anthropologie dubossienne, le but premier de la poésie et de la peinture est de toucher et d'émouvoir. Mais si l'émotionnalisme permet de résoudre le paradoxe des émotions négatives en général, il ne constitue pas encore une réponse complète au problème de départ, à savoir celui des satisfactions paradoxales que nous procurent les imitations artistiques. Du Bos ajoute donc à ses premières réflexions des considérations ontologiques sur le pouvoir de la poésie et de la peinture. En fait, la théorie dubossienne de l'imitation est animée d'une tension entre deux positions qui semblent difficiles à concilier parfaitement: d'un côté, Du Bos insiste sur la déréalisation mimétique, c'est-à-dire sur le fait que l'imitation affaiblit l'effet de l'original, voire opère une transmutation de la nature des passions qu'aurait suscitées l'original; de l'autre, il met en avant le « charme secret » et le pouvoir des imitations artistiques ainsi que la « grande impression » qu'elles ont toujours faite sur les hommes.[16] Nous rencontrons ici pour ainsi dire le *second paradoxe* des plaisirs artistiques, celui qui en fait devrait se présenter en premier, à savoir le « paradoxe des émotions en situation fictionnelle », ou, pour parler de manière moins anachronique, le paradoxe qu'il y a à ressentir des passions produites par des *imitations*. Du Bos remarque que ce phénomène nous étonne généralement davantage dans le cas de la peinture que dans le cas de la poésie:

> Personne ne doute que les poèmes ne puissent exciter en nous des passions artificielles, mais il paraîtra peut-être extraordinaire à bien du monde et même à des peintres de profession d'entendre dire que des tableaux, que des couleurs appliquées sur une toile puissent exciter en nous des passions; cependant cette vérité ne peut surprendre que ceux qui ne font pas attention à ce qui se passe en eux-mêmes.[17]

En fait, toute la théorie de Du Bos vise à renverser cette évidence spontanée: les pouvoirs de l'image sont tels que c'est le pouvoir de la poésie tout entière qui doit être compris à partir de sa capacité à produire des tableaux émouvants.

[14] *RC*, p. 1.
[15] *Ibid.* Je souligne.
[16] *RC*, I, section 4, p. 12-15.
[17] *Ibid.*, p. 12.

Lorsqu'il réfléchit sur la spécificité des représentations artistiques, notre auteur remarque que le principal mérite des poèmes et des tableaux consiste à imiter des objets (ou des actions) qui « auraient excité en nous des passions réelles »,[18] mais de le faire en séparant ces passions de leurs conséquences funestes, bref de *déréaliser* les passions ainsi produites. On aurait tort toutefois de croire que cette déréalisation mimétique (ou fictionnelle) constitue une *cause* du plaisir ressenti par le spectateur; elle constitue tout au plus une condition *sine qua non* pour la contemplation d'un spectacle qui possède en soi le pouvoir de susciter de forts mouvements de l'esprit. Les *Réflexions critiques* s'avancent très loin sur le terrain de l'ontologie de l'imitation, jusqu'à soutenir qu'elle modifie la nature même des passions ressenties par le spectateur. Les passions que ces imitations font naître sont dites « artificielles » ou « superficielles ». Bien qu'elles soient « du même genre » que celles que ferait sur nous l'objet imité par le peintre ou le poète, et qu'elles y « ressemblent », elles en sont néanmoins la « copie » et ne produisent pas une impression aussi « profonde » que celle produite par l'objet original. N'ayant qu'une « vie empruntée », l'imitation « n'affecte que l'âme sensitive » et s'efface bientôt. *Le massacre des innocents* de Lebrun « excite notre compassion, sans nous affliger réellement ».[19]

Pourtant, cette théorie est loin d'être claire. À quoi ressemble une passion « superficielle » ou « artificielle »? Il semble qu'une passion ne puisse pas subir une telle transmutation sans perdre, précisément, sa teneur passionnelle et sa valence affective. Lorsque Du Bos met l'accent sur les pouvoirs de l'imitation, il fait valoir l'immédiateté d'une sensibilité du cœur humain qui engage notre imagination de manière pré-réflexive et produit, au moins momentanément, de véritables passions, et par conséquent de véritables émotions, ce qui implique de prendre au sérieux l'illusion mimétique. Il ne me semble pas possible de résoudre entièrement cette difficulté par les moyens que nous donne l'auteur, mais on peut suggérer que son intention, en parlant de « passion artificielle », est de mettre ensemble plusieurs éléments: 1° l'impression faite par l'imitation affecte vivement l'âme sensitive (i.e. le cœur), mais cette impression – et l'illusion potentielle – s'efface dès lors que la « conscience de l'imitation » prend le relais; 2° la passion artistique est superficielle, non sérieuse, parce que la conscience de l'imitation la sépare des conséquences fâcheuses que possèdent les passions *en contexte réel;* 3° cette « artificialité » a l'avantage de permettre à l'âme de demeurer « toujours la maîtresse » de ses émotions et « de ne nous affliger qu'autant que

[18] *RC*, I, section 3, p. 9.

[19] *Ibid.*, p. 10.

nous le voulons ». On comprend alors que l'illusion n'a aucune part au plaisir que nous procurent les imitations. Au contraire,

> le plaisir que les tableaux et les poèmes excellents nous peuvent faire est même plus grand lorsque nous les voyons pour la seconde fois et quand il n'y a plus lieu à l'illusion. [...] L'idée générale de l'ouvrage a pris son assiette, pour ainsi dire, dans l'imagination, car il faut qu'une telle idée y demeure quelque temps avant que d'y bien prendre sa place. Alors l'esprit se livre sans distraction à ce qui le touche.[20]

C'est pourquoi, après avoir réduit les affects mimétiques au rang de passions « superficielles », Du Bos en vient à les désigner en termes de « plaisir pur ».[21] Un plaisir « pur » n'est pas un plaisir « désintéressé » au sens kantien; c'est un *pur et simple plaisir*, qui résulte de l'émotion suscitée par les passions artistiques, débarrassées de leurs conséquences douloureuses et de la sanction du réel. Le plaisir pur est une pure émotion, une émotion « purifiée » dans le creuset de l'imitation artistique, à laquelle on peut se livrer « sans distraction ».

(c) Un plaisir en cache-t-il un autre? – Du Bos est conduit par son anthropologie de l'émotion et par son ontologie de l'imitation à insister sur l'importance des sujets représentés, au détriment de la représentation elle-même. Ainsi, les sujets représentés par la peinture et par la poésie ne sauraient être trop intéressants par eux-mêmes.[22] Les plaisirs liés à l'imitation sont par définition secondaires et subordonnés au sujet imité qui est censé émouvoir et toucher par sa nature même: « Il en est de la poésie comme de la peinture, et les imitations que la poésie fait de la nature nous touchent seulement en proportion de l'impression que la chose imitée ferait sur nous, si nous la voyions véritablement ».[23] Dans ce contexte, il est intéressant de remarquer que même si les *Réflexions critiques* répètent tant et plus que le but de la poésie et de la peinture est de toucher et d'émouvoir, l'entreprise de Du Bos est habitée par une ambiguïté au sujet de la nature du plaisir causé par l'art. Tout se passe comme si le plaisir principal produit par les œuvres d'art, qui s'appuie sur les prémisses anthropologiques de l'auteur, cachait un deuxième type de plaisir qui venait inquiéter le projet de l'auteur. Cette double théorie du plaisir est très intéressante au plan de l'histoire de l'esthétique, puisque le plaisir que Du Bos tente de refouler pourrait facilement être identifié, précisément, avec le type d'expérience qui sera de plus en plus valorisé

[20] *RC*, I, section 43, p. 147.
[21] *RC*, I, section 3, p. 10.
[22] *RC*, I, section 6.
[23] *Ibid.*, p. 19.

par la sensibilité esthétique en émergence. Ce plaisir apparaît à plusieurs reprises, par exemple lorsque Du Bos tente d'expliquer le plaisir que nous prenons à l'imitation des spectacles ou des objets *insignifiants*, comme ceux que livrent la peinture de paysage, la peinture de genre ou les natures mortes.[24] Dans ce cas, notre intérêt ne porte pas tant sur l'objet imité que sur *l'art de l'imitateur*. L'imitation ne donne pas de valeur ou d'intérêt supplémentaire à l'objet; ce qui nous retient et nous attache, dans ce genre de cas, c'est le *mérite de l'exécution*. C'est « l'art de l'imitateur » qui nous plaît, « même sans nous toucher ».[25] Ce que Du Bos appelle les « beautés de l'exécution » nous attache surtout en peinture, en raison de la difficulté de cet art. Mais malgré tout le talent de l'imitateur, de tels « tableaux ne sont point regardés aussi longtemps que ceux où le mérite du sujet est joint avec le mérite de l'exécution.[26] On ne regarde pas aussi longtemps un panier de fleurs de Baptiste, ni une fête de village de Teniers qu'on regarde un des sept *Sacrements* de Poussin ».[27] On voit que Du Bos peine à intégrer dans sa théorie du plaisir ce qu'on pourrait appeler les plaisirs intramimétiques, ceux qui font apparaître une certaine opacité des signes artistiques, et particulièrement de la peinture.

Une difficulté analogue intervient lorsque l'auteur, en réfléchissant sur la *dispositio* ou l'ordonnance picturale, fait apparaître la distinction entre la composition pittoresque et la composition poétique du tableau.

> J'appelle composition pittoresque l'arrangement des objets qui doivent entrer dans un tableau par rapport à l'effet général de ce tableau. Une bonne composition pittoresque est celle dont le coup d'œil fait un grand effet, suivant l'intention du peintre et le but qu'il s'est proposé. […].
> La composition poétique d'un tableau, c'est un arrangement ingénieux des figures, inventé pour rendre l'action qu'il représente plus touchante et plus vraisemblable. Elle demande que tous les personnages soient liés par une action principale.[28]

Comme l'a bien montré Daniel Dauvois,[29] la composition pittoresque rappelle l'*unité d'objet* ou le *tout-ensemble* défendu par Roger de Piles dans son *Cours de peinture par principes*, tandis que la composition poétique renvoie à ce que Félibien appelait l'*unité du sujet*. En juxtaposant l'héritage de ces

[24] *RC*, I, section 10, p. 23-24.
[25] *Ibid.*, p. 24.
[26] Ce qui n'est véritablement possible que dans les tableaux d'histoire.
[27] *Ibid.*
[28] *RC*, I, section 31, p. 90.
[29] Daniel Dauvois: *Dubos et la poésie de la peinture*, in: Dauvois et Dumouchel (dir.): *Vers l'esthétique* (cf. note 4), à paraître en 2012.

deux théoriciens, Du Bos fait tout de même apparaître la spécificité de la composition pittoresque et il reconnaît que certains peintres peuvent y exceller, alors même qu'ils sont plus faibles sur le plan de l'unité du *sujet*, c'est-à-dire de l'action et de l'expression, qui reposent sur une *historia* captée dans un instant privilégié. À en croire notre auteur, ce serait le cas de Véronèse, dont les célèbres *Noces de Cana*, remplies de fautes contre la poésie en peinture, brillent néanmoins par la composition pittoresque. Que faire de ce plaisir qui semble pris sur le pur plan de la peinture elle-même, qui résulte d'une harmonie interne à la visualité elle-même, sans se transcender vers le sujet? Comment ce plaisir se rapporte-t-il à la fonction principale de la peinture, qui est la raison d'être de la composition poétique du tableau? Ce plaisir-là remplit parfaitement les exigences de visibilité pure qui sont chères à Du Bos,[30] sans se plier facilement à la fonction principale de l'art. Surtout, c'est le genre d'expérience que nous serions tentés, par une sorte d'illusion rétrospective, de qualifier précisément d'*esthétique*, par la synthèse harmonique qu'elle opère au plan strictement visuel, davantage encore que celle qui résulte de la reconnaissance mimétique du sujet pathétique. Cet intérêt pris à même le signe pictural semble déstabiliser la théorie dubossienne. On verra dans l'analyse du sentiment que Du Bos hésite même à rapporter la perception de cette composition pittoresque au même *sens* que la perception des plaisirs de l'imitation.

III. Sentiment, public, raison: la théorie de l'évaluation esthétique

(a) Le sentiment et le public: évaluation du mérite des œuvres d'art. – C'est à la section 21 de la deuxième partie que les *Réflexions critiques* abordent la question de l'évaluation du mérite artistique et littéraire. Il s'agit alors de prouver que la voie du sentiment est préférable à celle du raisonnement pour établir les consensus autour du mérite des ouvrages nouveaux et que le sentiment du public se confirme au fil du temps, jusqu'à devenir à toute fin pratique irréversible. S'agissant de l'appréciation des productions nouvelles, Du Bos oppose, on le sait, l'avis des *gens du métier* et celui du *public*, et valorise ce dernier. Deux raisons justifient cette préférence: la première est que le public, pris globalement, juge de la valeur des œuvres de façon *désintéressée*; la seconde soutient que, contrairement aux artisans et aux critiques, le public en juge *par sentiment.*[31] On peut écarter la question du désintéressement, qui ne joue qu'un rôle négligeable dans l'argumentation. En effet, les

[30] Cf. ci-dessous les remarques sur le phénoménalisme des *Réflexions critiques.*

[31] *RC*, II, section 21, p. 275.

« intérêts » dont il s'agit se réduisent essentiellement aux rivalités et aux convoitises du « monde de l'art ». Il faut bien distinguer de tels intérêts *externes* de l'intérêt interne que prend le spectateur de l'art: *intéresser* a une signification proche d'*émouvoir*, et on peut difficilement imaginer, dans la théorie de Du Bos, qu'une œuvre produise du plaisir si elle ne *mobilise* pas le spectateur, si elle ne suscite pas un mouvement passionnel. L'élément central est celui du sentiment comme tribunal du mérite des œuvres d'art. Cette théorie du jugement, qui confère au sentiment la légitimité en matière de normativité esthétique, est directement liée, dans l'esprit de l'auteur, au but et à la fonction qu'il avait attribués d'entrée de jeu à la peinture et à la poésie, en l'occurrence de toucher et d'émouvoir le spectateur. Si tel est bien le cas, il semble que la cause soit entendue: puisque la fin de l'art est de toucher et d'intéresser le spectateur, le critère du mérite des ouvrages poétiques et picturaux se réduit au plaisir effectif qu'ils produisent. Et juger des œuvres par la « voie du sentiment » se résume à authentifier « l'impression que le poème ou le tableau font sur lui ».[32] La « voie de l'analyse et de la discussion » peut bien servir à réfléchir aux *causes* du plaisir et du déplaisir, mais elle n'est d'aucune utilité pour établir le « fait » de l'impression produite par une œuvre; autrement dit, elle ne peut prétendre servir d'instance décisionnelle en la matière. Plaire et être digne de plaire semblent devenir synonymes.

Sans entrer dans le détail de la théorie du jugement de Du Bos, il convient de préciser que le sentiment dont il s'agit est en fait celui du *public*, ce dernier comprenant en principe tous les hommes, mais se réduisant dans les faits au nombre plus restreint de ceux qui ont intériorisé cette espèce de tact que l'on appelle le *goût de comparaison*, que l'on acquiert par l'expérience et la fréquentation des œuvres picturales ou poétiques. Le *public* se distingue des « gens de métier », dans la mesure où la sensibilité de ces derniers est souvent émoussée par la pratique soutenue de leur art et par les intérêts qu'ils font intervenir dans leur jugement. Du Bos affirme ainsi que *tout* mérite artistique doit tomber sous le sentiment et ressortir à son tribunal.[33] Cette valorisation du sentiment du public comme instance législatrice en matière de mérite artistique s'échafaude sur une conception de l'œuvre d'art que je propose d'appeler *phénoménaliste*. Selon cette conception, tout ce qui est pertinent pour la jouissance et l'appréciation adéquate d'un tableau ou d'un poè-

32 *RC*, II, section 22, p. 276.

33 On aurait tort de voir dans le *public* dubossien la simple volonté d'imposer le « goût » d'un certain groupe social. Pour Du Bos, le sentiment implique une sorte d'« universalité », mais qui a besoin d'être préalablement développée, formée. Les *Réflexions critiques* semblent toujours osciller entre une sorte d'infaillibilité du cœur et la construction sociale et historique d'un « public » élargi.

me est directement accessible dans l'expérience qu'en font les spectateurs qui composent le « public ». La peinture évitera ainsi de recourir au « galimatias » des allégories, qui risquent de s'éloigner de la langue des passions, qui est commune à toute l'humanité.[34] Quant aux références historiques plus subtiles que recèlent certains poèmes ou certaines tragédies, elles ne sont pas la source du plaisir poétique, mais elles relèvent plutôt, selon Du Bos, *d'informations préalables* dont l'absence sera rapidement corrigée par ce qu'il appelle « l'entre-communication » du public. Il s'agit ici à la fois de jouissance et de jugement, puisque le mérite des œuvres repose sur leur capacité de produire un certain type de plaisir. Du Bos sait que l'effet de certaines œuvres dépend de la capacité des spectateurs de reconnaître l'action imitée, les caractères représentés et les passions qui sont par là exprimées;[35] mais il ne pense pas que le plaisir de l'imitation découle de cette reconnaissance, qui n'en est, pour ainsi dire, que la condition de possibilité.[36]

L'idée essentielle de Du Bos me semble être la suivante: les aspects cognitifs sont des informations préalables; sans ces informations, l'œuvre ne peut pas exercer ses effets, mais de telles informations ne sont pas constitutives du plaisir que l'œuvre peut ou non produire. En termes actuels, on pourrait dire que pour l'auteur des *Réflexions critiques toutes* les propriétés artistiquement pertinentes sont des propriétés apparentes pour le spectateur et que *seules* ces propriétés sont soumises au jugement du public. C'est pourquoi lorsque le public se trompe, c'est qu'il a blâmé ou loué « quand il était encore mal informé des faits »,[37] ou encore parce que certains ouvrages mobilisent « d'autres connaissances que celles que l'art de la peinture et l'art de

[34] *RC*, I, section 13, p. 28-37.

[35] L'exemple préféré de Du Bos, *La mort de Germanicus* de Poussin, permet de voir comment les conditions intellectuelles de l'identification de l'*historia* du tableau doivent se réduire le plus possible aux symptômes universels de la passion: « C'est un chef-d'œuvre du Poussin que de nous avoir fait reconnaître Agrippine dans son tableau de *La mort de Germanicus* avec autant d'esprit qu'il a fait. Après avoir traité les différents genres d'affliction des autres personnages du tableau comme des passions qui pouvaient s'exprimer, il place à côté du lit de Germanicus une femme noble par sa taille et par ses vêtements, qui se cache le visage avec les mains, et dont l'attitude entière marque encore la douleur la plus profonde. On conçoit sans peine que l'affliction de ce personnage doit surpasser celle des autres, puisque ce grand maître, désespérant de la représenter, s'est tiré d'affaire par un trait d'esprit. Ceux qui savent que Germanicus avait une femme uniquement attachée à lui et qui reçut ses derniers soupirs, reconnaissent Agrippine aussi certainement que les antiquaires la reconnaissent à sa coiffure et à son air de tête pris d'après les médailles de cette princesse. » (*RC*, I, section 13, p. 30).

[36] Du Bos suggère même d'accompagner certains sujets picturaux de courtes inscriptions, presque de phylactères.

[37] *RC*, II, section 24, p. 287.

la poésie peuvent donner ».[38] On assiste chez Dubos, comme peut-être chez Addison à la même époque, à la mise en place de ce qu'on pourrait appeler le mythe du regard *esthétique*. « Quand le public décide de leurs ouvrages [= des ouvrages des peintres et des poètes], *il porte son jugement sur un objet qu'il connaît en son entier et qu'il voit par toutes ses faces. Toutes* les beautés et *toutes* les imperfections de ces sortes d'ouvrages sont sous les yeux du public. *Rien* de ce qui doit les faire louer ou les faire blâmer n'est caché pour lui ».[39]

Dans ce contexte, il importe de souligner l'importance du facteur temporel dans le processus d'établissement de la valeur artistique. Toute cette théorie du sentiment et du public s'insère dans la problématique de l'établissement de la réputation des poètes et des peintres. Ce que le sentiment individuel et la communication réciproque des sentiments ne peut pas faire immédiatement, à savoir statuer sur les mérites véritables d'une œuvre et produire l'accord des sentiments, Du Bos est convaincu que le temps saura le réaliser. De plus – et c'est là le point essentiel – le jugement du public ne se rétracte jamais et ne peut que se perfectionner à travers le temps.[40] Les consensus esthétiques s'établissent et se confirment progressivement, mais la « bibliothèque du genre humain » (ou la galerie des chefs-d'œuvre du genre humain) est cumulative et soumise à une mesure de perfection esthétique atteinte une fois pour toutes; seuls le temps et l'expérience révèlent la juste place des œuvres contemporaines dans ce que Quintilien appelait les « monuments du talent ».[41]

(b) Retour sur les difficultés posées par la notion de sentiment. – Laissons de côté la notion de *public* pour revenir à la notion de *sentiment*, qui n'est pas sans soulever toute une série de difficultés philosophiques qui intéressent au plus haut point l'histoire de l'esthétique. Mentionnons tout d'abord la notion de *sentiment* elle-même, qui, à titre d'instance et de faculté de jugement, est loin d'être clairement définie. Il faut ensuite considérer les rapports entre le sentiment et le *cœur*. Les rapports entre la raison et le sentiment méritent également d'être examinés, puisque la critique sévère qu'adresse Du Bos à la « voie du raisonnement » et à la critique « géométrique » pourrait faire manquer la redéfinition de la rationalité en matière

[38] *Ibid.*, p. 288. C'est toute la question du *mérite étranger* (c'est-à-dire historique, philosophique, etc.) que possèdent certaines œuvres poétiques ou picturales en plus de leur véritable mérite « esthétique ».

[39] *Ibid.*, p. 287. Je souligne.

[40] *RC*, II, section 31, p. 308-311.

[41] *Ibid.*, p. 310. Cette conception, empruntée notamment à Boileau, a fortement inspiré l'essai *Of the Standard of Taste* (1757) de Hume.

esthétique qui se joue dans son texte et dont dépend la légitimité même du projet théorique des *Réflexions critiques*.

Le sentiment possède une dimension évaluative, une fonction de jugement sur la réussite des œuvres poétiques et picturales. Ce que Du Bos appelle le sentiment n'est pas l'effet immédiat des œuvres d'art, mais pour ainsi dire le « sens » qui perçoit et approuve le plaisir engendré dans une première strate de réponse affective aux œuvres. Ce qui s'excite en nous dans l'imitation artistique d'objets intéressants ou émouvants, ce sont des émotions et des passions spécifiques qui ressemblent à celles que l'objet imité aurait pu y exciter.[42] En vertu de l'explication émotionnaliste mise en avant dans les *Réflexions critiques*, si ces passions produisent du plaisir, c'est parce qu'elles ébranlent l'âme et la mettent en activité. Par conséquent, le sentiment esthétique relève de ce qu'on pourrait appeler une seconde strate affective qui a pour fonction de percevoir le plaisir et, du fait même qu'elle perçoit ce plaisir comme un *effet* de l'imitation artistique, d'approuver cet objet, c'est-à-dire de porter un jugement sur sa valeur. On comprend alors l'analogie du sentiment avec un *sens*, i.e. avec une faculté de perception dont l'action est immédiate et précède toute forme de raisonnement. Le sentiment serait donc ce « sixième sens qui est en nous sans que nous voyions ses organes »; il s'agirait de cette « portion de nous-mêmes qui juge sur l'impression qu'elle ressent, et qui [...] prononce sans consulter la règle et le compas ».[43]

On s'attendrait ici, me semble-t-il, à ce que Du Bos fasse de ce sentiment une sorte de « goût intellectuel », l'amorce d'une « faculté de juger esthétique » chargée de se prononcer sur l'ensemble de nos plaisirs artistiques. Or, la métaphore du « sixième sens » est loin d'aller dans la direction de l'unité du sentiment esthétique; au contraire, Du Bos y pose clairement une *pluralité* de *sens* qui ont pour tâche chacun de juger de différents mérites des imitations artistiques. En référant au sentiment, il soutient qu'

> il est en nous un sens destiné pour juger du mérite de ces ouvrages qui consiste en *l'imitation des objets touchants* dans la nature. Ce sens *est le même qui aurait jugé de l'objet que le peintre, le poète ou le musicien ont imité*. C'est l'œil lorsqu'il s'agit du coloris d'un tableau. C'est l'oreille lorsqu'il est question de juger si les accents d'un récit sont touchants, ou s'ils conviennent aux paroles, et si le chant en est mélodieux. Lorsqu'il s'agit de connaître si l'imitation qu'on nous présente dans un poème ou dans la composition d'un tableau est capable d'exciter la compassion et d'attendrir, le sens destiné pour en juger [i.e. le *senti-*

42 *RC*, I, section 3, p. 10.
43 *RC*, II, section 22, p. 277.

ment] est le sens même qui aurait été attendri, c'est le sens qui aurait jugé de l'objet imité.[44]

On peut en tirer trois conclusions immédiates: (1) il y a plusieurs sens qui jugent de différents mérites, et sans doute de différents plaisirs qui composent notre expérience de l'art. (2) Ces sens n'ont rien d'intrinsèquement *esthétique*, puisque le caractère d'imitation de l'œuvre n'est pas un facteur déterminant dans leur manifestation. (3) La compétence du sentiment, si je puis dire, se limite à juger de la capacité des objets imités à exciter notre compassion et à nous émouvoir. L'*objet* du sixième sens est donc la vie passionnelle, qui s'explique par ce que Du Bos appelle les mouvements du *cœur*.

On voit ici l'ambiguïté qui anime la notion de sentiment: d'un côté, elle est traitée par analogie avec les autres sens physiques: goût physique, œil, oreille; de l'autre, il y a une spécificité du sentiment – du « sixième sens » –, qui est de fournir l'équivalent d'un *jugement* sur le mérite des œuvres d'art, une décision sur la capacité qu'ont les objets artistiques de nous émouvoir. Ce qui est sûr, me semble-t-il, c'est que le « sixième sens » n'est pas à proprement parler un *goût* qui surplombe les plaisirs de tous les sens, mais, en vertu de l'analogie déjà mentionnée, un sens qui évalue uniquement les imitations (ou plus exactement leurs objets) dans les limites strictes de ce que Du Bos considère être la fonction de l'art, à savoir *toucher* et *émouvoir*.

Le problème se complique singulièrement du fait que Du Bos lui-même a tendance à mettre l'accent sur le caractère d'immédiateté du sentiment et à le rapprocher de la notion de délicatesse d'esprit ou d'esprit de finesse. Certes, le sentiment se prononce sans connaître les règles de la poésie et de la peinture, mais cette analogie de procédure ne doit pas nous faire oublier que le sentiment dubossien ne couvre pas tout le champ habituel de la délicatesse d'esprit et du *je ne sais quoi*. C'est pourquoi je ne suis pas convaincu par le rapprochement que Du Bos établit avec l'idée de Cicéron – tirée de *L'orateur* – selon laquelle « tous les hommes, par un sentiment intérieur, sans connaissance de l'art et des règles, reconnaissent ce qui, dans les productions de l'art et des règles est mauvais ou bon ».[45] D'une part, le sentiment dubossien ne vise pas à percevoir des fautes ou des beautés dans les productions de l'art, mais à saisir des intensités passionnelles qui sont celles qu'exciteraient les objets de l'imitation artistique. D'autre part, ce jugement subtil que Cicéron appelle ici sentiment intérieur me semble se répartir, chez Du Bos, sur plusieurs sens. Ainsi, la section 35, qui s'attaque à l'adaptation de l'*Iliade* produite par Houdar de la Motte, rappelle qu'on ne saurait bien

[44] *RC*, II, section 22, p. 276-277. Je souligne.
[45] *RC*, II, section 22, p. 278.

juger d'un objet que « par le rapport du sens destiné pour le connaître ».[46] C'est par la « voix du sentiment », par le « sixième sens », que l'on peut « connaître si l'objet qu'on nous présente est un objet touchant et capable de nous attacher, comme il appartient à l'oreille de juger si les sons plaisent, et au palais si la saveur est agréable ».[47]

À la section 49 de la première partie, dans un passage aux accents fortement relativistes, dont le propos annoncé est de soutenir qu'il est « inutile de disputer si la partie du dessin et de l'expression [en peinture] est préférable à celle du coloris », Du Bos affirme que « tous les hommes n'ont pas le même sens également délicat »[48] et que par conséquent, « le plus grand peintre pour nous est celui dont les ouvrages nous font le plus de plaisir ».[49] Certains individus « ont l'œil plus voluptueux que d'autres », et ils seront davantage affectés par le coloris. La raison de cette différence est physiologique: « leurs yeux sont organisés de manière que l'harmonie et la vérité des couleurs y excitent un sentiment plus vif », tandis que celui « dont le cœur est plus sensible [...] trouve dans les expressions touchantes un attrait supérieur au plaisir que lui donnent l'harmonie et la vérité des couleurs locales ».[50] La logique s'applique aux sons musicaux, voire à la partie musicale de la poésie, de sorte que l'on semble autorisé à reconnaître un *cœur voluptueux*, comme il y a un *œil voluptueux*, une *oreille voluptueuse* et, sans doute, mais sans espoir d'application artistique, un *palais et un toucher voluptueux*.[51] Il me semble que, compte tenu de la conception assez restrictive de la fonction artistique chez Du Bos, les plaisirs de l'œil et de l'oreille ont au mieux une fonction complémentaire par rapport au but principal de la poésie et de la peinture; lorsqu'ils s'autonomisent, il y a tout lieu de croire qu'ils risquent de prendre un statut parasitaire.

Il vaut la peine de revenir brièvement sur le rapport entre le sentiment et le cœur. Alors que l'oreille et l'œil sont à la fois juge et partie prenante de l'expérience, si j'ose dire, le sentiment semble être le redoublement évaluatif du cœur. Le cœur est l'organe ou « l'instinct » qui nous permet de nous émouvoir ou de ressentir de la compassion. On se souvient que Du Bos insiste sur son action immédiate, pré-rationnelle, et sur son caractère machinal,

46 *RC*, II, section 35, p. 337.
47 *Ibid.*
48 *RC*, I, section 49, p. 164.
49 *Ibid.*
50 *Ibid.*
51 *RC*, II, section 23 précise que si le sentiment est dans *tous* les hommes, « ils n'ont pas tous le sentiment également parfait », « comme ils n'ont pas tous les yeux et les oreilles également bons » (p. 285). Les différences de sentiment s'expliquent soit par la composition naturelle des organes, soit par le perfectionnement de ce sens par l'expérience.

qui dépend de notre organisation physique[52]. « Le cœur s'agite de lui-même, et par un mouvement qui précède toute délibération, quand l'objet qu'on lui présente est réellement un objet touchant, soit que l'objet ait reçu son être de la nature, soit qu'il tienne son existence d'une imitation que l'art en a faite ».[53] Du Bos ajoute que le cœur « est organisé pour cela », et que son opération « prévient tous les raisonnements ainsi que l'opération de l'œil et celle de l'oreille les devancent dans leurs sensations ». Il n'y a donc à proprement parler de sentiment que des mouvements du cœur; le cœur correspond à ces « organes » invisibles du sixième sens dont Du Bos parlait quelques lignes plus haut. C'est donc le sentiment qui « juge » du plaisir engendré par les mouvements du cœur à partir de la conscience du caractère d'imitation des imitations artistiques.

Il faudrait encore ajouter que le sentiment ne possède pas toujours un sens strictement évaluatif chez Du Bos. Il est présenté parfois comme une faculté de discrimination cognitive, qui fonctionne alors sur le mode de la perception pré-rationnelle en se rapportant à certaines réalités qui intéressent potentiellement le cœur: c'est le sentiment qui est l'organe de perception des *caractères*, par le biais des circonstances sensibles qui l'accompagnent et l'annoncent.

> Rien n'est plus facile au peintre intelligent que de nous faire connaître l'âge, le tempérament, le sexe, la profession et même la patrie des personnages [...] en se servant des habillements, de la couleur des chairs, de celle de la barbe et des cheveux, [...] et de plusieurs autres choses qui rendent le caractère d'une personne reconnaissable par sentiment. La nature a mis en nous un instinct pour faire le discernement du caractère des hommes, qui va plus vite et plus loin que ne peuvent aller nos réflexions sur les indices et sur les signes sensibles de ces caractères.[54]

Hume, dans son *Standard of taste*, retrouvera une semblable ambivalence avec la notion de *délicatesse de goût*, qui est pour lui à la fois une capacité de discrimination de certaines qualités fines des objets et l'organe qui permet d'apprécier esthétiquement le plaisir produit par ces propriétés.

Il convient de revenir brièvement, en terminant, sur la dernière difficulté dont j'ai parlé, celle qui touche les rapports entre la *raison* et le *sentiment*. Lorsqu'il s'agit de décider du mérite des œuvres, la voie du sentiment prévaut sur celle du raisonnement pratiquée par les critiques et les gens du

[52] Plus loin dans la même section 22, il précise encore que les mouvements du cœur opèrent « mécaniquement » (p. 279), tandis que *RC*, I, section 14 parle d'une compassion « machinale ».

[53] *RC*, II, section 22, p. 277.

[54] *RC*, I, section 13, p. 32.

métier. Si Du Bos durcit cette opposition entre raison et sentiment, c'est manifestement pour donner plus de poids à sa réfutation de la critique rationaliste, cette critique géométrique qui prétend édicter *a priori* les principes généraux de la beauté et du mérite artistique. Mais la véhémence de cette critique ne doit pas nous faire perdre de vue la conception dubossienne de la raison, sur laquelle repose, d'ailleurs, sa propre entreprise philosophique. Du Bos refuse que la raison puisse procéder de manière synthétique, des principes vers les conséquences, et qu'elle puisse formuler des règles qui permettent de décider d'avance des faits qui sont pertinents en matière critique. Il a une conception analytique de la raison; le fonctionnement des raisonnements est de réfléchir sur les causes des effets, c'est-à-dire, dans le contexte qui nous intéresse, de remonter aux principes de nos plaisirs et de nos déplaisirs.

Mais l'instance légitime pour juger des effets de l'art ne peut être que le sentiment. C'est pourquoi le public peut juger correctement des *effets*, tout en étant ignorant des *causes* de ses plaisirs. La connaissance et la science raisonnent à partir de faits; pour Du Bos, les *effets* de l'art, qui sont de la juridiction du sentiment qui se prononce sur les mouvements du cœur, sont de l'ordre des faits. Partant de ces effets, il s'agit d'en rendre raison, de remonter à leur origine dans l'esprit humain. Il s'agit bien « d'examiner en philosophe comment il arrive que les productions [de la poésie et de la peinture] fassent tant d'effet sur les hommes », en écrivant un « livre qui, pour ainsi dire, déploierait le cœur humain dans l'instant où il est attendri par un poème ou touché par un tableau » et « donnerait des vues très étendues et des lumières justes à nos artisans sur l'effet général de leurs ouvrages ».[55] C'est à cette conception empiriste de la raison que l'entreprise de Du Bos, comme métacritique, essaie de se conformer, en s'attaquant aux prétentions de la critique géométrique normative. Et cela n'est possible qu'à travers un renversement de situation qui pose le sentiment en juge des raisonnements des philosophes. Ce n'est plus la raison qui fournit la règle et le compas pour le sentiment; puisque la matière dont traitent les *Réflexions critiques* est présente à tous, c'est le sentiment qui fournit la règle et le compas pour évaluer la validité des raisonnements du philosophe. Les raisonnements du philosophe nous forcent à faire « attention à ce qui se passe en nous-mêmes »[56] et nous aident à comprendre les effets du sentiment, sans prétendre se comporter en législateur sur son territoire.[57] Contrairement au critique qui se mêle de légiférer

[55] *RC*, p. 2.

[56] *RC*, I, section 4, p. 12.

[57] *RC*, p. 1-2: « [...] c'est rendre un service important à [la poésie et à la peinture], que d'examiner en philosophe comment il arrive que leurs productions fassent tant d'effet sur les hommes. Un livre qui, pour ainsi dire, déploierait le cœur humain dans l'instant où il est attendri par un poème ou touché par un tableau, donnerait des vues très étendues et des

sur le terrain du sentiment, le philosophe en quête des principes de la critique se pose en simple citoyen d'une « République », qu'il faut bien comprendre comme une république des *spectateurs.*[58] C'est peut-être ce que nous appelons *l'esthétique*.

lumières justes à nos artisans sur l'effet général de leurs ouvrages, qu'il semble que la plupart d'entre eux aient tant de peine à prévoir. Le dessein de leur être utile est même un des motifs qui m'engagent à publier ces réflexions, que je donne comme les représentations d'un simple citoyen qui fait usage des exemples tirés des temps passés, dans le dessein de porter la République à pourvoir encore mieux aux inconvénients à venir. S'il m'arrive quelquefois d'y prendre le ton de législateur, c'est par inadvertance et non parce que je me figure d'en avoir l'autorité ».

58 Je serais tenté, s'agissant de la peinture, de parler, en suivant la belle formule de Pascal Griener, de « République de l'œil »: Pascal Griener: *La République de l'œil. L'expérience de l'art au siècle des Lumières*, Paris, Odile Jacob (« Collège de France »), 2010.

Annabel Falkenhagen (Göttingen)

Sinnesempfindung und Gemütsbewegung. Zum Konzept der »empfindlichen Lust« in der Poetik Bodmers und Breitingers mit Blick auf ihr Verhältnis zur Empfindsamkeit

Wo es um die Kunst und das Empfindungsvermögen in der Ästhetik des 18. Jahrhunderts geht, darf eine Würdigung des Beitrags Bodmers und Breitingers nicht fehlen, erscheinen die beiden in der Literaturgeschichte doch immer noch zunächst und vor allem als Kontrahenten des ›Rationalisten‹ Gottsched in einem Streit, den man unter anderem auf den Gegensatz ›Vernunft vs. Empfindung‹ zu bringen versucht hat. Das Konzept der »empfindlichen Lust«[1] bildet, so lässt sich behaupten, den Mittelpunkt der im Rahmen der *Critischen Dichtkunst* – der gleichzeitig umfassendsten und systematischsten Schrift im Werk der Schweizer[2] – entwickelten Poetik. Was die Beziehung der Zürcher zur Strömung der Empfindsamkeit, eine in diesem Zusammenhang nahe liegende Frage, betrifft, so erklärt Viering:

> In der deutschsprachigen Literatur setzt die Empfindsamkeit mit den 1740 erscheinenden poetologischen Schriften von Bodmer und Breitinger ein, die [... den] eigentlichen Zweck [der Dichtung] darin sehen, seelische Bewegungen auszulösen[3]

– eine These, die auch der persönliche Einsatz Bodmers für Autoren wie Klopstock und den jungen Wieland nahe legt,[4] die jedoch in der Forschung insgesamt bislang wenig Zuspruch zu finden scheint.[5]

1 Johann Jacob Breitinger: *Critische Dichtkunst*, Faksimiledruck nach der Ausgabe von 1740, mit einem Nachwort von Wolfgang Bender, 2 Bde., Stuttgart 1966, Bd. 1, S. 5.

2 Wenn dabei vom Werk *der Schweizer* die Rede ist, so soll damit nicht behauptet werden, dass beide Autoren stets eine einheitliche Position vertreten.

3 Jürgen Viering: [Art.] *Empfindsamkeit,* in: *Reallexikon der deutschen Literaturwissenschaft,* Neubearbeitung des *Reallexikons der deutschen Literaturgeschichte,* gemeinsam mit Harald Fricke [u. a.] hg. von Klaus Weimar, Berlin, New York 1997, Bd. 1: A-G, S. 438-441, hier S. 439.

4 In diesem Kontext werden die Schweizer gelegentlich auch in Publikationen zur Empfindsamkeit erwähnt (vgl. etwa Robert Seidel: *Der empfindsame Freundschaftsbrief und die humanistische Tradition,* in: *Gefühlskultur in der bürgerlichen Aufklärung,* hg. von Achim Aurnhammer, Dieter Martin und Robert Seidel, Tübingen 2004, S. 75-101, hier S. 75; Bar-

Wer sich mit dem Begriff der Empfindung in der Dichtungstheorie der Zürcher beschäftigt, stellt schnell fest, dass dieser durch eine Vielzahl von Beziehungen und Rollenzuschreibungen gekennzeichnet ist, die ihm eine gelegentlich verwirrend anmutende Komplexität verleihen. Wenn Breitinger behauptet, »[b]eyde, der Mahler und der Poet«, hätten »einerley Vorhaben, nemlich dem Menschen abwesende Dinge als gegenwärtig vorzustellen, und ihm dieselben gleichsam zu fühlen und zu empfinden zu geben«[6] bzw. »die Wercke der Natur und der Kunst [...] durch eine geschickte Nachahmung auf eine fühlbare Weise auszudrücken«,[7] wenn er betont, der »allein von den Sinnen geleitet[e]« größte Teil des potentiellen Publikums sei »zu den abgezogenen Untersuchungen des reinen Verstandes nicht aufgeleget«, sondern sehne sich »nach einer empfindlichen Lust«,[8] und es später, ganz parallel dazu, heißt, dass »die meisten Menschen mehr nach einem sinnlichen Ergetzen streben, und mehr durch das Gefühl als durch den Verstand geleitet werden«,[9] wenn Breitinger erklärt, durch die »sinnlichen Bilder« der Dichtkunst sähe sich der Poet »einen neuen Eingang in das Hertz des Menschen geöffnet«,[10] oder von den »Hertz und Sinnen rührende[n] Bilder[n]«[11] der Dichtung spricht, so changieren Ausdrücke wie ›fühlen‹, ›empfinden‹, ›rühren‹, ›sinnlich‹ etc. dabei stets zwischen unterschiedlichen Bedeutungsaspekten, die Breitinger gleichwohl aufs engste miteinander verbunden sieht. Zur Verhandlung stehen mit dem Begriff der Empfindung in der Poetik der Zürcher nicht nur das Verhältnis derselben zu empfindsamen Tendenzen im engeren Sinne, sondern auch das von Sinnesempfindung und Affekten, von ästhetischem Vergnügen und Ethik, von Empirismus und Rationalismus, von Malerei und Dichtung, von Poesie und Philosophie. Im Folgenden sollen – ausge-

bara Becker-Cantarino: *Reliquien empfindsamer Freundschaft: Sophie La Roche, Julie Bondeli und die Schweiz,* in: *Gefühlskultur* (wie Anm. 4), S. 159-175, hier S. 167 f., 170).

5 Im Allgemeinen spielen Bodmer und Breitinger in der Literatur zur Empfindsamkeit eine durchaus untergeordnete Rolle: So erwähnt etwa Gerhard Sauders einschlägiges Werk sie nur ein einziges Mal im Zusammenhang mit der Frage nach der Verbreitung der Locke'schen Philosophie im deutschsprachigen Raum (vgl. Gerhard Sauder: *Empfindsamkeit*, Bd. 1: *Voraussetzungen und Elemente,* Stuttgart 1974, S. 69); in Bd. 3 (*Quellen und Dokumente,* Stuttgart 1980) findet keine ihrer Schriften Aufnahme. Darüber, ob und inwieweit sie im ursprünglich geplanten zweiten Band (*Ästhetische, literarische und soziale Aspekte*) Berücksichtigung gefunden hätten, kann allenfalls spekuliert werden. Umgekehrt kümmern sich Arbeiten zum dichtungstheoretischen Beitrag der Zürcher üblicherweise kaum um Beziehungen zur Bewegung der Empfindsamkeit im engeren Sinne.

6 Breitinger: *Critische Dichtkunst I* (wie Anm. 1), S. 14 f.

7 Ebd., S. 15.

8 Ebd., S. 5.

9 Ebd., S. 80.

10 Ebd., S. 8.

11 Ebd., S. 30.

hend vor allem von Breitingers *Critischer Dichtkunst* unter gelegentlichem Rückgriff auf andere Schriften – die unterschiedlichen Aspekte bzw. Bedeutungsvarianten dieses Konzeptes in ihrem Verhältnis zueinander herausgearbeitet und innerhalb des eben angesprochenen Beziehungsgeflechtes verortet werden.

I. Sinneserfahrung

Wenn Breitinger zu Beginn seiner *Dichtkunst* offiziell der Dichtung als »Dollmetscherinn«[12] und »Hülfs-Mittel«[13] der Weltweisheit innerhalb der Rangordnung der Künste und Wissenschaften ganz traditionell eine untergeordnete Position zuweist, so gründet diese Hierarchisierung offenbar nicht zuletzt auf der unterschiedlichen Wertigkeit der relevanten Vermögen. Dabei erscheint der »rein[e] Verstan[d]«,[14] das ›Organ‹ der Philosophie, den der Dichtung zugeordneten »Sinnen«[15] zunächst eindeutig überlegen. So vermag die der philosophischen Untersuchung geschuldete »tiefe Einsicht der Wahrheit« einem ›elitären‹ Zirkel eine »fein[e] Lust«[16] zu gewähren, während die »empfindlich[e] Lust«[17] der Dichtung auch den »groben Sinnen«[18] der Masse zugänglich ist.

Mit der den Sinnen zugeordneten »empfindlichen Lust« bringt Breitinger hier erstmals den Begriff der Empfindung ins Spiel, derjenigen »Würckung«, welche der Bestimmung des Zedler zufolge »von denen Sinnen in unsern Verstande entstehet« und im »Lateinischen [...] *Sensio* genennet [wird.]«[19] Wenn Breitinger die »Sinne« und die mit diesen assoziierte »empfindlich[e] Lust« den »abgezogenen Untersuchungen des reinen Verstandes«[20] zur Seite

[12] Ebd., S. 8.
[13] Ebd., S. 6.
[14] Ebd., S. 5.
[15] Ebd., S. 8.
[16] Ebd., S. 5.
[17] Ebd.
[18] Ebd., S. 6.
[19] Johann Heinrich Zedler: *Grosses vollständiges Universal Lexicon Aller Wissenschaften und Künste, Welche bißhero durch menschlichen Verstand und Witz erfunden und verbessert worden* [...], Bd. 8: E, Graz, Austria 1961 (ND der Ausgabe Halle, Leipzig 1734), Sp. 1029; vgl. auch Christian Wolff: *Vernünfftige Gedancken von Gott, der Welt und der Seele des Menschen, auch allen Dingen überhaupt (Deutsche Metaphysik),* mit einer Einleitung und einem kritischen Apparat von Charles A. Corr, in: *Gesammelte Werke,* hg. von Jean École [u. a.], Abt. I, Bd. 2, Hildesheim [u. a.] 1983 (ND der Ausgabe Halle 1751), § 220 (S. 122).
[20] Breitinger: *Critische Dichtkunst I* (wie Anm. 1), S. 5.

stellt als alternative Art und Weise, die Menschen »zu unterrichten und zu überführen«,[21] so kontrastiert er dabei nicht zuletzt zwei unterschiedliche Formen des Wissenserwerbs, nämlich analytische und empirische Erkenntnis bzw. Untersuchung und Erfahrung. Dabei deutet Breitinger, wenn auch nur implizit, von vornherein die Möglichkeit einer Umkehr der als klassisch rationalistisch geltenden Hierarchie an. Sei doch »die von den Sinnen abgekehrte tiefe Einsicht in den Zusammenhang der Wahrheiten vielmehr ein Werck eines Geistes [...], der von dem Cörper gantz frey ist, als einer in den groben Cörper eingesenckten Seele, das ist, eines Menschen.«[22] Charakteristisch für die *conditio humana* ist die untrennbare Verbindung von Intellekt und Körper, rationalen und sinnlich-affektiven Komponenten. Mag diese Verfassung auch im Vergleich mit höheren Wesen als »Schwachheit der menschlichen Natur«[23] zu werten sein, muss doch eine Methode der Wahrheitsvermittlung, die dieser Bedingung Rechnung trägt, mit Blick auf den Menschen mehr und nicht weniger wert sein als andere, da sie, so Breitinger, »die klugen und heilsamen Lehren des Verstandes auf eine so angenehme *und der menschlichen Natur so anständige* Weise dem Gemüthe der Menschen einspiel[t].«[24]

Zwar geht es Breitinger oberflächlich betrachtet nur um eine weitere Form der Vermittlung bereits erschlossener Wahrheiten, weniger um das ursprüngliche Auffinden derselben, um eine der »dogmatische[n] und schliessende[n]« philosophischen Form der Wahrheitsvermittlung parallele »Lehrart«.[25] Dennoch reichen die Implikationen seiner Ausführungen weiter, als es zunächst scheinen könnte: Beinhaltet die Vermittlung »abgezogener Wahrheiten unter sinnlichen Bildern und Gleichnissen, durch ähnliche Beyspiele, durch die Fabel und Dichtung«[26] auf Seiten des Rezipienten potentiell doch wesentlich mehr als das ›Schlucken‹ einer »vergüldet[en] oder verzuckert[en]«[27] Pille, wie Breitinger es kurz zuvor darstellt, nämlich einen Akt quasi-induktiver Erkenntnisgewinnung. Tatsächlich geht Bodmer in den *Poetischen Gemählden* so weit, die »Sinnen« als »die ersten Lehrer der Menschen« zu bezeichnen und kategorisch zu erklären: »Alle Erkenntnis kömmt von ihnen.«[28]

21 Ebd., S. 7.
22 Ebd., S. 8.
23 Ebd., S. 10.
24 Ebd., S. 8 f.; Hervorhebung A.F.
25 Ebd., S. 8.
26 Ebd.
27 Ebd., S. 6.
28 Johann Jacob Bodmer: *Kritische Betrachtungen über die poetischen Gemälde der Dichter*, Frankfurt/Main 1971 (ND der Ausgabe Zürich, Leipzig 1741), S. 4.

Erfolgreich kann die entsprechende Form der Wahrheitsvermittlung durch die Dichtung offenbar allein deshalb sein, weil es sich um eine Methode handelt, die grundsätzlich als plausibler Weg menschlichen Wissenserwerbs akzeptiert wird. Entsprechende induktive Ansätze finden sich nicht nur bei Brockes und Haller, in den Schriften zweier Autoren also, deren Dichtung von Breitinger im Verlaufe der *Critischen Dichtkunst* immer wieder als vorbildlich ausgezeichnet wird, sondern bereits bei einigen ihrer spätbarocken Vorgänger. Im Unterschied zum im Barock vorherrschenden allegorischen, primär auf Analogien beruhenden Prinzip literarischer Wahrheitsvermittlung nehmen die entsprechenden physikotheologisch geprägten Werke die Empirie, die durch die »groben Sinn[e]«[29] vermittelten Erfahrungen, als Quelle von Wahrheit ernst.[30]

Legen entsprechende Tendenzen im Werk der Schweizer einerseits eine Verbindung zur Philosophie des englischen Empirismus nahe,[31] lassen sich doch gleichzeitig auch Bezüge zu der zu dieser Zeit im deutschsprachigen Raum tonangebenden Philosophie Christian Wolffs herstellen.[32] Bei aller

[29] Breitinger: *Critische Dichtkunst I* (wie Anm. 1), S. 6.

[30] Vgl. dazu z. B. Hans-Georg Kemper: *Gottebenbildlichkeit und Naturnachahmung im Säkularisierungsprozeß. Problemgeschichtliche Studien zur deutschen Lyrik in Barock und Aufklärung,* Bd. 2: *Kommentar,* Tübingen 1981, S. 236 (Anm. 4).

[31] Vgl. zur Locke-Rezeption der Schweizer z. B. Wolfgang Bender: *Johann Jakob Bodmer und Johann Jakob Breitinger,* Stuttgart 1973, S. 14; Karl-Heinz Stahl: *Das Wunderbare als Problem und Gegenstand der deutschen Poetik des 17. und 18. Jahrhunderts,* Frankfurt/Main 1975, S. 129; Gerhard Schäfer: *»Wohlklingende Schrift« und »rührende Bilder«. Soziologische Studien zur Ästhetik Gottscheds und der Schweizer,* Frankfurt/Main [u. a.] 1987, S. 96; Peter-André Alt: *Begriffsbilder. Studien zur literarischen Allegorie zwischen Opitz und Schiller,* Tübingen 1995, S. 376.

[32] Wurden in der Forschung lange Zeit vor allem die erfahrungskritischen Aspekte der Wolff'schen Philosophie herausgestellt – als Beispiele aus dem Bereich der Germanistik seien hier nur die Arbeiten Hohners (Ulrich Hohner: *Zur Problematik der Naturnachahmung in der Ästhetik des 18. Jahrhunderts,* Erlangen 1976, vgl. z. B. S. 10, 12) und Wetterers (Angelika Wetterer: *Publikumsbezug und Wahrheitsanspruch. Der Widerspruch zwischen rhetorischem Ansatz und philosophischem Anspruch bei Gottsched und den Schweizern,* Tübingen 1981, vgl. z. B. S. 153, 207 f.) genannt (anders z. B. Horst-Michel Schmidt: *Sinnlichkeit und Verstand. Zur philosophischen und poetologischen Begründung von Erfahrung und Urteil in der deutschen Aufklärung (Leibniz, Wolff, Gottsched, Bodmer und Breitinger, Baumgarten),* München 1982, z. B. S. 25 ff., 91 f.) –, fand in jüngerer Zeit die ›empiristische‹ Seite des Wolff'schen Werkes verstärkt Beachtung (zentral hier: Günter Gawlick, Lothar Kreimendahl: *Einleitung,* in: Christian Wolff: *Discursus praeliminaris de philosophia in genere / Einleitende Abhandlung über Philosophie im allgemeinen,* hist.-krit. Ausgabe, übersetzt, eingel. u. hg. von G. G. und L. K., Stuttgart/Bad Canstatt 1996, S. XVII-LI, hier S. XXIII-XXVI).

Offenbar parallel dazu werden neben Gottsched auch die Schweizer wieder verstärkt und unproblematischer als Wolff-Schüler wahrgenommen – vgl. in diesem Zusammenhang

Skepsis die Reichweite und Verlässlichkeit von Sinnesempfindung bzw. Erfahrung als Quelle der Erkenntnis betreffend bedarf die Vernunfterkenntnis Wolffs eigener Meinung nach sogar notwendig der Grundlegung und Bestätigung durch Erstere, sei es sonst doch allzu leicht, »leere Wörter, mit denen kein Begrif verknüpfet ist, für Erkäntniß [zu] halten, und Wörter für Sachen aus[zu]geben.«[33] Insbesondere im *Discursus praeliminaris* schildert Wolff die Rolle der Erfahrung als unverzichtbares Fundament und Korrektiv der Vernunfterkenntnis.[34]

So überrascht es nicht, dass auch Wolff erklärt, eine »gute Lehr-Art« werde notwendig »die Regeln mit gemeinen Exempeln erläuter[n]« und Erstere dadurch »verständlicher machen, eine Probe von ihrer Richtigkeit abgeben und zugleich zeigen, wie die Regeln in vorkommenden Fällen angebracht werden.«[35] Dass die Sinneserfahrung Wolff zufolge umgekehrt der vernünftigen Prüfung bedarf, um zu einer ›ernsthaften‹ Quelle menschlichen Wissens zu werden, wird damit nicht infrage gestellt. Tatsächlich wird Breitinger diese Tatsache im Verlaufe der *Critischen Dichtkunst* sogar bewusst in seinem Sinne ausnutzen, etwa wenn er die Gründe des literarischen Vergnügens an Sujets erklärt, vor denen wir in der Realität zurückschrecken würden.

II. Lebendige Erkenntnis

Allerdings scheint Breitingers Beschreibung der erhofften Wirkung der Dichtung über die nüchterne Erfahrungseinsicht in bestimmte Zusammenhänge und Gesetze hinauszugehen, soll den so vermittelten Erkenntnissen doch über das »empfindlich[e] Ergetzen«, mit welchem »die Vorstellung abgezogener Wahrheiten unter sinnlichen Bildern [...] auf das menschliche Gemüthe eindringet«, der »Eingang in das Hertz des Menschen geöffnet« und das Gemüt »mit solcher Gewalt [ge]rühre[t werden], daß es ihr nicht

z. B. Barbara Mahlmann-Bauer: *Ästhetische Avantgarde im 18. Jahrhundert. Johann Jacob Bodmer (1698-1783) und Johann Jacob Breitinger (1701-1776),* in: *Der Deutschunterricht. Beiträge zu seiner Praxis und Wissenschaftlichen Grundlegung* 4 (2009), S. 16-25, hier S. 17, vgl. auch S. 19; Carsten Zelle: *›Vernünftige Gedanken von der Beredsamkeit‹ – Bodmers und Breitingers ästhetische Schriften und Literaturkritik,* in: *Bodmer und Breitinger im Netzwerk der europäischen Aufklärung,* hg. von Anett Lütteken und Barbara Mahlmann-Bauer, Göttingen 2009, S. 25-41, hier S. 26 f.

33 Wolff: *Deutsche Metaphysik* (wie Anm. 19), § 320 (S. 177).

34 Vgl. z. B. Wolff: *Discursus* (wie Anm. 32), § 12 (S. 12).

35 Wolff: *Deutsche Metaphysik* (wie Anm. 19), § 159 (S. 84).

leicht widerstehen mag.«[36] Woher stammt dieses Vertrauen auf die bewegende Kraft der »sinnlichen Bilde[r]«?

Im *Brief-Wechsel von der Natur des guten Geschmacks* liefert nicht etwa Bodmer *alias* Eurisius, sondern – unter dem Pseudonym Hypsäus – sein ›Gegenspieler‹[37] Pietro dei Conti di Calepio folgende Begründung: »[W]egen seiner Verbindung mit dem Leib« hielten

> das Gemüthe des Menschen [...] die cörperlichen Empfindungen weit mehr beschäfftiget, als seine puren Ideen, dieweil die Sachen, die in die äusserlichen Sinnen fallen, von denen seine Gedancken zuweilen gezeuget, zuweilen wieder hervor geruffen werden, beständig auf den Leib würcken, und gemeiniglich dem Verstand wenig Raum übrig verbleibet, für sich selbst zu würcken.[38]

Da nun »die Ideen von cörperlichen Dingen mehr Stärcke haben, als die von geistlichen Dingen«, »[determinirt] der Wille des Menschen sich selten ohne Zuthun cörperlicher Affectionen.«[39] Als tiefere Ursache dieser starken Wirkung bietet der französische Literaturtheoretiker Dubos eine ›evolutionstheoretische‹ Erklärung an, nämlich den »rapport que la nature elle-même a pris soin de mettre entre les objets extérieurs & nos organes, afin de procurer notre conservation.«[40] In eine ähnliche Richtung, wenn auch mit stärker erkenntnistheoretischer Akzentsetzung, scheinen die Überlegungen Wolffs zu

[36] Breitinger: *Critische Dichtkunst I* (wie Anm. 1), S. 8.

[37] Tatsächlich vertritt Bodmer zu diesem Zeitpunkt, zumindest was die Theorie des ästhetischen Urteils anbelangt, eine dezidiert anti-sensualistische Position. Diese findet sich in seiner Vorrede zur *Critischen Dichtkunst* zwar bereits deutlich modifiziert. Dennoch steht Bodmers Behandlung der Empfindung im Zusammenhang mit dem Geschmacksbegriff auch hier noch in einem Spannungsverhältnis zur Position Breitingers innerhalb der *Critischen Dichtkunst*, das nicht einfach mit einem Verweis darauf aufzulösen ist, dass Dubos »zwar im Blick auf das Konzept der ›Hertzrührung‹, d. h. in Dingen emotionalistischer Wirkungsästhetik gefolgt, die Gefolgschaft aber beim Geschmacksbegriff verweigert« werde (Zelle: *›Vernünftige Gedanken‹* (wie Anm. 32), S. 33). – Vgl. zur Entwicklung der Bodmer'schen Haltung über seine unterschiedlichen Schriften hinweg genauer Annabel Falkenhagen: *Werte der Dichtung – Dichtung von Wert. Eine Rekonstruktion von Maßstäben zur Bewertung von ›Literatur‹ in den Poetiken Johann Christoph Gottscheds und Johann Jacob Breitingers (mit einem Ausblick auf Carl Friedrich Brämer)* [Dissertation, angenommen im SS 2009 von der Universität Göttingen], voraussichtlich 2012.

[38] Johann Jacob Bodmer: *Brief-Wechsel Von der Natur Des Poetischen Geschmackes,* Faksimiledruck nach der Ausgabe von 1736, mit einem Nachwort von Wolfgang Bender, Stuttgart 1966, S. 28 (Hypsäus an Eurisius).

[39] Ebd., S. 27.

[40] [Jean-Baptiste Dubos]: *Réflexions Critiques Sur La Poësie Et Sur La Peinture.* Nouvelle édition revuë, corrigée & considerablement augmentée, 3 vols., Paris 1733, vol. 1 (Première partie), S. 393 f.

gehen, wenn er das besondere Überzeugungspotential der Dichtung beschreibt:

> Weil doch aber keine Vorstellung einen Bewegungs-Grund abgeben kan, als die eine Uberführung oder Uberredung mit sich führet (§.169.); so muß man auch die Vorstellungen dergestalt einrichten, daß der andere, den ich lencken will, an ihrer Gewißheit keinen Zweifel hat (§.1. *& seqq. c.*13. *Log.*). Und da die Exempel viel dazu beytragen (§.167.); so ist es über die massen dienlich, wenn man solches entweder durch wahre Exempel, oder, wo man dergleichen nicht haben kan, durch erdichtete (welche *Fabeln* genennet werden) zu erhalten suchet. [...] Nemlich hierdurch wird die figürliche Erkäntniß [...] in eine anschauende verwandelt und dadurch erhalten, daß die Vernunfft bey den Sinnen, der Einbildungs-Krafft und [den] Affecten nicht unterliegen darf (§.503. *Met.*).[41]

Auf eben diese von Wolff als »lebendig«[42] titulierte Erkenntnis zielt offenbar Breitinger ab, wenn er erläutert, wie »die erdichteten Bildnisse« einer Fabel »die Macht [der Wahrheit] *empfindlich* mach[en]«.[43] Der entsprechende begriffliche Zusammenhang findet sich 1780 auch in dem im *Universal Magazine* erschienenen Artikel *Reflections on the Harmony of Sensibility and Reason*, wo er folgendermaßen rekonstruiert wird: »To feel is to be alive; every thing that heightens sentiment or perception, therefore, increases animation.«[44]

Nur wenn die Dinge dem Menschen im wahrsten Sinne ›vor Augen geführt‹ werden, so die Überzeugung, die den Überlegungen Wolffs und Breitingers augenscheinlich zugrunde liegt, werden sie von ihm als genügend überzeugend, als hinreichend relevant für das wahrnehmende Subjekt ›erlebt‹, um es auch emotional zu engagieren und – für Wolff ein entscheidender Punkt – über die Beeinflussung des Willens handlungsrelevant zu werden. In seiner Poetik hat Breitinger systematisch die Konsequenzen aus

41 Christian Wolff: *Vernünfftige Gedancken von der Menschen Thun und Lassen, zu Beförderung ihrer Glückseeligkeit (Deutsche Ethik),* mit einer Einleitung von Hans Werner Arndt, in: *Gesammelte Werke* (wie Anm. 19), Abt. I, Bd. 4, Hildesheim, New York 1976 (ND der Ausgabe Frankfurt, Leipzig 1733), § 373 (S. 246 f.).

42 Ebd., § 169 (S. 102) in Verbindung mit § 373 (S. 246 f.); vgl. auch § 378 (S. 252).

43 Breitinger: *Critische Dichtkunst I* (wie Anm. 1), S. 9.

44 *Universal Magazine* 67 (October 1780), S. 193; zitiert nach: Ann Jessie Van Sant: *Eighteenth-Century Sensibility and the Novel. The Senses in Social Context,* Cambridge 1993, S. 14. – Gleichzeitig lässt sich hier eine Affinität zu Baumgarten erkennen, demzufolge die Lebhaftigkeit von Vorstellungen auf deren extensiver Klarheit, d. h. der Menge, nicht der Klarheit der enthaltenen Merkmale beruht. Eine Vorstellung, »deren Kraft eine andere lebhaft macht«, nennt Baumgarten auch »malend« (*pingens*) (A[lexander] G[ottlieb] Baumgarten: *Metaphysica,* lat./dt, in: *Texte zur Grundlgung der Ästhetik,* übersetzt und hg. von Hans Rudolf Schweizer, Hamburg 1983, S. 1-65, hier § 531 (S. 14 f.)).

dieser Prämisse gezogen, gleichzeitig jedoch deren lebenspraktische Stoßrichtung weitestgehend vernachlässigt. Zwar bekennt auch er sich offiziell zu dem Ziel »Weißheit und Tugend mittelst [der Poesie] dem Menschen gantz angenehm, und darum auch allgemein«[45] zu machen, praktisch jedoch erweist Breitinger sich als deutlich interessierter am spezifischen ›Lustpotential‹ der poetischen Bilder als an deren erzieherischer Wirkung.

III. Lustempfinden

Wo Breitinger die Begriffe ›empfindlich‹ und ›Empfindung‹ gebraucht, geschieht dies so gut wie immer in Verbindung mit Termini wie ›Ergetzen‹ und ›Lust‹ bzw. ganz allgemein mit der Rede von angenehmen, erstrebenswerten Gemütszuständen – eine Verbindung zu der von Viering erwähnten »Lustkomponente empfindsamen Fühlens«[46] liegt damit nahe.

Zentral für die Verbindung von Lustempfinden, Affekten und sinnlicher Wahrnehmung im Rahmen der Wolff'schen Philosophie ist die Idee der Vollkommenheit. »Ein mercklicher Grad der sinnlichen Begierde und des sinnlichen Abscheues wird ein *Affect* genennet.«[47] Voraussetzung einer solchen sinnlichen Begierde ist eine »*undeutlich[e]* Vorstellung des Guten«,[48] die »*anschauend[e]* [...] Erkäntniß der Vollkommenheit«,[49] wie Wolff sie der Sinneswahrnehmung und den Vorstellungen der Einbildungskraft zuordnet: »Und hierinnen ist der Verstand von den Sinnen und der Einbildungs-Kraft unterschieden, daß, wo diese allein sind, die Vorstellungen nur höchstens klar, aber nicht deutlich seyn.«[50] Wie uns die sinnliche Anschauung der Vollkommenheit Lust bereitet,[51] so resultiert aus der des Unvollkommenen Unlust: »Und also könnte man auch sagen: die *angenehmen Affecten* wären eine empfindliche Lust:[52] die *widrigen* eine empfindliche Unlust: die *vermischten* eine Vereinbahrung empfindlicher Lust und Unlust.«[53]

45 Breitinger: *Critische Dichtkunst I* (wie Anm. 1), S. 7.

46 Viering: *Empfindsamkeit* (wie Anm. 3), S. 439.

47 Wolff: *Deutsche Metaphysik* (wie Anm. 19), § 439 (S. 269).

48 Ebd., § 434 (S. 266); Hervorhebung A.F.

49 Wolff: *Deutsche Metaphysik* (wie Anm. 19), § 404 (S. 247 f.); Hervorhebung A.F. – Ähnliche Vorstellungen lassen sich auch im Umkreis empfindsamer Theoriebildung ausmachen, etwa bei Ringeltaube (Michael Ringeltaube: *Von der Zärtlichkeit,* Breslau, Leipzig 1765; vgl. den Auszug in: *Theorie der Empfindsamkeit und des Sturm und Drang,* hg. von Gerhard Sauder, Stuttgart 2003, S. 48-54, hier S. 50-52).

50 Ebd., § 277 (S. 153).

51 Ebd., § 404 (S. 247).

52 Ausdrücklich weist Wolff überdies darauf hin, »daß nicht alle Lust ein Affect ist, sondern alsdenn erst diesen Namen bekommet, wenn sie empfindlich wird.« Eine »mäßig[e] Lust«

Die Affekte stellen sich Wolff also gleichsam als sinnliche Wahrnehmungen ›zweiter Ordnung‹ dar, sie sind nichts anderes als die sinnliche Erkenntnis des Guten bzw. eines Mangels daran und damit ›Geschwister‹ des *analogon rationis.* Wolff verleiht hier auf seine Weise einer Einsicht Ausdruck, die auch für moderne Emotionstheorien wesentlich ist: »Many recent philosophers writing on emotion have argued that an evaluative judgement or belief forms the core of an emotion. Different evaluative beliefs identify the different emotions.«[54]

Mit der Rede von der durch die Dichtung hervorgerufenen »empfindlichen Lust«[55] bedient Breitinger sich einerseits exakt derselben Terminologie wie Wolff, dessen Theorie der Affekte ihn in seiner Engführung von Sinnesempfindung, Emotionen und Lust zweifelsohne beeinflusst. Mindestens ebenso augenfällig sind jedoch die Bezüge zum »plaisir sensible«[56] des von Breitinger hochachtungsvoll als »scharff[-]«[57] bzw. »tiefsinni[g]«[58] titulier-

könne man nicht als Affekt bezeichnen (ebd., § 443 (S. 271)). »Es pfleget aber ein jeder Affect verknüpfet zu sein mit einer ausserordentlichen Bewegung des Geblütes, und sonderlich der flüßigen Materie in den Nerven.« (ebd., § 444 (S. 271 f.).) Der Betroffene ›empfindet‹ also nicht allein die Vollkommenheit der jeweiligen Sache, er wird von dieser auch in einem Maße affiziert, dass in seinem Körper unterschiedliche Veränderungen stattfinden (etwa ein beschleunigter Puls), deren er sich wiederum empfindend bewusst ist.

53 Ebd., § 442 (S. 270 f.).

54 Jenefer Robinson: *The Emotions in Art,* in: *The Blackwell Guide to Aesthetics,* ed. by Peter Kivy, Malden [u. a.] 2004, S. 174-192, hier S. 176. – Wolff zufolge unterscheiden sich verschiedenartige Affekte über die Einteilung in angenehme, widrige und vermischte hinaus hinsichtlich der »verschiedenen Grad[e] der Lust und Unlust, in ihrer Vermischung und Abwechslung« (Wolff: *Deutsche Metaphysik* (wie Anm. 19), § 446 (S. 274)), wobei Letztere, wie die folgenden Beispiele Wolffs deutlich machen, auch die Unterschiede in der jeweils wahrgenommenen Art der Vollkommenheit oder Unvollkommenheit, die ›intentionalen Objekte‹ der jeweiligen Wahrnehmung, einschließt.

55 Breitinger: *Critische Dichtkunst I* (wie Anm. 1), S. 5.

56 Vgl. z. B. Dubos: *Réflexions Critiques I* (wie Anm. 40), S. 1: »On éprouve tous les jours que les vers et les tableaux causent un plaisir sensible.«

57 Breitinger: *Critische Dichtkunst I* (wie Anm. 1), S. 11.

58 Ebd., S. 16; vgl. z. B. auch S. 81, 86. Zum Einfluss Dubos' vgl. auch Wolfgang Bender: *Nachwort,* in: Breitinger: *Critische Dichtkunst II* (wie Anm. 1), S. 1*-28*, hier S. 19*. Eine »preliminary list of […] borrowings from Dubos that Breitinger worked into his text as if they were his own words« liefert Kowalik (s. Jill Anne Kowalik: *The Poetics of Historical Perspectivism: Breitinger's* Critische Dichtkunst *and the Neoclassic Tradition,* Chapel Hill, London 1992, S. 127 (Anm. 21 zu S. 73)). – Massive (nicht gekennzeichnete) Anleihen vor allem bei den Franzosen – »was sie aus der Fr. Dacier, dem Hrn. Dacier, dem Dübos, dem Boileau, u. andern entwendet haben, ohne daß sie etwas davon gesagt« – werden Breitinger schon in Gottscheds *Critischen Beyträgen* vorgeworfen. Hier heißt es in einem Brief ›Kleons‹ an den ›Herrn N.F.S.‹ weiter: »Sie haben ihre Schriften nicht, wie sie pralen, aus dem Wesen und der Natur des Menschen; sondern aus diesen Schriften, aus dem Pope, Muratori, u. andern […] hergeleitet.« (*Briefwechsel von den breitingerischen Uebersetzungen ei-*

ten Dubos. So liegt eine der für Breitingers System zentralen Prämissen, die Annahme nämlich, dass »das menschliche Gemüthe gern immer rege und in Bewegung ist, und ihm nichts so sehr zuwider wird, als der Mangel der Empfindung und eine gäntzliche Stille«,[59] auch der Ästhetik des französischen Literaturtheoretikers zugrunde.[60]

Dem gefürchteten »ennui« ist Dubos zufolge auf unterschiedliche Arten abzuhelfen:

> Ou l'ame se livre aux impressions que les objets exterieurs font sur elle ; & c'est ce qu'on appelle sentir : ou bien elle s'entretient elle-même par des speculations sur des matieres, soit utiles, soit curieuses; & c'est ce qu'on appelle reflechir & mediter.[61]

Nur wenige Personen allerdings, darin ist Dubos[62] sich mit Breitinger (wie auch Addison,[63] einem weiteren Gewährsmann Breitingers) einig, sind aufgrund ihres Charakters und ihrer Erziehung fähig, sich dauerhaft in der zuletzt genannten Weise zu beschäftigen; der große Teil der Menschheit sehnt sich, »allein von den Sinnen geleitet«, »nach einer empfindlichen Lust«, »die man ohne mühsames Bestreben erlangen kan.«[64]

Obgleich Dubos das Verb »sentir«, wenn er es unmittelbar über die »impressions que les objets exterieurs font sur [l'âme]« definiert, zunächst eindeutig in der Bedeutung von »Sinnesempfindung« verwendet, zielt er doch darüber hinaus ab auf die Unterhaltung durch die Leidenschaften (»passions«)[65] bzw. Emotionen (»émotion[s]«),[66] die aus dem Umgang mit der Welt (im Unterschied zum eingezogenen »vie intérieure«[67] des Intellektuel-

niger Gleichnisse aus dem Homer, in: *Beyträge zur Critischen Historie der deutschen Sprache, Poesie und Beredsamkeit,* hg. von einigen Liebhabern der Literatur, begründet von Johann Christoph Gottsched und Johann Georg Lotter, fortgeführt von J.Chr.G. 32 Stück in acht Bden., Bd. 8, Hildesheim, New York 1970 (ND der Ausgabe Leipzig 1742-1744), V. [Stück], S. 698-728, hier S. 726 f.)

59 Breitinger: *Critische Dichtkunst I* (wie Anm. 1), S. 8.

60 S. Dubos: *Réflexions Critiques I* (wie Anm. 40), S. 6. – Ähnliche Überlegungen lassen sich freilich bis auf Horaz zurückverfolgen und in unmittelbarer zeitlicher Nähe ebenso in Bossu's *Traité du Poëme Epique*, ja selbst bei Gottsched nachweisen – vgl. dazu Stahl: *Das Wunderbare* (wie Anm. 31), S. 98.

61 Dubos: *Réflexions Critiques I* (wie Anm. 40), S. 6 f.

62 Vgl. ebd., S. 7-9.

63 Vgl. Joseph Addison, Richard Steele [u. a.]: *The Spectator*, 4 vols., ed. by Gregory Smith, introd. by Peter Smithers, London [u. a.] 1979 (Repr. of the rev. ed. 1945), Bd. 3, S. 277 f. (Nr. 411 (21.6.1711)).

64 Breitinger: *Critische Dichtkunst I* (wie Anm. 1), S. 5.

65 Dubos: *Réflexions Critiques I* (wie Anm. 40), S. 10.

66 Ebd.

67 Ebd., S. 9.

len) notwendig folgen. Ob die so erregten »Gemüthes-Leidenschaften«[68] zu den im engeren Sinne angenehmen zählen, ist dabei irrelevant: »[L]es hommes en general souffrent encore plus à vivre sans passions, que les passions ne les font souffrir.«[69]

Auch Calepio beschäftigt sich mit der Frage, warum »eine jede menschliche Regung ein inwendiges Vergnügen begleitet, solches mag nun von der Befahrung eines Ubels, oder Erwartung eines Gutes entstehen«, und kommt zu dem Schluss:

> Der Beyfall, den unser Gemüth den Trieben dieses oder jenes Affectes giebet, kömmet von keiner andern Ursache her, als von dem Ergetzen, mit welchem die Seele die Ubereinstimmung wahrnimmt, […] so zwischen dem Geist und seinen Gegenständen regieret. […] [A]lle Regungen, welche die Erhaltung unseres Leibes und derer sinnlichen Dinge, so ihm zudienen, zum Zwecke haben, [bringen] der Seele eine Lust und Freude über diese Disposition des Geistes […], mittels welcher sie bald dem Cörper zu steuer kömmt, bald von ihm Hilfe empfängt.[70]

Diese evolutionär-anthropologische Begründung schließt diejenige Dubos' nicht aus, erlaubt jedoch gleichzeitig den Anschluss an die Affekttheorie Wolffs. Aus Sicht des letzteren nämlich müsste die Seele dort, wo sie in den Gemütsbewegungen nicht nur eine Steigerung ihrer affektiven Aktivität, sondern – vermittels der damit einhergehenden »ausserordentlichen Bewegung des Geblütes, und sonderlich der flüßigen Materie in den Nerven«[71] – auch der des Körpers wahrnimmt, eine Lust empfinden, die, bezogen auf den ›sinnlichen‹ und affektiven Teil der Seele, jener entspricht, welche wir mit Bezug auf den Verstand empfinden, wenn wir im Erwerb neuer Erkenntnisse »eine anschauende Erkäntniß [seiner] Vollkommenheit«[72] erhalten.

Breitinger liefert noch eine spezifischere Begründung für die Annehmlichkeit ›widriger‹ Affekte im Rahmen der Rezeption von Kunstwerken. »[D]a die Gegenstände der Natur eine wahre Würcklichkeit haben, so muß ihre Würckung« – man beachte hier die parallele Schreibweise von »Würckung« und »Würcklichkeit«! – »a[u]ch strenger, ernsthafter, und dauerhafter seyn, als die Würckung des nachgeahmten Bildes, welches nur den Schein der Wahrheit und Würcklichkeit annimmt.«[73] Da »alles Widrige und Unangenehme in den Gemüthes-Bewegungen von der Heftigkeit und Dauer

[68] Breitinger: *Critische Dichtkunst I* (wie Anm. 1), S. 85.

[69] Dubos: *Réflexions Critiques I* (wie Anm. 40), S. 11; s. parallel dazu Breitinger: *Critische Dichtkunst I* (wie Anm. 1), S. 85.

[70] Bodmer: *Brief-Wechsel* (wie Anm. 38), S. 75 f. (Hypsäus an Eurisius).

[71] Wolff: *Deutsche Metaphysik* (wie Anm. 19), § 444 (S. 271 f.).

[72] Ebd., § 412 (S. 252).

[73] Breitinger: *Critische Dichtkunst I* (wie Anm. 1), S. 64.

derselben«[74] entstehe, sich die Kunst aber in eben diesem Punkte von der Natur unterscheide, würden auch die »strengen Leidenschaften des Schreckens und des Mitleidens erträglich, ja angenehm, wenn sie durch eine geschickte Nachahmung in unsrer Brust hervorgebracht werden.« [75] »Die Betrübniß liget so zu sagen nur an dem Rande unsers Hertzens«[76], oder, wie Dubos es ausdrückt, »l'affliction n'est, pour ainsi dire, que sur la superficie de notre coeur«.[77]

Bei näherem Hinsehen bedeutet dies, dass die Dichtung nicht allein ihre bewegende Kraft, sondern auch ihre Freiheit von allzu strengen, unangenehmen Affekten wesentlich ihrem mehr oder minder ›exklusiven‹ Bündnis mit der Sinneswahrnehmung verdankt:

> Mais comme [...] l'impression faite par l'imitation n'est pas serieuse, *d'autant qu'elle ne va point jusqu'à l'ame pour laquelle il n'y a pas d'illusion dans ces sensations* [...] ; enfin comme l'impression faite par l'imitation *n'affecte que l'ame sensitive*, elle s'efface bientôt.[78]

Die Sinne (hier scheinen Dubos und Wolff sich einig zu sein) sind zwar durchaus imstande, einen wichtigen Beitrag zur menschlichen Erkenntnis zu liefern, ja ihre Rolle für die Erkenntnisgewinnung bildet zumindest in Breitingers Poetik eine Voraussetzung ihrer bewegenden Kraft, bleiben sie jedoch auf sich allein gestellt, so muss ihre Arbeit (und damit auch der entstehende Eindruck) notwendig oberflächlich bleiben. Diese gerade von Wolff häufig betonte Oberflächlichkeit der Sinneswahrnehmung ist es, die Breitinger in seiner Poetik, auch und besonders was die von ihm entwickelte Logik der Einbildungskraft anbelangt, immer wieder für die Belange der Dichtung ausnutzt.

Diese Annahme ist zunächst nicht unproblematisch, scheint den durch die Dichtung erzeugten Emotionen damit doch gerade jene Dringlichkeit zu fehlen, die ursprünglich so zentral für Wolffs Konzept der »lebendigen Erkäntniß«[79] war: »Diejenige *Erkäntniß* wird *lebendig* genennet, welche einen Bewegungs-Grund des Willens abgiebet, entweder das Gute zu vollbringen, oder das Böse zu lassen.«[80] Dagegen ist das Fehlen praktischer Konsequen-

[74] Ebd., S. 65. – Hier weicht Breitinger von den Vorgaben Wolffs ab und stützt sich stattdessen substantiell auf die Ausführungen Dubos', dessen Formulierungen er zum Teil wörtlich übernimmt.
[75] Ebd., S. 69.
[76] Ebd., S. 70.
[77] Dubos: *Réflexions Critiques I* (wie Anm. 40), S. 29.
[78] Ebd., S. 26 f.; Hervorhebungen A.F.
[79] S. Wolff: *Deutsche Ethik* (wie Anm. 41), § 373 (S. 246).
[80] Ebd., § 169 (S. 102).

zen eines der wesentlichen Merkmale durch die Dichtung erzeugter Emotionen: »The main feature of emotion which is lacking in our encounters with fictional stories is appropriate action.«[81] Diese ›Abkopplung‹ ist unverzichtbare Voraussetzung eines im eigentlichen Sinne ästhetischen Vergnügens. Das für die lustvolle Rezeption poetischer Texte notwendige emotionale Engagement lässt sich jedoch aufrechterhalten, auch wenn der Intellekt nicht sein *placet* gibt. »In general, [...] knowing we are emotionally engaged with imaginary or fictional characters and events does not alter our non-cognitive affective appraisal.«[82] Robinsons Beschreibung des Phänomens scheint dabei Breitingers vom Paradigma der »poetischen Mahlerey«[83] geprägten Vorstellungen besonders nahe zu kommen:

> [T]he evaluative component of emotion does not always amount to a belief but is more like a kind of ›seeing as‹, a stance or way of focusing on the world. In anger I see the world as offensive even if on reflection I do not *believe* that the world is ganging up on me.[84]

Kritiker empfindsamer Tendenzen haben frühzeitig auf das Problematische einer entsprechenden Emanzipation des Gefühls, eines Schwelgens in Emotionen hingewiesen, die doch ohne reale Konsequenzen bleiben,[85] und dabei besonders auf die aus ihrer Sicht bedenkliche Rolle entsprechender literarischer Werke aufmerksam gemacht. Eine derartige Kritik beruht jedoch zumindest zum Teil auf der noch unzureichenden Trennung zwischen dem Bereich der Dichtung und der lebensweltlichen Sphäre. Breitinger wie Dubos berufen sich auf in der menschlichen Natur verankerte Gesetzmäßigkeiten, denen ursprünglich eine konkrete, pragmatische Bedeutung für das menschliche Leben zukommt. Die Dichtung bedient sich dieser Prinzipien, ohne jedoch die entsprechenden Funktionen wirklich erfüllen zu können oder zu wollen. Übrig bleiben bestimmte Mechanismen der Darstellung sowie ein von Nützlichkeitserwägungen weitgehend befreites Lustempfinden,[86] welches bereits eine deutliche Ähnlichkeit mit jenem rein ästhetischen Vergnü-

[81] Robinson: *The Emotions in Art* (wie Anm. 54), S. 185 f.

[82] Dies.: *Deeper than Reason. Emotion and its Role in Literature, Music, and Art,* Oxford 2005, S. 143, vgl. auch S. 144, 114-116.

[83] Breitinger: *Critische Dichtkunst I* (wie Anm. 1), S. 12.

[84] Robinson: *The Emotions in Art* (wie Anm. 54), S. 176.

[85] Vgl. in diesem Zusammenhang Sauder: *Empfindsamkeit I* (wie Anm. 5), Kap. 4.4.2: Enthusiasmus und Schwärmerei, besonders S. 143, 167.

[86] Vgl. entsprechend zu Dubos auch Paul Guyer: *The Origins of Modern Aesthetics: 1711-35*, in: *The Blackwell Guide to Aesthetics* (wie Anm. 54), S. 15-44, hier S. 28: »[O]n his view, our capacity to respond to imitations [...] is free from the constraints of ordinary cognition and action but has a power of its own to engage our most fundamental emotions.«

gen aufweist, das im deutschsprachigen Raum Kant als erster konsequent beschrieben hat.

IV. Affekte

Auch »[u]nter den sinnlichen Gegenständen machen« allerdings »nicht alle Dinge einen gleichen Eindruck«,[87] »nicht alle Dinge in der Natur« können das »Gemüthe [...] mit einer gleichen Kraft rühren«[88] – eine Einsicht, die Dubos in *Section VI* der *Réflexions* (»De la nature des sujets que les Peintres & les Poëtes traitent. Qu'ils ne sçauroient les choisir trop interessans par eux-mêmes«)[89] formuliert.

> Die verständigen Mahler, sagt Dübos, haben diese Wahrheit so wohl empfunden, daß sie selten Landschaften ohne Personen und öde vorgestellet haben. Sie haben sie bevölckert, sie haben in diese Gemählde irgend eine Materie hinein gebracht, dazu etliche Personen gehörten, die uns mit einer gewissen Handlung in Bewegung bringen und folglich an sich ziehen könnten.[90]

Breitinger wie Dubos setzen in diesem Zusammenhang offenbar auf eine natürliche Anteilnahme des Rezipienten am Wohlergehen seiner Mitmenschen – eine Sichtweise, welche die Empfindsamkeit teilt. Im Zentrum stehen dabei altruistisch orientierte Gefühle wie »Freundschaft, [...] Liebe, [...] Mitlei[d], denen eine hohe moralische Qualität zuerkannt wird.«[91] An dieses »Element empfindsamer Ethik«[92] fühlt man sich erinnert, wenn Breitinger davon spricht, dass die Elegie »dem Leser durch ihre wehmüthigen und verliebten Seufzer und Klagen eine innige und Mitleidens-volle Gemüthes-Bewegung abnöthigen«[93] wolle oder »die Tragödie [...] durch die lebhafte Vorstellung eines harten und unvermutheten Schicksals, das vornehme Personen sich durch ihre Mißhandlungen zugezogen haben, bey den Zusehern Traurigkeit, Schrecken und Mitleid zu erwecken«[94] suche. Dubos macht die ethischen Bezüge entsprechender »Gemüthes-Bewegungen« ganz deutlich:

87 Breitinger: *Critische Dichtkunst I* (wie Anm. 1), Bl. 2v.

88 Ebd., S. 80.

89 Dubos: *Réflexions Critiques I* (wie Anm. 40), S. 50 (ff.).

90 Breitinger: *Critische Dichtkunst I* (wie Anm. 1), S. 86. – Vgl. entsprechend Dubos: *Réflexions Critiques I* (wie Anm. 40), S. 52 f.

91 Viering: *Empfindsamkeit* (wie Anm. 3), S. 439. – Ein thematischer Bezug lässt sich zudem auch über das ausgeprägte Interesse Bodmers wie Breitingers an der Natur herstellen.

92 Sauder: *Empfindsamkeit I* (wie Anm. 5), S. 184.

93 Breitinger: *Critische Dichtkunst I* (wie Anm. 1), S. 88.

94 Ebd., S. 87.

> Quand on fait attention à la sensibilité naturelle du chœur humain, à la disposition pour être ému facilement par tous les objets dont les Peintres & les Poëtes font des imitations; on n'est pas surpris que les vers & les tableaux mêmes puissent l'agiter. La nature a voulu mettre en lui cette sensibilité si prompte & si soudaine comme le premier fondement de la societé.[95]

Über unser Mitgefühl gewinnt das Leid unserer Mitmenschen eine Gewalt über uns, welche es der Vernunft nie hätte abringen können.[96] Aktiv gewendet ›erhitzt‹ die Darstellung tugendhafter Handlungen unsere Seele und lässt diese über sich selbst hinauswachsen.[97] Solche Formulierungen erinnern an die deutlich moralische Konnotation des Gefühlsdiskurses im Zusammenhang mit dem Erhabenen bei Bodmer, wenn dieser insbesondere die »heftigen und begeisterten Gemüthsbewegungen, hohen Proben der Großmuth und Dapferkeit, oder [...] Gesinnungen, welche sich über die gewöhnliche Beschaffenheit des menschlichen Gemüthes erheben« empfiehlt, die dem Leser ein »feyerliche[s] Vergnügen«[98] zu verursachen geeignet seien. Die entsprechende Literatur verlangt vom Rezipienten offenbar eben jene »Fertigkeit in lebhaften sittlichen Empfindungen«,[99] die Campe als Bedeutung der Bezeichnung ›Empfindsamkeit‹ im engeren Sinne ausmacht. Damit scheint jene Grenze überschritten, welche einem englischen Artikel des späten 18. Jahrhunderts zufolge den Übergang zwischen Empfindung und Empfindsamkeit markiert:

> When we are easily affected by the things we see, and hear and feel [...] when [...] agreeable or disagreeable impressions [...] sink deep and easily and suddenly seize upon our whole sensitive faculty, easily and suddenly move us to joy or to sorrow, to weeping or to laughter, to love or to hatred, to zeal or to anger, to transports of delight, or to the pungency of affliction; we are then acutely sensitive. [...] [A]nd, when this sensitiveness is ennobled and exalted; when it chiefly displays itself in regard to moral objects, to more refined beauties, and to sublimer pleasures [...] then are we sensible [...]. In short, sensibility is enlarged, re-

95 Dubos: *Réflexions Critiques I* (wie Anm. 40), S. 38.

96 Vgl. ebd., S. 39.

97 Ebd., S. 48: »La peinture des actions vertueuses échauffe notre ame; elle l'éleve en quelque façon au-dessus d'elle-même, & elle excite en nous des passions loüables telles que sont l'amour de la patrie & de la gloire.«

98 [Johann Jacob Bodmer:] *Critische Briefe,* Hildesheim 1969 (ND der Ausgabe Zürich 1746), S. 94 f. (3. Brief).

99 Joachim Heinrich Campe: [Art.] ›*Sensation, Sensibilität, Sentiment, sentimental, sentimentalisieren u. s. w.*‹, [Art.] ›*Empfindlichkeit*‹, [Art.] ›*Empfindelei*‹, in: Ders.: *Wörterbuch zur Erklärung und Verdeutschung der unserer Sprache aufgedrungenen fremden Ausdrücke,* Hildesheim, New York 1970 (ND der stark verm. und durchges. Ausgabe Braunschweig 1813), S. 552 f., hier S. 552; zitiert nach dem Auszug in: *Theorie der Empfindsamkeit* (wie Anm. 48), S. 45-47, hier S. 45.

> fined and generous sensation; it is a higher degree, a peculiar direction or disposition, or a nobler use and exhibition of [sensitivity].[100]

Dennoch sollten entsprechende Beobachtungen nicht überbewertet werden: Abgesehen von der Frage, inwiefern die dem Konzept des Erhabenen zuzuordnenden Gemütsbewegungen sich zu den für die Empfindsamkeit typischen »*sanften* und edlen Empfindungen«[101] verhalten, erweisen sich insbesondere im Falle Breitingers die starken ethischen Konnotationen, mit welchen die Empfindsamkeit im engeren Sinne die entsprechenden sinnlich-affektiven Darstellungsformen assoziiert, als eher rudimentär ausgebildet; von einer »Ästhetik des Mitleids«[102] ist die *Critische Dichtkunst* noch weit entfernt. Rangiert im empfindsamen Diskurs »[v]or allen möglichen ästhetischen oder psychologischen Aspekten [...] der moralische«,[103] so findet sich diese Ordnung bei Breitinger (dessen Ausführungen die Formen affektiv wirksamer Materie betreffend an dieser Stelle ohnehin eher skizzenhaft bleiben)[104] umgekehrt.

So erscheint die von Breitinger beschworene Rührung des Herzens weiterhin eher als ausgezeichnete Variante der bereits beschriebenen ›empfindlichen Lust‹, ein – wie Calepio es ausdrückt – »Ergetzen, das [...] eigentlich der Sinnen ist [...]; welches darinn bestehet, wenn man empfindet, wie daß unsere inwendige Regung und Neigung von der Abbildung anderer Leute Leidenschafften unterhalten und ihr aufgeholffen wird.«[105]

Verglichen mit jener moralisch sensiblen, schwärmerischen Innerlichkeit, die als eigentliches Markenzeichen der Empfindsamkeit aufgefasst werden kann, scheint das hier entworfene Bild damit eher ein Übergangsstadium innerhalb einer Entwicklung von der sinnlich-affektiven ›Empfindlichkeit‹ hin zur Empfindsamkeit im eigentlichen Sinne zu bezeichnen.

[100] *Analytical Review* 7 (1790), S. 292 f.; zitiert nach: Van Sant: *Eighteenth-Century Sensibility* (wie Anm. 44), S. 124.

[101] Ringeltaube: *Von der Zärtlichkeit* (wie Anm. 48), S. 54; Hervorhebung A.F.

[102] Auf den Zusammenhang des sensualistischen Geschmacksbegriffs mit einer »Ästhetik des Mitleids« bei Calepio geht ausführlicher Amann ein (vgl. Wilhelm Amann: »*Die stille Arbeit des Geschmacks«. Die Kategorie des Geschmacks in der Ästhetik Schillers und in den Debatten der Aufklärung,* Würzburg 1999, S. 272 f.).

[103] Sauder: *Empfindsamkeit I* (wie Anm. 5), S. 205.

[104] Wesentlich ausführlicher widmet sich Bodmer dem Thema 1741 in seinen *Kritischen Betrachtungen über die poetischen Gemälde der Dichter.*

[105] Bodmer: *Brief-Wechsel* (wie Anm. 38), S. 78 (Hypsäus an Eurisius).

V. Die Rolle des Wunderbaren

Dem Anschluss an die Empfindsamkeit widersetzt die Breitinger'sche Poetik sich auch durch die umfassende Präsenz des Wunderbaren, einer Kategorie, welche für die Empfindsamkeit nicht wirklich eine Rolle spielt. Ihr Verhältnis zu den »Gemüthes-Leidenschaften«[106] ist nicht vollständig klar, scheinen das Neue und Wunderbare doch den »Vorwitz«[107] mindestens ebenso sehr anzusprechen wie das Herz: Sie befriedigen die seit Aristoteles immer wieder beschworene, dem Menschen »von Natur [...] angebohrne unersättliche Wissens-Begierde« und dienen damit nicht zuletzt jenem »Ergetzen«, welches die »Erweiterung unserer Erkenntniß«[108] mit sich bringt. Die »Lust in Bewegung gesetzet zu werden«[109] grenzt Breitinger jedoch deutlich von der »Lust Unterricht zu empfangen« ab: »[D]ie Sachen, die nicht weiter bequem sind, als unsern Vorwitz zu stillen, ziehen uns nicht so sehr an sich, als die Sachen, die vermögend sind uns das Hertz zu rühren.«[110]

Dennoch unterscheidet sich dieses intellektuellere Vergnügen offensichtlich von jener »feinen Lust, welche die tiefe Einsicht in die Wahrheit mit sich führet«.[111] Es lässt sich ebenfalls dem »sinnlichen Ergetzen« zurechnen, das für »die meisten Menschen« gedacht ist, die »mehr durch das Gefühl als durch den Verstand geleitet werden«[112] – liegt es doch in der Natur der »poetischen Mahlerey«,[113] wie Breitinger sie fasst, begründet, dass sie allenfalls eine Erweiterung der Erkenntnis in quantitativer, nicht in qualitativer Hinsicht bewirkt: Während es der Philosophie überlassen bleibt, zum Wesenskern vorzudringen, bleibt die Dichtung bewusst an der Oberfläche. Von den in der Phantasie ›gespeicherten‹ »sinnlichen Bildern« solcher

> Urbilder [...], dadurch das Gemüth auf unendlich verschiedene Weise gerühret wird, [...] ist hier wahrzunehmen, daß sie von denjenigen, die der Verstand einnimmt, gantz verschieden sind, ob sie gleich von einerley Gegenstand genommen werden. Die Phantasie bekümmert sich um den innerlichen Grund und das wahre Wesen der Dinge gar nicht; sie überläßt dem Verstand die Möglichkeit der Dinge durch seine Bilder vorzustellen; sie selbst steht bey der äusserlichen

[106] Breitinger: *Critische Dichtkunst I* (wie Anm. 1), S. 85.
[107] Ebd.
[108] Ebd., S. 61.
[109] Ebd., S. 85 f.
[110] Ebd., S. 85.
[111] Ebd., S. 5; vgl. auch S. 78-80.
[112] Ebd., S. 80.
[113] Ebd., S. 12.

> Fläche stille, und sieht die Sachen nicht tiefer ein, als die körperlichen Sinne gehen.[114]

So erweist sich die unersättliche Wissensbegierde eines Großteils der Menschen vor allem als Schaulust, als Bedürfnis nach Unterhaltung durch eine »*Vermehrung* der Begebenheiten und Gegenstände«[115] im Unterschied zur nur durch intensives Nachdenken zu erreichenden Vertiefung der Einsichten.

Wenn Descartes das Staunen (*l'admiration*), obgleich er deutlich auf dessen enge (wenn auch nicht unproblematische) Beziehung zur Erkenntnis hinweist,[116] letztlich zu den *passions de l'âme*, den Emotionen, zählt, beruft er sich dabei auf einen Umstand, der auch für Breitinger einschlägig ist und wesentlich dazu beiträgt, die Allgegenwart des Wunderbaren in seiner Poetik zu erklären. Bei der Verwunderung, so Descartes, handele es sich um »la premiere de toutes passions«, da sie als Bedingung und Katalysator aller anderen Emotionen fungiere, »à cause que, si l'objet qui se presente n'a rien en soy qui nous surprene, nous n'en sommes aucunement émeus, & nous le considerons sans passion.«[117] Auch Breitinger argumentiert, erst das Unbekannte öffne Sinne und Herz des Rezipienten und erlaube es dem jeweiligen Gegenstand, seine bewegende Wirkung zu entfalten. Dass er sich dabei der Möglichkeit eines Zielkonflikts durchaus bewusst ist, belegt sein (an die Beurteilung Senecas anschließendes) Urteil, Ovid scheine in seiner Beschreibung einer furchtbaren Flut (im ersten Buch der *Metamorphosen*)

> in der That weit glücklicher das Wunderbare in den Umständen zu entdecken, als die Gemüthes-Bewegungen in ihrer Reinigkeit zu unterstützen. Aber das Verwundersame [...] ist an diesem Orte zu angenehm, und muß nothwendig durch seine Annehmlichkeit den Eindruck einer Vorstellung, die das Gemüthe mit Schrecken erfüllen sollte, verringern.[118]

Wenn Breitinger dabei von einer Beeinträchtigung der »Gemüthes-Bewegungen *in ihrer Reinigkeit*« spricht, dann scheint er die Verwunderung durchaus zu den Gemütsbewegungen zu zählen, allerdings – der klassischen

[114] Ders.: *Critische Abhandlung von der Natur, den Absichten und dem Gebrauche der Gleichnisse,* Faksimiledruck nach der Ausgabe von 1740, mit einem Nachwort von Manfred Windfuhr, Stuttgart 1967, S. 6 f.; vgl. auch: Ders.: *Critische Dichtkunst I* (wie Anm. 1), S. 47 f.

[115] Ders.: *Critische Dichtkunst II* (wie Anm. 1), S. 399; Hervorhebung A.F.

[116] Vgl. René Descartes: *Die Leidenschaften der Seele,* franz.-dt., hg. und übersetzt von Klaus Hammacher, Hamburg 1984, S. 116 (Art. 75), S. 118 (Art. 76).

[117] Ebd., S. 94 (Art. 53).

[118] Breitinger: *Critische Dichtkunst I* (wie Anm. 1), S. 444.

Unterscheidung der Rhetorik zwischen dem der »sanften Affektstufe«[119] zuzuordnenden *delectare* oder *éthos* und dem *movere* bzw. *páthos*. entsprechend – nicht zu den heftigen, sondern zu den sanften Affekten.

VI. Einbildungskraft und Gesichtssinn – das Konzept der poetischen Malerei

Voraussetzung jedes emotionalen Engagements auf Seiten des Rezipienten – diese Einsicht bleibt für Breitingers Poetik bestimmend – ist die sinnliche Präsentation des jeweiligen Sujets: Nur die Imitation der Sinnesempfindung als der für das ›Sinnenwesen‹ Mensch grundlegenden Art der Weltwahrnehmung vermag den poetischen Vorstellungen die Kraft verleihen, um den Rezipienten wirklich zu berühren. Dass Breitinger sich in diesem Zusammenhang durchaus der besonderen Bedingungen bewusst ist, denen die Dichtung als Kunstwerk unterliegt, wird deutlich, wenn er sich, um die Konsequenzen dieser Einsicht zu konkretisieren, nicht direkt an der Natur orientiert, sondern an derjenigen Kunstform, welche die Wirkung der letzteren in ausgezeichneter Weise zu reproduzieren vermag: der Malerei. Wie stark seine Wahl auch hier von den oben erörterten erkenntnistheoretischen Prämissen geleitet wird, zeigt Breitingers Erklärung, wesentlicher Vorteil der »Mahler-Kunst«[120] sei es, dass sie »auf denjenigen Sinn würcket, der die gröste Macht auf die Seele hat, und *am leichtesten Glauben bey ihr findet.*«[121] Diese Macht kann die Malerei deshalb so wirkungsvoll entfalten,

> da sie […] die Gegenstände, Licht, Schatten, Grösse, Figur, wie sie in der Natur selbst sind, sichtbar vorstellet, [und] so müssen ihre Schildereyen nothwendig einen viel geschwindern Eindruck auf das Gemüthe haben, und dasselbe mit grösserm Nachdruck angreiffen und rühren, als die Schildereyen der Poesie[.][122]

[119] Georg Wöhrle: [Art.] *Delectare*, in: *Historisches Wörterbuch der Rhetorik,* hg. von Gert Ueding, Bd. 2: Bie – Eul, Tübingen 1994, Sp. 521-523, hier: 521.

[120] Breitinger: *Critische Dichtkunst I* (wie Anm. 1), S. 16.

[121] Ebd., S. 15; Hervorhebung A. F.; vgl. entsprechend Dubos: *Réflexions Critiques I* (wie Anm. 40), S. 393.

[122] Breitinger: *Critische Dichtkunst I* (wie Anm. 1), S. 15. – Auch der Verweis auf die starke Wirkung natürlicher Zeichen findet sich bereits bei Dubos (vgl. Dubos: *Réflexions Critiques I* (wie Anm. 40), S. 393 f.). – Kurze Zeit später erklärt Breitinger allerdings, gerade wegen ihrer »willkührliche[n] Zeichen« sei die »poetische Mahler-Kunst« im Vorteil, »indem sie ihre Bilder der Seelen unmittelbar einprägen, und dem Verstande zur Beurtheilung vorlegen kan.« (Breitinger: *Critische Dichtkunst I* (wie Anm. 1), S. 20.) Dazu bemerkt Bahr: »Zeichentheoretisch wird die Unmittelbarkeitssuggestion dichterischer Welterzeugungen rekonstruiert.« (Petra Bahr: *»Lebendig vor Augen stellen«. Zur Mediologie bildgebender Verfahren bei Bodmer, Breitinger und Baumgarten*, in: *Kompetenzen der Bilder,*

Vor diesem Hintergrund ist Breitingers Konzept der Dichtkunst insgesamt als »poetische[r] Mahlerey« zu verstehen. Diese Benennung, so betont Breitinger, sei nicht beschränkt auf die Beschreibungen im eigentlichen Sinne, die »Gemählde der Poesie«,

> sondern ich verstehe sie allhier nach ihrem vollkommensten Inbegriffe, so ferne sie neben der Ausdrückung, die gantze Arbeit der poetischen Nachahmung und Erdichtung mit allen ihren Geheimnissen und Kunstgriffen in sich schliesset, dergestalt, daß die gantze Poesie eine beständige und weitläuftige Mahlerey genennet werden kan.[123]

Vor dem zeitgenössischen philosophischen Hintergrund gewinnt die Rede vom »vollkommensten Inbegriffe« dabei besonderes Gewicht, erinnert dieser Ausdruck doch an das Wolff'sche Konzept der Wesenserklärung bzw. Realdefinition, jene Bestimmung, aus welcher sich alle anderen konstanten Qualitäten des bezeichneten Gegenstandes sollen erschließen lassen.[124] Dass Breitinger diesen Anspruch durchaus ernst nimmt, beweist die Konsequenz, mit der er die hier gewonnene Einsicht für alle Teile der Dichtung umzusetzen bestrebt ist. Voraussetzung seines Vorhabens ist dabei nicht zuletzt der Nachweis, dass, obgleich es dem Dichter »nicht vergönnet« sei, »unmittelbar auf die äusserlichen Sinnen zu würcken«, er »nichtsdestoweniger [...] geschickt« sei,

> alle seine Begriffe in der Phantasie andrer Menschen, ebenso sinnlich und fühlbar zu machen, und in ein solches Licht zu stellen, daß sie eben so empfindlich und mit nicht geringerer Macht auf das Gemüthe würcken, als die Schildereyen der Mahler-Kunst; dergestalt, daß das erregte Gemüthe solche Bilder wegen der gleichmässigen Kraft ihrer Würckung auf das Gemüthe, von den Begriffen, die

hg. von Ulrich Ratsch [u. a.], Tübingen 2009, S. 65-84, hier S. 76.) Dass, wie Breitinger selbst anführt, der »Verstand [...] die Begriffe, welche die Worte vorstellen«, erst »loß[wickeln], und mit einander [...] verbinden« (Breitinger: *Critische Dichtkunst I* (wie Anm. 1), S. 20), die Einbildungskraft erst die entsprechenden Bilder generieren muss, berücksichtigt er an dieser Stelle nicht.

123 Breitinger: *Critische Dichtkunst I* (wie Anm. 1), S. 12 f.

124 Vgl. dazu Christian Wolff: *Vernünftige Gedanken von den Kräften des menschlichen Verstandes und ihrem richtigen Gebrauche in Erkenntnis der Wahrheit (Deutsche Logik),* hg. und bearb. von Hans Werner Arndt, in: *Gesammelte Werke* (wie Anm. 19), Abt. I, Bd. 1, Hildesheim [u. a.] 1965 (nach der Ausgabe 1754), S. 146 f. Breitingers Konkurrent Gottsched spricht in ähnlichem Kontext etwa von dem »fruchtbare[n] wesentliche[n] Begriff« der Dichtkunst (Johann Christoph Gottsched: *Erste Gründe der gesammten Weltweisheit*, siebente vermehrte und verbesserte Auflage, 2 Bde., Leipzig 1762, ND Hildesheim [u. a.] 1983 (Christian Wolff: *Gesammelte Werke* (wie Anm. 19), Abt. III, Bd. 20.1/2), Bd. 2, Bl.[b7^{v}]).

> es von aussen durch den Eingang und die Thür der Sinnen empfangen hat, nicht leicht unterscheiden kan.[125]

Bedingung hierfür ist, dass die »Poesie […] vornehmlich mit der Einbildungs-Kraft auf die Einbildungs-Kraft arbeitet«,[126] die Bodmer wie Breitinger – hierin nicht zuletzt der englischen Tradition folgend,[127] letztlich jedoch auch in Übereinstimmung mit Wolff[128] – primär, wenn auch nicht ausschließlich als visuelles Vermögen konzipieren, als »Auge der Seele«.[129] Die erdichteten Gemälde der Einbildungskraft seien »in keinem geringern Grade sinnlich und fühlbar, als die Bilder sind, welche die Phantasie durch den Vorschub der Sinnen empfangen hat; allermassen« erstere »aus lauter Theilen und Stücken der sinnlichen, cörperlichen Bilder […] zusammengesetzet«[130] seien. Zwar »[mahlet d]er Poet […] nicht für das Auge allein, sondern auch für die übrigen Sinnen,«[131] dies führt für Breitinger jedoch eher zu einer Bereicherung und Verlebendigung der poetischen Gemälde als zu einer Abkehr vom visuellen Paradigma:

> [E]r kan auch das unsichtbare sichtbar machen, er giebt dem Menschen nicht nur die vollkommenste Bildung, sondern auch die Rede; die Thiere bekommen von ihm die unterschiedlichen Handlungen […], den Vögeln schenckt er die süsse

125 Breitinger: *Critische Dichtkunst I* (wie Anm. 1), S. 31.

126 Johann Jacob Bodmer: *Critische Abhandlung von dem Wunderbaren in der Poesie. In einer Vertheidigung des Gedichtes Joh. Miltons* […]*; Der beygefüget ist Joseph Addisons Abhandlung von den Schönheiten in demselben Gedichte,* Faksimiledruck nach der Ausgabe von 1740, mit einem Nachwort von Wolfgang Bender, Stuttgart 1966, S. 14.

127 Vgl. z. B. Addison: *Spectator* (wie Anm. 63), Bd. 3, S. 277 (Nr. 411 (21.6.1711)).

128 Vgl. in diesem Zusammenhang Wolff: *Deutsche Metaphysik* (wie Anm. 19), §§750 f. (S. 466 f.); auch §§236 f. (S. 130-132). – Zum neuen philosophisch-psychologischen Hintergrund (Marshall selbst erwähnt besonders Descartes, Hobbes, Berkeley, and Hume – vgl. David Marshall: *Literature and the other Arts: (i) Ut pictura poesis,* in: *The Cambridge History of Literary Criticism*, Vol. 4: *The Eighteenth Century,* ed. by H. B. Nisbet and Claude Rawson, Cambridge 1997, S. 681-699, hier S. 686) des *ut pictura poesis*-Paradigmas insgesamt bemerkt Marshall: »In understanding the eighteenth-century investment in ut pictura poesis, […] we must recognize that for writers who tried to imagine, describe, or enact the visual experience of literature – the ability of words and texts to present scenes before the eyes of a reader – it was already possible and perhaps even necessary to think of ideas raised in the mind as images and pictures. […] It is not difficult to argue that texts should present images and pictures to the mind when one believes that the mind is normally filled with images and pictures painted and imprinted there by perception.« (Ebd., S. 689.) Dabei macht Marshall auch deutlich, dass die Idee des *ut pictura poesis* hier gegenüber den seit langem bekannten verwandten rhetorischen Konzepten der *evidentia* oder *enérgeia* eine neue Qualität gewinnt (vgl. ebd., S. 686).

129 Breitinger: *Critische Dichtkunst I* (wie Anm. 1), S. 53.

130 Bodmer: *Kritische Betrachtungen über die poetischen Gemälde* (wie Anm. 28), S. 66.

131 Breitinger: *Critische Dichtkunst I* (wie Anm. 1), S. 19.

> Melodie des Gesanges; in seinen Gemählden ist alles voll Leben und wahrer Bewegung; seine Personen und Sachen ändern ihren Stand und ihre Stellung in einem Augenblicke […], und er giebt sie uns gantz und von allen Seiten zu sehen.[132]

Auch wenn Breitinger in der *Critischen Dichtkunst* durchaus Anstrengungen unternimmt, um eine zeichentheoretisch fundierte Differenzierung von Malerei und Dichtkunst vorzunehmen,[133] bleibt er doch praktisch in einem Ausmaß, das bislang nicht immer realisiert wurde,[134] dem Prinzip des *ut pictura poesis* verpflichtet.

So kämpft er besonders darum, der Dichtung auch sprachlich schwer zu vermittelnde sinnliche Eindrücke zu erschließen – etwa solche von sekundären Qualitäten wie Tönen oder Farben. Dort, wo »die Sprachen […] zu arm und mangelhaft« seien, »die unzehlig verschiedenen Veränderungen« etwa von Tönen »durch absonderliche Wörter auszudrücken«[135] bzw. es um Dinge gehe, »von welchen niemand andere als dunckele Begriffe haben kan, und welche sich nicht beschreiben lassen, weil keine Merckmahle in denselben vorhanden sind, die man voneinander unterscheiden könne«,[136] könne der Dichter sie vermittels »erleuchtende[r]« Gleichnisse »in einem ähnlichen Bilde […] vor Augen lege[n]«,[137] »damit der Leser von demjenigen was man vorstellig machet, einen deutlichern und lebhaftern Eindruck bekomme.«[138]

Dass Breitinger von der Dichtung zumindest partiell erwartet, nicht allein die Inhalte visueller Wahrnehmung präzise zu transportieren, sondern auch die Art derselben möglichst genau nachzuahmen, legen seine Ausführungen die so genannten »Machtwörter«[139] betreffend nahe. Zwar arbeitet Breitinger zunächst die Vorteile der der Dichtung eigentümlichen sukzessi-

[132] Ebd., S. 19.

[133] Vgl. besonders ebd., S. 16 ff.

[134] Möller spricht sogar von »einer völligen Umkehr der Bewertung von Malkunst und Poesie« (zu Ungunsten der ersteren) (Uwe Möller: *Rhetorische Überlieferung und Dichtungstheorie im frühen 18. Jahrhundert. Studien zu Gottsched, Breitinger und G. Fr. Meier,* München 1983, S. 54; ähnlich Schmidt: *Sinnlichkeit und Verstand* (wie Anm. 32), besonders S. 52 f.).

[135] Breitinger: *Critische Abhandlung von der Natur […] der Gleichnisse* (wie Anm. 114), S. 24.

[136] Ebd., S. 13.

[137] Ebd., S. 14.

[138] Ebd., S. 13. – So wenn der Dichter die unterschiedlichen Schattierungen von Pferden beschreibt als »Kästen-braun, Hirsch-fahl, Mause-falb, Rappen, [etc.]. Wenn euch nun die Farbe der Kästen, der Hirsche, der Mäuse, der Rappen, bekannt ist, so könnet ihr euch in der Einbildung die Farben der verschiedenen Pferde gantz deutlich vorstellen.« (Ebd., S. 18.)

[139] Breitinger: *Critische Dichtkunst II* (wie Anm. 1), S. 50.

ven Weise der Informationsvermittlung heraus: »Denn in dem dieser künstliche Mahler« – der Dichter –

> mit einem jeden Worte, als mit einem neuen Pinsel-Zuge, sein Gemählde in der Phantasie des Lesers vollführet, und immer einen Begriff an den andern hinzusezet, so läßt er demselben keine Freyheit, mit flüchtigem und ungewissem Gemüths-Auge müssig herumzuschweifen, oder sich in der Vermischung des mannigfaltigen zu verirren.[140]

Der Vorteil der »Machtwörter« ist jedoch offenbar gerade ihre Fähigkeit, in Kürze »einen weitläuftigen und in allen Stücken genau ausgemachten Begriff«[141] zu vermitteln, um auf diese Weise sowohl die Schnelligkeit als auch den Reichtum des visuellen Eindrucks zu imitieren.[142] So können auch sinngleiche Umschreibungen die Machtwörter nicht ersetzen:

> Man kan freylich einen spitzigen Nagel mit vielen mühsam wiederholten Schlägen eben so tief in eine Wand hineintreiben, als mit dem einzigen Schlage einer starcken Faust; aber der Nachdruck muß ohne Vergleichung stärcker seyn, wenn der Nagel auf einen Schlag eben so tief hineindringen soll, und er wird dann auch viel fester stecken.[143]

Entsprechende Mechanismen lassen sich nicht allein dort einsetzen, wo es um die Beschreibung von sinnlich Wahrnehmbarem geht, sie ermöglichen, metaphorisch gebraucht, auch die effektive Darstellung innerer Zustände, von Gefühlen und Leidenschaften: So erinnere beispielsweise die »Redensart *auf etwas gehen*«, ursprünglich »von der Jagd entlehnet«,[144] in der Konstruktion *»auf Pracht und Ehre gehen«* an die

> Gemüthes-Verfassung eines Jägers, der auf das Wild gehet, [...] also daß dieser Begriff eine heftige und brennende Begierde, die von der schmeichelnden Hoffnung einer reichen Beute ernehret wird, in sich einschließt, und zu verstehen giebt, daß man aus Hoffnung Ehre zu erjagen weder Ungemach noch Gefahr scheuet.[145]

[140] Ders.: *Critische Dichtkunst I* (wie Anm. 1), S. 22 f.

[141] Ders.: *Critische Dichtkunst II* (wie Anm. 1), S. 50.

[142] Bei den angeführten Machtwörtern handelt es sich vornehmlich um Verben, die sinnlich wahrnehmbare Tätigkeiten bezeichnen und mit einem Präfix versehen sind, welches eine bestimmte Richtung, Bewegung o. ä. angibt, wie beispielsweise ›losbürgen‹, ›anfleuhen‹, ›herumschwechen‹, ›verdrängen‹, ›ausmergeln‹, ›verwerfen‹ etc. (vgl. ebd., S. 53-55).

[143] Ebd., S. 58.

[144] Ebd., S. 51.

[145] Ebd., S. 52.

Die bildliche Vorstellung des Jägers auf der Pirsch, so offenbar die Annahme, erleichtere es dem Rezipienten, sich in diesen hineinzuversetzen, sich seine Gedanken und vor allem Gefühle zu verdeutlichen und die entsprechenden Einsichten auf einen Fall zu übertragen, in welchem die »Gemüthes-Verfassung« weniger ›augenfällig‹ zu Tage tritt.

Breitinger bezeichnet es zwar als Nachteil der Malerei gegenüber der Dichtkunst, dass die Farben des Malers »dem unsichtbaren nicht beykommen [können], als nur insofern es sich in dem Leibe durch Merckzeichen sichtbar machet«, und nur »einige Züge und Lineamente der Gemüthes-Neigungen in dem Angesicht und der Stellung seiner Personen«[146] nachzubilden im Stande seien. Auch dies bedeutet letztlich jedoch, wie Breitingers konkrete Ausführungen zum Thema belegen, keine wirkliche Absage an die Orientierung am Sichtbaren, sondern eher eine Ergänzung. Die

> poetische Kunst der Nachahmung [...] giebt sich damit nicht zufrieden, daß sie [die] Neigungen nur erzehle, sondern sie leget dieselben vor Augen, damit ihr Werck desto mehr Leben und desto mehr Bewegung bekomme[,] [indem sie] die Personen würcklich auf den Schauplatz bringet, und ihnen solche Reden und Handlungen beyleget, wie es der Gemüthes-Character, der ihnen angedichtet wird, [...] erforder[t].[147]

In den *Poetischen Gemählden* geht Bodmer sogar so weit, zu erklären, dass »alles, was der Poet von [dem innerlichen Zustand des Gemüthes in Absicht auf seine Gedancken und Empfindungen] sagen kan, auf eine beständige Beschreibung dieser sinnlichen Ausdrücke [Gesichtszüge, Geberdungen und Stellungen des Cörpers, [...] Figuren der Rede, etc.] hinausläuft.«[148]

VII. Abschließende Bemerkungen

Der Versuch einer korrekten Bestimmung des besonderen Zusammenhangs zwischen der sinnlichen und der emotional-moralischen Seite des Menschen, wie ihn die Schweizer in ihrer Poetik vornehmen, ist charakteristisch für den zeitgenössischen Diskurs. Auch »Theorien der Empfindsamkeit« im engeren Sinne »berufen sich – mehr oder weniger ausführlich – auf die angenommene Voraussetzung von Empfindung überhaupt: Empfindung als Impression, unmittelbare Folge des Reizes, Erfahrung.«[149] Allerdings können sowohl die

[146] Ders.: *Critische Dichtkunst I* (wie Anm. 1), S. 18; vgl. auch ebd., S. 20: Die Poesie »kan [...] so feine Gemählde verfertigen, die für die Sinnen zu zart und unbegreiflich sind.«
[147] Ebd., S. 469 f.
[148] Bodmer: *Kritische Betrachtungen über die poetischen Gemälde* (wie Anm. 28), S. 283.
[149] Sauder: *Empfindsamkeit I* (wie Anm. 5), S. 177.

genaue Beschreibung des jeweiligen Abhängigkeitsverhältnisses als auch die für diesen Zusammenhang beigebrachten Erklärungen beträchtlich variieren.[150]

Als Verhältnis von Basis und Überbau, aber auch als das einer Steigerung und Verfeinerung beschreibt der Franzose Mistelet in seiner 1777 erschienenen Schrift *De la sensibilité par rapport aux drames, aux romans, et à l'éducation* die Beziehung zwischen körperlichem und seelischem Empfinden. »Empfindlichkeit« und »Empfindsamkeit« erscheinen hier als unterschiedliche, aber voneinander abhängige Stadien in der Entwicklung der »Leidenschafften«, wobei die »physische Empfindlichkeit« als »Mutter der Empfindsamkeit« aufzufassen sei:

> Man muß die Empfindsamkeit der Seele von der physischen Empfindlichkeit unterscheiden. Diese ist ohne Zweifel der Grund aller Leidenschafften. Sie ist der Pinsel, der das Gemählde mit groben Zügen entwirft. Jene hingegen, die Empfindsamkeit der Seele, vervollkommt es. Sie giebt ihm frisches Leben und rührendes Colorit: Sie verfeinert die zu harten Züge, und bildet mit einem Worte das Gemählde ganz aus, das die Natur unvollendet ließ.[151]

Es fällt auf, wie nahtlos die hier verwendete Terminologie einerseits an die von Breitinger (»Pinsel«, »Gemählde«, »Colorit«), andererseits von Wolff (und Baumgarten) (»frisches Leben«) gebrauchten Begriffe anschließt. Tatsächlich scheint Mistelets Rede von der physischen Empfindung als »Grund aller Leidenschafften« Breitingers Auffassung der sinnlichen Empfindung –

[150] Den Versuchen, die entsprechende Beziehung physiologisch mit wissenschaftlicher Exaktheit zu fassen, steht der oftmals vage oder bildliche Gebrauch der erwähnten Begriffe entgegen, der zum Teil auch Breitingers Ausführungen kennzeichnet. Die entsprechenden Schwierigkeiten fasst – hier mit Bezug auf die Theorie der *sensibility* im englischsprachigen Raum – prägnant Van Sant zuammen: »The fusion of literal internal systems and metaphor, of actual and imaginary physiology, is sometimes difficult to sort out. And the problem of defining sensibility arises in art from the ease with which writers modulate between physiological systems and between literal and metaphorical terms. [...] It is further complex because sensibility concerns both perceptual capacity and affective life as well as the physiologies that underlie them.« (Van Sant: *Eighteenth-Century Sensibility* (wie Anm. 44), S. 11 f.; vgl. auch S. 14.) – Dass es zu unterschiedlichen Zeiten und in unterschiedlichen Ländern allerdings durchaus immer auch Positionen gibt, die eine strikte Trennung beider Bereiche – des physischen und des seelisch-moralischen – vertreten (vgl. etwa zum Beispiel Rousseaus im französischen Diskurs Frank Baasner: *Der Begriff »sensibilité« im 18. Jahrhundert. Aufstieg und Niedergang eines Ideals*, Heidelberg 1988, S. 286 f.), soll dabei nicht verschwiegen werden.

[151] Mistelet [s.n.]: *Über die Empfindsamkeit in Rücksicht auf das Drama, die Romane und die Erziehung / vom Herrn von Mistelet,* aus dem Französischen übersetzt [von Albrecht Christoph Kayser], Altenburg 1778; zitiert nach dem Auszug in: *Theorie der Empfindsamkeit* (wie Anm. 48), S. 115-118, hier S. 115.

ob unmittelbar über die Sinneswahrnehmung selbst oder über die Phantasie des Rezipienten hervorgerufen – als notwendiger Bedingung der Bewegung des Gemütes und Rührung des Herzens wieder aufzunehmen.

Auch für die von Mistelet beschriebene vollständige Ausbildung des »Gemählde[s] […], das die Natur unvollendet ließ«, durch die »Empfindsamkeit der Seele« lassen sich Parallelen bei Breitinger finden – etwa wenn dieser dem Dichter den »Betru[g] der Begierden oder Gemüthes-Neigungen« als Mittel empfiehlt, die Darstellung bereits an sich affektiv ansprechender Sujets noch einmal interessanter und wirkungsvoller zu gestalten. »[D]ie Leidenschaften [schauen] alles mit eigenen und gantz andern Augen an[…], als ein geseztes und der Leitung seiner Vernunft gehorchendes Gemüthe«:[152] So sieht etwa der verängstigte Seefahrer die vom Sturm gepeitschten Wellen »bald […] [b]is an die Wolcken« steigen, »bald an den Schlund der Höllen«[153] fallen, ja

> die Phantasie, die durch die Leidenschaften erhitzet ihren Träumen nachhängt, sieht die Dinge, die vor Augen liegen, [zum Teil] gar nicht […]: Hingegen bildet sie sich ein, daß sie dasjenige würcklich sehe, was sie wünschet oder fürchtet, wenn es schon nicht vorhanden ist.[154]

(Deutlich erkennbar in diesem Zusammenhang auch die Nähe zu dem »in der Literatur über Empfindsamkeit oft beschworene[n] Objektschwund.«)[155] Indem der Dichter die Dinge so darstellt, »wie sie denen Personen, für die er seine Leser einnehmen will, nach ihrem Gemüthes-Zustand wahrscheinlicher Weise vorkommen«[156] müssen, erreicht er ein doppeltes Ziel: »seine Vorstellungen [werden] nicht alleine wunderbar, sondern auch hertzrührend.«[157]

Der Dichter transportiert die jeweiligen Affekte über ihre Wirkung auf die Wahrnehmung, indem er den Leser die Welt im wahrsten Sinne des Wortes ›durch die Augen‹ seiner Figuren sehen lässt. Das Verhältnis von sinnlicher, ›mahlerischer‹ Präsentation und affektiver ›Einfärbung‹ ist dabei eben das von sinnlichem Gemälde und »rührende[m] Colorit« im Sinne Mistelets – ›rührend‹ freilich nicht allein im Sinne »des Sanften und Sentimentalen«,[158] sondern in einem deutlich umfassenderen Verständnis:

[152] Breitinger: *Critische Dichtkunst I* (wie Anm. 1), S. 307 f.
[153] Ebd., S. 310 f. (Breitinger zitiert hier aus einem Gedicht Opitz'.)
[154] Ebd., S. 309.
[155] Sauder: *Empfindsamkeit I* (wie Anm. 5), S. 166.
[156] Breitinger: *Critische Dichtkunst I* (wie Anm. 1), S. 310.
[157] Ebd.
[158] Caroline Torra-Mattenklott: *Metaphorologie der Rührung. Ästhetische Theorie und Mechanik im 18. Jahrhundert,* München 2002, S. 12.

Neben dem engeren Wortsinn, der Rührung mit sanfteren Bewegungen des Herzens oder der Seele assoziiert – der ›empfindsamen‹ Rührungskonzeption – existiert ein weiterer, der auch die heftigsten Leidenschaften nicht ausschließt.[159]

Zwar reserviert Breitinger die Bezeichnung »*pathetische, bewegliche oder hertzrührende* Schreibart«[160] im engeren Sinne im Unterschied zur nachdrücklichen oder figürlichen für die Nachahmung »derjenigen Sprache oder Art zu reden«, »welche die Natur einem jeden, der von einer Leidenschaft aufgebracht ist, selbst in den Mund leget«.[161]

[J]ene [zielet] vornehmlich auf die angenehme Entzückung der Einbildungskraft [...]; diese hingegen [stehet] dabey nicht stille [...], sondern [gehet] geraden Wegs auf die Bewegung des Hertzens los [...]. Die *figürliche* Schreibart machet uns glauben, wir sehen die Sachen als gegenwärtig vor uns, und betrieget uns auf eine unschuldige Weise durch den Schein der Wahrheit und Würcklichkeit; die *bewegliche* hergegen erweiset ihre Kraft damit, daß sie uns nöthiget, an den vorgestellten fremden Handlungen und Angelegenheiten, als Menschen von gleicher Natur Theil zu nehmen, und durch die Gemeinschaft eben derselben innigen Rührungen für ihr Wohl nicht weniger besorget und unruhig zu seyn, als für unser eigenes[.][162]

Dennoch bleiben beide für Breitinger unterschiedliche Aspekte ein und desselben Themas. Ihr Abhängigkeits- und Folgeverhältnis – die sinnliche, ›empfindliche‹ Präsentation der Materie als Voraussetzung der (mehr oder weniger ›empfindsamen‹) Rührung – bestätigt Breitinger, wenn er erklärt, die nachdrückliche Schreibart ziele »vornehmlich auf die angenehme Entzückung der Einbildungskraft«, die herzrührende hingegen *stehe »dabey nicht stille«,* impliziert dies doch, dass beide das erste Stück des Weges gemeinsam gehen.[163] Entsprechend hatte Breitinger bereits unmittelbar zuvor erklärt, die herzrührende Schreibart sei

mit der nachdrücklichen in Absicht auf die Würckung sehr nahe verwandt, und sie kan öfters ohne derselben Hülfe ihren Zweck nicht erreichen, welcher darin-

[159] Ebd., S. 14.

[160] Breitinger: *Critische Dichtkunst II* (wie Anm. 1), S. 352 f.

[161] Ebd., S. 354.

[162] Ebd., S. 353.

[163] Eine klare Trennung beider Bereiche, wie Zelle sie annimmt, wenn er von Breitingers »dual pragmatic poetics« spricht, »where he systematically differentiates between a ›deception of the senses‹ that is pleasing to the intellect, and a ›deception of the affects‹ that is moving to the heart« (Carsten Zelle: *From the Supplement of Classicism to the Fragments of the Classic. Dual Aesthetic Structures in the Critical Writings of Boileau, Dennis, Bodmer/Breitinger and Friedrich Schiller*, in: *Orbis Litterarum* 50 (1995), S. 65-80, hier S. 72), lässt sich daher *so* nicht durchhalten.

nen bestehet, daß sie mittelst der Entzückung der Phantasie der Leser das Hertz der Leser angreiff[t], und sich davon Meister mach[t.][164]

Wesentlich für die Breitinger'sche Poetik ist das Ideal der »poetischen Mahlerey«,[165] die Idee einer Imitation der sinnlichen Wahrnehmung als Bedingung der affektiv wirksamen Darstellung, in der Sinnesempfindung, Phantasie und Emotionen eine untrennbare Verbindung eingehen.

Die poetischen Schildereyen empfangen ihr rechtes Licht, und ihren erforderlichen Nachdruck daher, wenn die glücklich gewähleten Gedancken und Begriffe des Poeten nach ihren wichtigsten, erhabensten, und beweglichsten Umständen, unter angenehmen, fremden Bildern und Figuren vorgestellet, und dadurch gantz sichtbar und sinnlich gemachet werden: Nun rühren alle diese fremden Bilder und sinnlichen Figuren von der Kraft der Dichtung her, und gehören folglich der Poesie eigenthümlich zu.[166]

Die Orientierung an Mustern der Sinneserfahrung, insbesondere der visuellen Wahrnehmung, bleibt maßgeblich für das Gesamtkonzept der Dichtung, für Inhalt, Aufbau und sprachliche Gestaltung des poetischen Werkes. Hier liegt jedoch auch – bei allen Verbindungen und Anknüpfungspunkten – eine wesentliche Differenz zur empfindsamen Theoriebildung: »Empfindsame Theoretiker grenzen die Empfindsamkeit der Seele deutlich von der ›physischen Empfindlichkeit‹ oder ›sensibilité physique‹ ab«, der Auffassung der letzteren als ›Mutter der Empfindsamkeit‹ zum Trotz »hält [man] sich kaum bei den sinnlichen Empfindungen, den ›sensations‹ auf.«[167] Die zentrale Stellung der Sinnlichkeit (und damit auch der Phantasie), die für seine Theorie grundlegende Annahme, »that words, especially words in poems, could« –

[164] Breitinger: *Critische Dichtkunst II* (wie Anm. 1), S. 353. – Tatsächlich *ist* die Nachahmung der Sprache des leidenschaftlich bewegten Menschen (die effiziente Arbeit der Einbildungskraft vorausgesetzt) ja eine Form vollkommener Imitation des sinnlich – wenn auch in diesem Falle nicht visuell – Wahrnehmbaren.

[165] Ders.: *Critische Dichtkunst I* (wie Anm. 1), S. 12.

[166] Ebd., S. 32.

[167] Sauder: *Empfindsamkeit I* (wie Anm. 5), S. 178. Dies gilt übrigens auch für Mistelet, der in unmittelbarem Anschluss an die oben zitierten Äußerungen deutlich die Differenzen zwischen der »Sensibilité physique« und der »Sensibilité de l'âme ou de sentiment« herausstellt: Die eine ist allen Menschen gemein, die andere Kennzeichen eines elitären Kreises, die eine gehört dem ›rohen‹ Menschen zu, die andere dem feinsinnig-aufgeklärten. Basis dieser Unterscheidung bleibt allerdings der Befund: »C'est de la Sensibilité physique que naît la Sensibilité de sentiment[.]« (Mistelet [s.n.]: *De la sensibilité par rapport aux Drames, aux Romans et à l'éducation*, eingel. u. hg. von Frank Baasner, in: *LIAS* 2 (1984), S. 253-275, hier S. 258 (S. 5 f. der Originalausgabe).)

und, so ist zu ergänzen, *should* – »represent and even present pictures«[168] mit all ihren Konsequenzen ist es, die Breitingers Poetik mit am deutlichsten unterscheidet von Beiträgen der Empfindsamkeit im eigentlichen Sinne.

Lässt sich mit Bezug auf Breitingers Position auch durchaus von einer Emanzipation der Affekte gegenüber der Vernunft sprechen, so gelingt diese Emanzipation nur aufgrund einer umso engeren Bindung an die sinnliche Empfindung – tatsächlich entwirft Breitingers *Critische Dichtkunst* (darin Baumgartens *Meditationes philosophicae de nonnullis ad poema pertinentibus* ähnlich) eine im eigentlichen Sinne *ästhetische* Theorie der Dichtung. Die von Breitinger so geschätzten Naturbeschreibungen Brockes unterscheiden sich von Werthers empfindsamer Naturschwärmerei ebenso wie das von Bodmer anvisierte, »den Affecten und niederern Kräften des Gemüthes« zugängliche Zielpublikum, das sich nicht zu schade ist, mit seiner »Phantasie zu den sinnlichen Ergetzlichkeiten hinunterzusteigen«,[169] von der feinsinnigen, moralisch sensiblen ›schönen Seele‹ der Empfindsamkeit.

Inwieweit Breitingers Konzept die Dichtung in medialer Hinsicht positiv heraus- oder negativ überfordert, soll hier nicht diskutiert werden. Wenn aber Lessing im Zuge seiner medientheoretisch fundierten Kritik am Prinzip des *ut pictura poesis* – hier im Zuge der Diskussion von Kleists Lehrgedicht *Frühling* – eine »mit Empfindungen nur sparsam durchwebt[e] Reihe von Bildern« einer »mit Bildern nur sparsam durchflochtene[n] Folge von Empfindungen«[170] gegenüberstellt, so bezeichnet er damit gleichzeitig recht genau auch die Differenz zwischen der Poetik der Schweizer und einer im eigentlichen Sinne empfindsamen Position. In diesem Sinne wird man Bodmer und Breitinger bei näherem Hinsehen wohl als Vorläufer und Wegbereiter, kaum jedoch als erste Vertreter der deutschsprachigen Empfindsamkeit bezeichnen dürfen.

[168] Marshall: *Literature and the other Arts* (wie Anm. 128), S. 681. (Marshall bezieht sich hier auf Vertreter des *ut pictura poesis*-Ideals allgemein.)

[169] Bodmer: *Kritische Betrachtungen über die poetischen Gemälde* (wie Anm. 28), S. 83.

[170] Gotthold Ephraim Lessing: *Laokoon: oder über die Grenzen der Malerei und der Poesie. Erster Teil und Paralipomena*, in: *Werke und Briefe in zwölf Bänden,* hg. von Wilfried Barner [u. a.], Bd. 5.2, hg. von W. B., Frankfurt/Main 1990, S. 9-321, hier S. 129.

Stefanie Buchenau (Paris)

Baumgartens *Aisthesis*: Sinnlichkeit als Dichtungsvermögen

Wie im Begriff schon angedeutet, befasst sich die »Ästhetik« (*Aesthetica*) ursprünglich gerade mit der Sinnlichkeit des Menschen. Sie setzt das menschliche Kunstempfinden oder -vermögen offenbar mit sinnlichen Vermögen gleich. Deshalb ist ihre philosophische und systematische Begründung im 18. Jahrhundert zentral für unser Verständnis des Verhältnisses von Sinnlichkeit und Kunst.

Im Unterschied zu anderen Begriffen, die sich im Laufe des 18. Jahrhunderts zur Benennung der Sinnlichkeit ausprägen, wie »Empfindsamkeit« oder »Gefühl«, ist aber der Begriff »Ästhetik« nicht ganz neu, ja sein Begründer Alexander Gottlieb Baumgarten knüpft explizit an einen alten Begriff an. Er leitet den Namen »Ästhetik«, den er der von ihm eingeführten Disziplin gibt und die er auch als Kunst des schönen Denkens bestimmt, direkt von der *aisthesis* der antiken Philosophen und Kirchenväter ab.[1] In seinem Kommentar zu seiner Neubenennung setzt Baumgarten die griechischen und lateinischen Termini *aisthanomai* und *sentio* ausdrücklich einer Sinnlichkeit gleich, die das »schöne Denken« mit umgreife. Wie von dem von Baumgarten zitierten David Buchanan in dessen *Historia animae humanae* von 1636 ausgeführt,[2] unterschieden auch die antiken Autoren bereits verschiedene Vermögen der Sinnlichkeit. Die Alten hätten zwar lediglich *sensum communem, phantasiam und memoriam sensitivam* zur Sinnlichkeit gezählt, die Lücken und Auslassungen rühren aber wohl lediglich daher, dass »man die Seele noch nicht besser kannte«.[3]

Baumgarten gibt also vor, seine *aisthesis* direkt von den antiken Autoren zu entlehnen. Dieser Appell an die Tradition erinnert in gewisser Hinsicht an Kant, der sich einige Jahrzehnte später in seiner eigenen Neubestimmung von Sinnlichkeit und Vernunft der Inauguraldissertation von 1770 seinerseits

1 Alexander Gottlieb Baumgarten: *Meditationes philosophicae de nunullis ad poemam pertinentibus, Lateinisch-Deutsch*, übersetzt und mit einer Einleitung hg. von Heinz Paetzold, Hamburg 1983 (zuerst Halle 1735), § 116.

2 David Buchanan: *Historia animae humanae*, Paris 1636.

3 Baumgarten: *Kolleg über Ästhetik*, in: Bernhard Poppe: *Alexander Gottlieb Baumgarten. Seine Bedeutung und Stellung in der Leibniz-Wolffischen Philosophie und seine Beziehungen zu Kant, nebst Veröffentlichung einer bisher unbekannten Handschrift der Ästhetik Baumgartens*, Borna-Leipzig 1907, S. 59-258, hier § 1.

auch auf die antike Einteilung in *phaenomena* und *noeta* beruft.[4] Wie man diese Begriffe auch neu bestimmen und neu denken mag, so wird die eigene Innovationsleistung eher kaschiert. Man beruft sich lieber auf die Antike und auf Autoritäten, die den eigenen Argumenten eine gewisse Dignität verleihen.

In diesem Artikel soll die ahistorische Lesart von Sinnlichkeit, die Baumgarten uns hier nahelegt, und die auch in der Philosophie- und Ästhetik-Forschung heute noch präsent ist,[5] einmal hinterfragt und auf ihre spezifischen historischen und philosophischen Voraussetzungen hin überprüft werden. Dies scheint notwendig, weil die antiken Autoren die Sinnlichkeit ganz offensichtlich nicht wie Baumgarten im 18. Jahrhundert auf Dichtung und Kunst bezogen. Diese Verbindung von Sinnlichkeit und Kunst ist historisch entstanden, und sie ist philosophisch gesehen eigentlich ganz und gar nicht selbstverständlich. Ja, die in der Forschung zu Baumgarten geläufige Rede von sinnlicher Erkenntnis, von sinnlichem Denken oder Urteil[6] ist auf den ersten Blick eigentlich ein *Oxymoron*: zwei widersprüchliche Begriffe werden hier zusammengestellt. So urteilte beispielsweise auch noch Kant. Er schreibt in der ersten Einleitung der *Kritik der Urteilskraft*: »Urteilen gehört schlechterdings nur dem Verstande zu, und ästhetisch oder sinnlich urteilen

4 Immanuel Kant: *De mundi sensibilis atque intelligibilis forma et principiis [Von der Form der Sinnen- und Verstandeswelt und ihren Gründen]*, in: Ders.: *Kant's gesammelte Schriften*, hg. von der Preußischen Akademie der Wissenschaften, Berlin 1912, Bd. 2, §§ 7 und 8, S. 394 f. Deutsche Übersetzung in: Ders.: *Werkausgab*e, hg. von Wilhelm Weischedel, Frankfurt 1977, Bd. V, S. 7-107, hier S. 35-38.

5 Eine nennenswerte Ausnahme bildet Pietro Pimpinella, der der Begriffsgeschichte der Sinnlichkeit mehrere Aufsätze widmet. Siehe insbesondere *Sensu e sensatio in Wolff e Baumgarten*, in: *Wolff e Baumgarten. Studi di terminologia filosofica*, Firenze 2005, S. 471-499. Hier befasst sich Pimpinella vor allem mit der Gegenüberstellung von Wolffs und Baumgartens Begriffen von Sinnlichkeit. Pimpinella hebt hervor, dass sich Wolff stärker mit den physiologischen Grundlagen der Sinnlichkeit und der Sinne (vor allem dem Gesichtssinn) befasst als Baumgarten. Hingewiesen sei zu dem Thema Sinnlichkeit bei Baumgarten auch auf den Artikel von Karlheinz Barck, Jörg Heininger und Dieter Kliche: *Ästhetik/ästhetisch*, in: *Ästhetische Grundbegriffe. Historisches Wörterbuch in sieben Bänden*, hg. von Karlheinz Barck, Martin Fontius u. a., Stuttgart, Weimar 2000-2005, Bd. 1, S. 308-400 und auf Ursula Frankes ausführlichen Überblick über den Forschungsstand in *Sinnliche Erkenntnis – was sie ist und was sie soll. A. G. Baumgartens Ästhetik-Projekt zwischen Kunstphilosophie und Anthropologie*, in: Alexander Aichele und Dagmar Mirbach: *Alexander Gottlieb Baumgarten. Sinnliche Erkenntnis in der Philosophie des Rationalismus. In Verbindung mit der Deutschen Gesellschaft für die Erforschung des 18. Jahrhunderts herausgegebenes Jahrbuch Aufklärung*, Hamburg 2008, S. 73-100.

6 Man betrachte nur den Titel des oben erwähnten, 2008 erschienenen Sammelbandes: *A. G. Baumgarten. Sinnliche Erkenntnis in der Philosophie des Rationalismus* (wie Anm. 5).

[…] ist ein Widerspruch.«[7] Denk-, Sprach- und Urteilsfunktionen sind ja eigentlich genau das, was Vernunft und Verstand auszeichnet und definiert. Die Sinnlichkeit ihrerseits ist zunächst Rezeptivität, Vermögen zur Aufnahme von Sinneseindrücken, unmittelbar und nicht vermittelt. Die Assoziation von Sinnlichkeit und Denken stiftet deshalb Verwirrung, ja scheint von der Verwechslung dieser Funktionen zu zeugen. Es stellt sich somit die Frage: was bedeutet eine solche Bestimmung genau, und wie verhält sie sich zur antiken *aisthesis*?

Mein Aufsatz gliedert sich in drei Teile. Zunächst soll das moderne Modell betrachtet werden, auf das sich Baumgarten hier direkt bezieht, nämlich Christian Wolffs Anthropologie und Psychologie: wie verhält sich dieses zu den antiken Modellen? Inwiefern trägt es genuin moderne Züge und zeugt von modernen psychologischen, kosmologischen und theologischen Auffassungen? Im zweiten Teil wende ich mich dann Baumgarten zu. Inwiefern verändert Baumgarten mit seiner These von der Ästhetik das Wolffsche Modell von Sinnlichkeit? Wie tiefgreifend sind diese Änderungen wirklich? In meinem dritten Teil soll es kurz um Kant und um dessen Verurteilung Baumgartens gehen. Kant scheint mit der Psychologie der Wolffianer abzuschließen. Wie oben bereits angedeutet, scheint er sowohl Sinnlichkeit als auch Ästhetik noch einmal ganz neu zu definieren. Inwiefern deutet Kants Urteil tatsächlich auf die Grenzen des künstlerischen Modells der Sinnlichkeit?

I. Leibniz und Wolff: Sinnlichkeit als tierisches Vermögen

Auf den ersten Blick scheint die Leibniz-Wolffianische Psychologie an die antiken Seelenmodelle wiederanzuknüpfen. Christian Wolffs Philosophie wird ja auch deshalb Schulphilosophie genannt, weil sie in vielerlei Hinsicht eine Rückkehr zu den Scholastikern oder »Schul-weisen«, wie Wolff sie gerne nennt, anstrebt. Dies gilt auch in der Psychologie.[8] An der antiken und scholastischen Einteilung in untere und obere Seelenvermögen hält Wolff

7 Kant: *Kritik der Urteilskraft*, Einleitung, erste Fassung, S. VIII; in: *Kant's gesammelte Schriften* (wie Anm. 4), Bd. XX, Berlin 1942, S. 222.

8 In diesem ersten Teil komme ich kurz auf Ausführungen aus einem früheren Artikel zurück: *Sinnlichkeit als Erkenntnisvermögen. Zum Begriff des Vernunftähnlichen in der Psychologie Christian Wolffs*, in: *Die Psychologie Christian Wolffs. Systematische und historische Untersuchungen*, hg. von Oliver-Pierre Rudolph und Jean-François Goubet, Tübingen 2004, S. 191-206.

ausdrücklich fest.[9] Die unteren Vermögen enthalten in dieser Einteilung außer den fünf Sinnen und dem Gemeinsinn (*sensus communis*) auch die Einbildungskraft oder *facultas fingendi*, das Gedächtnis, außerdem ein vernunftähnliches Schätzungsvermögen (*facultas aestimativa oder cogitativa*), das er wie einige Scholastiker auch schon *analogon rationalis* nennt, und ein sinnliches Begehrungsvermögen; *analogon rationis* bezieht sich bei ihnen auf eine bestimmte Form von praktischem Urteilsvermögen, das bestimmte höher entwickelte Tiere an den Tag legen, wenn sie über die jeweilige Nützlichkeit oder Schädlichkeit eines Gegenstandes urteilen und dementsprechend handeln. Z. B. zeugt von einem solchen Vermögen das Verhalten eines Hundes, der nach einmal erfolgter Strafe schon beim Anblick eines Stockes das Weite sucht. Wolff betrachtet dieses Vermögen wie die Vernunft als ein Verkettungsvermögen, als eine gewisse Einsicht in den Zusammenhang der Wahrheiten:

> Da nun die Vernunft eine Einsicht in den Zusammenhang der Wahrheiten darstellet, als bey dem Hunde die Erblickung des Prügels, die Schläge und die dadurch verursachten Schmerzen [...], so ist sie der Vernunft hierinnen ähnlich, und gleichsam der niedrigste Staffel der Vernunft, oder auch der Anfang der Vernunft.[10]

Dieses praktische Vermögen des Urteils und der Schlüsse kann insofern von der Vernunft unterschieden werden, als dass es sich hier lediglich um eine empirische, gewohnheitsmäßige Verkettung handelt, um die Erwartung ähnlicher Fälle. Diese Unterscheidung zwischen empirischer und vernunftmäßiger Konsekution übernimmt Wolff von Leibniz, der sie zur Verteidigung der Vernunft der Menschenseele wider der empirischen Konsekution der Tierseele einsetzt. Leibniz reagiert in mehreren Schriften auf den Artikel »Rorarius« aus Bayles Wörterbuch von 1695-1697.[11] In diesem Artikel[12] verleiht Bayle in Anschluss an eine Schrift von Hieronymus Rorarius[13] seinen Zwei-

[9] Christian Wolff: *Gesammelte Werke*, hg. von Jean Ecole u. a., Hildesheim/New York, Olms, 1962 ff., insbesondere die Bde. II. 5 und 6 und I. 2 und 3: *Psychologia empirica*, *Psychologia rationalis* und *Vernünfftige Gedancken von Gott, der Welt und der Seele des Menschen, auch allen Dingen überhaupt [Deutsche Metaphysik]; Der vernünfftigen Gedancken von Gott, der Welt und der Seele des Menschen, auch allen Dingen überhaupt, anderer Theil, bestehend in ausführlichen Anmerckungen [Anmerkungen zur Deutschen Metaphysik]*.

[10] Wolff: *Psychologia rationalis*, § 750.

[11] Vgl. insbesondere Leibniz: *Discours de métaphysique*, §§ 12 und 34.

[12] Pierre Bayle: [Art.] *Rorarius*, in: *Dictionnaire historique et critique*, 1695-1697, Genf 1969, Bd. XII, S. 588-622.

[13] Hieronymus Rorarius: *Rorarius quod animalia bruta rationis utantur melius homine*, Paris 1648.

feln an der vernunftmässigen Überlegenheit des Menschen über das Tier Ausdruck. In Bayles Augen zeugt auch das oben beschriebene Verhalten eines Hundes schon von einem 'raisonnement'; Leibniz' Differenzierung von vernünftigen und gewohnheitsmäßiger Konsekution begegnet diesen Zweifeln, indem sie eine klare Grenze zwischen Mensch und Tier zieht. Das gleiche Argument findet sich nun bei Wolff, der über Leibniz mit der Rorarius-Debatte vertraut ist. Die oberen oder höheren Vermögen umfassen Wolff zufolge Verstand, Vernunft und Willen. Mit dieser Einteilung übernimmt Wolff auch die hierarchische und graduelle Konzeption der Vermögen als *Kontinuum* von den Scholastikern. Wolff streicht die Kontinuität zwischen beiden Arten von Vermögen im Gegensatz zu Leibniz, der eher ihren Gegensatz betont, stärker heraus.

Gleichzeitig gründet sich seine Psychologie und Anthropologie aber auch auf spezifisch modernen Voraussetzungen und modernisiert ganz radikal die der Scholastiker. Zwar übernimmt Wolff nicht das Monadenmodell von Leibniz, hält aber fest an der Idee der Undurchdringlichkeit der Seele. Die Seele hat keine Fenster, durch die Sinneseindrücke von außen in sie eindringen könnten. Sie nimmt weder Formen, wie der Gemeinsinn bei den Scholastikern, noch Intentionen, wie die *facultas aestimativa* auf. Zur Erinnerung: der Scholastik zufolge haben es sowohl Gemeinsinn als auch (sinnliche und vernünftige) Einbildungskraft mit Formen zu tun. Die Wahrnehmung von Form unterscheidet sich insofern von der Wahrnehmung von Intention, als dass erstere immer über die äußeren Sinne erfolgt. Der *sensus communis* empfängt die den fünf äußeren Sinnen aufgedrückten Formen. Das Gedächtnis bewahrt und vergegenwärtigt diese Formen. Die Einbildungskraft hat zur Aufgabe, Dinge in der Vorstellungskraft zu trennen und neu zu kombinieren. Die *facultas aestimativa* ist wie der Gemeinsinn ein rezeptives Vermögen. Sie empfängt aber nicht Formen, sondern die dem Gegenstand innwohnenden Intentionen. Diese gehören dem Gegenstand als objektive Eigenschaften an. Z. B. gehört zum objektiven Sein des Wolfes seine Gefährlichkeit für das Schaf.

Die philosophische Moderne bricht mit diesem Schema. Sie gibt die Unterscheidung zwischen Sinnlichkeit und Vernunft als ein Vermögen zur Aufnahme von bestimmten sinnlichen, oder übersinnlichen Formen, *aistheta* und *noeta*, auf. Der neue Gedanke von der absoluten Heterogenität von Seele und Körper, von immaterialer und materialer Welt, gestattet es nicht, die Erkenntnisvermögen über ihre Quellen (in der sinnlichen oder übersinnlichen Welt) zu definieren. Auch müssen die Vermögen nun in einem neuen, modernen Sinne als der methodischen Erweiterung fähig gedacht werden. Diese Offenheit der Vermögen hin zu weiterer Entwicklung entspricht der Offenheit und Unendlichkeit des modernen Universums.

Statt einer Doktrin, die die Vermögen über ihre Quellen unterscheidet, entwickeln Leibniz und Wolff eine rein formelle oder logische (und gewissermaßen verkürzte) Konzeption der Seelenvermögen, indem sie diese nur nach der logischen Qualität der Vorstellung unterscheiden. Eine sinnliche Erkenntnis kann man als klar-verworren beschreiben, und eine Vernunfterkenntnis als klar und deutlich. Um hier Kant zu zitieren, so betrachten Leibniz und Wolff den Unterschied zwischen Sinnlichkeit und Vernunfterkenntnis tatsächlich als einen rein logischen, der nur die Deutlichkeit oder Verworrenheit dieser Erkenntnis betrifft.[14]

II. Baumgarten: Sinnlichkeit als Dichtungsvermögen

Jeder Epoche sind bestimmte Fragen und Debatten eigen. Wenn ein neues Problem die Geister in Anspruch nimmt, rücken andere notwendig in den Hintergrund. Leibniz war noch ganz in der Rorarius-Debatte verfangen: ihm ging es in der Mitte des 17. Jahrhundert darum, die menschliche Überlegenheit gegenüber dem Tier zu betonen und die menschliche Vernunft gegen die Zweifel Bayles zu verteidigen. Die Frühaufklärung wendet sich neuen Fragen zu. Ihren Autoren geht es weniger um die Abgrenzung und Rettung des Menschen. Sie interessiert sich stattdessen zunehmend für die Grundlagen unserer Vernunfterkenntnis und für solche menschliche Vermögen, die nicht der Vernunft im engeren Sinne zugerechnet werden können: Witz, Geschmack, Einbildungskraft, kurz: all jene Vermögen, die die Erfindung und Beurteilung des Schönen ermöglichen und die, wie es nun heißt, den »ganzen Menschen« ausmachen.

Um die Vernunft als wesentliches Merkmal des Menschen zu wahren, hat die Philosophie oftmals – bei oben genannten Scholastikern und in der neuen Schulphilosophie Leibniz' und Wolffs – versucht, die obengenannten Fähigkeiten der Vernunft anzugliedern oder aber den tierischen anzugleichen. Eine solche Gleichschaltung stößt nun auf neuen Widerstand. Zwar zeugt die Sinnlichkeit von unserer Körperlichkeit und Ähnlichkeit mit den Tieren, andererseits aber muss sie all die obigen menschlichen Vermögen mit einbegreifen können. Aus frühaufklärerischer Sicht kann sie aber dann nicht mehr einfach als die irrationale Seite des Menschen gedacht werden wie oft in der Antike, wie das wilde und bockige irdische Pferd im Seelengefährt von Platons *Phaidros*. Diese neue frühaufklärerische Einsicht widerspricht der früheren, indem sie den traditionellen Gegensatz zwischen Sinn-

[14] Kant: *De mundi sensibilis atque intelligibilis forma et principiis* (wie Anm. 4); der gleiche Vorwurf findet sich auch später in der *Kritik der reinen Vernunft*.

lichkeit und Vernunft grundlegend in Frage stellt. Will sie auch spezifisch menschliche Vermögen mit einbegreifen, darf die Sinnlichkeit nicht mehr als das Andere der Vernunft, als der Vernunft fremd oder konträr gedacht werden. Man muss sie stattdessen als spezifisch menschliches und (Baumgarten zufolge) sprachliches Vermögen denken können: als zugleich Grundlage und Analogon der Vernunft, *analogon rationis*.

Baumgartens Leistung besteht darin, die Schwierigkeiten und Uneindeutigkeiten der modernen Fassungen der scholastischen Vermögenslehre erstmals aufgedeckt zu haben. Einerseits behaupten die Wolffianer, dass die Sprache im weiteren Sinne den Menschen vom Vieh unterscheidet.[15] Offiziell aber berufen sie sich auf ein engeres Unterscheidungsmerkmal zwischen Mensch und Vieh, nämlich die Vernunft, als das Vermögen zu deutlicher Erkenntnis.[16] Dieses zweite Kriterium schließt zunächst alle verworrenen, aber schon sprachlich strukturierten Sinneseindrücke oder Vorstellungen aus, die der Mensch in seiner Entwicklung zur deutlichen Erkenntnis erwirbt. Zwar bedingt die Sprache insofern die Vernunft, als dass sie es dem Geiste ermöglicht, größere Zusammenhänge mittels sprachlicher Zeichen auf einmal zu erfassen. Aber das sinnliche Vermögen zur verworrenen Erkenntnis ist für Wolff nicht eindeutig sprachlich und nicht spezifisch menschlich. Baumgartens Korrekturen des schulphilosophischen Modells müssen wohl vor diesem Hintergrund gelesen werden: Baumgarten gibt das Stufenmodell der Wolffianer auf und verleiht der Sinnlichkeit einen ganz neuen Status. Den *Telos*, die Zielsetzung dieser Sinnlichkeit nennt er in den *Meditationes philosophicae* extensive Klarheit.[17] Die extensive Klarheit bezeichnet die rhetorische Fülle und Lebhaftigkeit von dichterischem und künstlerischem Denken und Reden. Zu deren Kennzeichnung bedient sich Baumgarten rhetorischer Termini, wie sie sich vor allem bei Cicero finden. Später, in der *Aesthetica*, nennt Baumgarten die extensive Klarheit dann »Schönheit« und führt die »Vollkommenheiten« der künstlerischen Gedanken und Rede unter

[15] Wolff: *Anmerkungen zur Deutschen Metaphysik*, § 192 (wie Anm. 9): »Da die Thiere gar wenige Veränderungen in ihrer Stimme haben, dadurch sie einiges, was ihren Zustand betrift, anzeigen: hingegen man bey ihnen keine förmlichen Töne verspüret, dadurch sie die Sachen anzudeuten pflegten, die sie sich vorstellen; so kan man daraus abnehmen, [...] daß sie ihre Empfindungen und Einbildungen nicht viel überdencken und keine große Aufmerksamkeit darauf haben [...], folgends es ihnen an der Deutlichkeit fehlet, die zur Vernunft erfordert wird [...]. Derowegen kann man auch ihnen keine Vernunft zuschreiben«.

[16] Vgl. beispielsweise Wolff: *Deutsche Metaphysik*, § 869 (wie Anm. 9).

[17] Er spricht in den *Meditationes philosophicae* (§ 70) auch von »lichtvoller Methode« (wie Anm. 1).

den Stichwörtern »Reichtum«, »Größe«, »Großmut«, »Wahrheit«, »Licht« und »Lebhaftigkeit« näher aus.[18]

Der extensiven Klarheit steht den *Meditationes philosophicae* zufolge die intensive Klarheit und Deutlichkeit der philosophischen Rede gegenüber. In dieser geht es darum, die logische Schlüssigkeit einer Rede herauszustellen. Zu diesem Zweck wird eine andere Art von Zeichen benutzt. Statt Bildern werden Symbole verwendet. Symbole sind im Unterschied zu Bildern durch ihre Merkmalsarmut gekennzeichnet. Durch maximale Transparenz soll dem Auge die Rede in ihrer logischen Schlüssigkeit und Konsequenz dargeboten werden.

Baumgartens Philosophie der Künste schließt damit asemantische Künste (wie in gewisser Hinsicht die Musik) aus; sie beschränkt sich auf eine Ästhetik der bildlichen und im weiteren Sinne dichterischen Künste. Insofern ist sie damit enger gefasst als beispielsweise Kants Ästhetik. Genauer gesagt, ist die *mimesis*, die eine solche Kunst anstrebt, eine Art von Abbildung, die nicht unbedingt auf ein bekanntes Urbild verweist. Stattdessen soll sie dem Leser als neu und wunderbar erscheinen.[19] Wenn sie sich auch die Abbildung der wirklichen Welt zum Ziel setzt, so schließt sie doch auch die Dichtung oder Fiktion möglicher Welten oder »heterokosmischer Erdichtungen« mit ein.[20]

Wie die Vernunft, so kann auch die Sinnlichkeit methodisch verbessert werden. Hilfsmittel und methodische Anleitung zur Erfindung und Beurteilung von sinnlicher Wahrheit ist die Ästhetik. Voraussetzung ist wie auch bei der Logik ein bestimmtes Naturtalent. Wer ein solches höheres Vermögen in höherem Maße entwickelt, ist ein Dichter. Er ist gleichzeitig der Wahrnehmung und Abbildung der Welt fähig. In einem geringeren Maße besitzt dieses dichterische Vermögen aber auch jeder Mensch, weil alle Wahrnehmung der Wirklichkeit diesem modernen Paradigma von Sinneswahrnehmung zufolge konstruktiv und kreativ ist. In diesem Sinne schlummern in jedem Menschen gewisse dichterische Fähigkeiten.

Diese logische Innovation, die Einführung einer neuen Erkenntnisqualität, der extensiven Klarheit in die Stufenleiter Leibniz' und Wolffs bedeutet gleichzeitig eine anthropologische. Wie schon vor ihm andere Vertreter der Aufklärung, betont Baumgarten, dass »der ganze Mensch« aus Vernunft und Sinnlichkeit zusammengesetzt sei. Das bedeutet für ihn genauer, dass auch die sinnlichen Vermögen im weiteren Sinne vernünftige, sprachliche und in

[18] Vgl. zu deren Kennzeichnung insbesondere den Kommentar bei Salvatore Tedesco: *L'estetica di Baumgarten*, Aesthetica Preprint Supplementa, Palermo 2000, S. 91-158.

[19] Baumgarten: *Meditationes philosophicae* (wie Anm. 1), § 43 ff.

[20] Ebd., § 53.

diesem Sinn spezifisch menschlich sind. Wenn man den menschlichen *logos* in einem solchen, weiteren Sinne fasst, unterscheidet sich der Mensch vom Vieh nicht einfach durch seine mathematische Vernunft, sondern auch durch eine andere und man könnte sagen: sinnliche Art von Vernunft, die ebenfalls eine sprachliche ist.

Dieser Perspektivenwechsel spiegelt sich in Baumgartens Einteilung der Seelenvermögen wieder. Den Vermögen, die der Mensch Wolff zufolge mit den Tieren gemein hat, fügt er in den psychologischen Abschnitten seiner *Metaphysica* eine Reihe von spezifisch menschlichen Vermögen an, nämlich eine sinnliche Form von *ingenium*, *acumen*, eine *perspicuitas* (oder Scharfsicht).[21] Die Sinnlichkeit umfasst weiterhin ein Urteilsvermögen (*facultas diiucandi*) ein Bezeichnungsvermögen (*facultas characteristica*) und schließlich auch eine spezifisch sinnliche Form von Kombinationsvermögen, *facultas fingendi*, und Vorhersicht, *divinatio*. Damit verdoppelt sich die Sinnlichkeit in eine gleichzeitig tierische und menschliche. Sie ist einerseits ein tierisches Vermögen (das wie in der früheren Tradition aus den Analogien zwischen tierischen und menschlichen Verhaltensmustern abgeleitet werden kann) und andererseits, ein spezifisch menschliches, dem ein Sprach- und Bezeichnungsvermögen, *facultas characteristica* zugrundeliegt; als verworrene Form von Denken und Erkenntnis ist es der Vernunft (als deutliche Form von Denken und Erkenntnis) streng analog und stellt deren Grundlage dar. Weil eine solche Sinnlichkeit in diesem Sinne ein Denk- und Verkettungsvermögen ist, nennt Baumgarten die Gesamtheit der unteren, sinnlichen Vermögen auch *analogon rationis*. Er verleiht diesem alten scholastischen Begriff hier eine radikal neue Bedeutung. *Analogon rationis* bezeichnet nicht das empirische und mangelhafte Surrogat der Vernunft in der Tierseele, wie die Scholastiker und auch die Wolff'schen Schulphilosophen noch annahmen, sondern ein wesentliches Vermögen des Menschen und einen konstitutiven Bestandteil seiner Vernunft.

In der Sekundärliteratur wird das Verhältnis zwischen Sinnlichkeit und Vernunft häufig als ein dialektisches Spannungs- und Gegensatzverhältnis dargestellt. Diese Lesart, die sich zunächst bei Kant selbst, z. B. in seinen Logikvorlesungen findet,[22] prägt die Perspektive der Forschung seit Baeumler bis heute.[23] Sie beruht aber offenbar auf einem Missverständnis und ent-

[21] Dagmar Mirbach übersetzt diesen Begriff in ihrer neuen vollständigen Übersetzung der *Aesthetica* (2 Bde., Hamburg 2007) mit »Fasslichkeit«.

[22] Siehe beispielsweise die Überlegungen zur logischen und ästhetischen Vollkommenheit in der Einleitung zur *Jäsche-Logik*.

[23] Sie herrscht auch in der neueren Forschung vor, z. B. im schon erwähnten Sammelband von 2008. Es ist in der Tat schwierig, Kommentare zu finden, die Baumgartens Sinnlichkeit gar nicht in diesem kantischen Sinne interpretieren. Und auf solche (Fehl)interpretationen

spricht nicht Baumgartens eigener Auffassung. Dieser denkt die Vermögen keineswegs als dialektisch, und die Sinnlichkeit nicht als irrationale oder prärationale Herausforderung an die Vernunft, als unsagbar, alogisch, dem Begriff und Vernunft entgegengesetzt.[24] Denn erst einmal ist Sinnlichkeit hier, wie oben schon ausgeführt, nicht einfach negativ verworren, sondern positiv reich an Merkmalen. Außerdem verwendet der Dichter zwar gerne Begriffe von Einzeldingen, nicht aber deshalb, weil Sinnlichkeit und Dichtungsvermögen als vorbegriffliches und vorsprachliches Vermögen zur Aufnahme von Eindrücken verstanden werden muss. Als Dichtungsvermögen ist die Sinnlichkeit wesentlich sprachlich und begrifflich; die einzelnen Gegenstände werden »wahrgenommen«, indem sie in einen weiteren Ideen- und Bedeutungszusammenhang eingebunden werden. Statt als konträr und dialektisch müssen Sinnlichkeit und Vernunft somit als streng parallel und analog gedacht werden: wenn gleich auf den ersten Blick widersprüchlich, so ist doch die Sinnlichkeit eine Form der Erkenntnis, und genauer noch des Denkens und der Rede.

Diese Rekonstruktion wirft ein neues Licht auf Baumgartens Psychologie und Ästhetik und deren Verhältnis zu der *aisthesis* der Alten. Aristotelische *aisthesis* ist ein rezeptives, passives »Vermögen« im uneigentlichen Sinne: d. h. das Vermögen, affiziert zu werden. Baumgartens Sinnlichkeit ist ein konstruktives, aktives und kombinatorisches, sprachliches (in diesem Sinne dichterisches) Vermögen.

III. Grenzen

Die Gleichsetzung von Sinnlichkeit und Kunstvermögen, wie Baumgarten sie vorschlägt, wirft aber auch neue Herausforderungen und Probleme auf. Sie stellt zunächst deshalb eine anthropologische Herausforderung dar, da es auch gilt, die physiologischen Grundlagen eines solchen weiteren Seelenmodells, auch im Hinblick auf die neueren Fortschritte der Physiologie, z. B. bei Albrecht von Haller, neu zu denken. Dieser physiologischen Herausforderung stellt sich Baumgarten selbst nicht, wohl aber verschiedene Zeitgenossen Baumgartens – Johann Georg Sulzer beispielsweise, Ernst Platner oder

von Baumgarten berufen sich dann zahlreiche weitgefasstere Arbeiten zur Geschichte der Ästhetik, philosophischen Anthropologie und Kulturwissenschaft, wie z. B. noch kürzlich Steffen W. Groß: *Cognitio Sensitiva. Ein Versuch über die Ästhetik als Lehre von der Erkenntnis des Menschen*, Würzburg 2010.

24 Alfred Baeumler: *Das Irrationalitätsproblem in der Ästhetik und Logik des 18. Jahrhunderts bis zur Kritik der Urteilskraft*, ND Darmstadt 1967 (zuerst Halle 1923), insbesondere die ersten Seiten.

Herder, die in der zweiten Hälfte des 17. Jahrhunderts, versuchen, die Physik einer solchen Seele neu zu denken. Diesen Themenkomplex Psychologie-Physiologie möchte ich hier beiseitelassen. Auch die tiefgreifenden theologischen Umbrüche eines solchen anthropologischen Modells möchte ich hier nur kurz streifen: natürlich bedroht dieses Schema den traditionellen Status des Menschen als Spiegel Gottes. Wo die Sinnlichkeit mit der Vernunft zusammenarbeitet, um den göttlichen Intellekt nachzuahmen, steht die Symmetrie von Mensch und Gott auf dem Spiel. Ich möchte mich, wie schon oben angedeutet, nur auf den Komplex Psychologie und Kunst beschränken, und auf die Frage, warum diese aufklärerische Verbindung schon so bald nach Baumgarten wieder in Frage gestellt wird.

Kant löst bekanntlich die Verbindung zwischen Sinnlichkeit und Kunst. Das kommt schon im obigen Zitat über die Widersprüchlichkeit des Begriffes »sinnliches Urteil« zum Ausdruck. Auch in einer berühmten Fußnote der Transzendentalen Ästhetik der *Kritik der reinen Vernunft* wendet er sich eindeutig gegen die Ästhetik Baumgartens:

> Die Deutschen sind die einzigen, welche sich jetzt des Worts Ästhetik bedienen, um dadurch das zu bezeichnen, was andre Kritik des Geschmacks heißen. Es liegt hier eine verfehlte Hoffnung zum Grunde, die der vortreffliche Analyst Baumgarten faßte, die kritische Beurtheilung des Schönen unter Vernunftprincipien zu bringen.[25]

Die Ästhetik Baumgartens tut offensichtlich aus mehreren Gründen nicht den Ansprüchen Genüge, die Kant an eine philosophische Logik, ein Organon und eine Wissenschaft stellt. Insbesondere bietet sie keine Regeln *a priori*, sondern leitet solche, *a posteriori*, von der Erfahrung ab. Deshalb beschreibt das induktive Modell Henry Homes,[26] den empirischen Charakter einer solchen Ästhetik besser als das logische und wissenschaftliche Modell der Ästhetik Baumgartens. Baumgartens wissenschaftlicher Anspruch an die Ästhetik ist in Kants Augen anmaßend.

> Manche, besonders Redner und Dichter, haben versucht, über den Geschmack zu vernünfteln, aber nie haben sie ein entscheidendes Urteil darüber fällen können. Der Philosoph Baumgarten in Frankfurt hatte den Plan zu einer Ästhetik, als Wissenschaft, gemacht. Allein richtiger hat Home die Ästhetik Kritik genannt, da sie keine Regeln a priori giebt, die das Urteil hinreichend bestimmen, wie die Logik, sondern ihre Regeln a posteriori hernimmt, und die empirischen Gesetze,

[25] Kant: *Kritik der reinen Vernunft*, in: *Kant's gesammelte Schriften* (wie Anm. 4), Bd. IV, Berlin 1911, S. 30.

[26] Henry Home: *Elements of Criticism*, 3 Bde., Edinburgh 1762.

> nach denen wir das Unvollkommenere und Vollkommenere (Schöne) erkennen, nur durch die Vergleichung allgemeiner macht.[27]

Kant revidiert bzw. relativiert zwar im Laufe der Jahre sein niederschmetterndes Urteil. Mit der Niederschrift der *Kritik der Urteilkraft* im Jahre 1790 entwickelt er ein Alternativmodell zur Ästhetik, das den wissenschaftlichen Kriterien, die er an eine solche stellt, besser entspricht. Dieses basiert aber auf neuen, kritischen Grundlagen und zeugt von dem radikalen Bruch mit dem aisthetischen, methodischen und konstruktivistischen Ansatz der Wolffianer. Kants *Kritik der Urteilskraft* ist weder eine Wissenschaft der Sinnlichkeit, noch auf einem künstlerischen oder dichterischen Begriff von Sinnlichkeit gegründet.

Schon ab den späten 60er Jahren und dann sehr explizit ab der Inauguraldissertation von 1770 verwirft Kant das konstruktivistische und »poetische« Sinnlichkeitsmodell der Wolffianer.[28] Wie er schon früher in den *Träumen eines Geistersehers* ausführt, darf die Welt nicht einfach als Fiktion und Konstruktion gedacht werden; wir bauen sie nicht einfach, sondern sie bietet sich uns unmittelbar dar. Andernfalls, wenn wir die Realität einfach durch ihre Ordnung bestimmen, laufen wir Gefahr, Wahrheit und Traum zu verwechseln. Diesem Trug erliegen offenbar die wolffianischen Philosophen. Diese werden von Kant als Phantasten und als Träumer der Vernunft, als Luftbaumeister und als Schöpfer selbst ausgeheckter Bilder und Begriffe dargestellt. Sie sind Solipsisten, Schöpfer einer eigenen Welt, die sich im Wachen in Erdichtungen und Chimären vertiefen. Solche Philosophen verwechseln die Wirkungen ihrer eigenen Tätigkeit mit dem, was sie von außen empfangen und erleiden. Nun führt aber eine solche Träumerei zu einem *dialogue de sourds*, in dem eine jede Partei seine eigene und mit der anderen unvereinbare Position verteidigt, ohne aber deren Richtigkeit und Wahrheit je beweisen zu können. Denn Philosophen und Metaphysiker hantieren notwendig mit abstrakten Vernunftbegriffen, die einen solchen Beweis nicht gestatten, weil sie sich nicht auf die Erfahrung zurückführen lassen. Die Träumerei der Wolffianer erklärt sich Kant zufolge dadurch, dass sie auf die

[27] *Kant's gesammelte Schriften* (wie Anm. 4), Bd. IX, Berlin und Leipzig 1923, S. 15.

[28] Zu diesem Bruch siehe auch z. B. den Kommentar in: *Immanuel Kant. Schriften zur Ästhetik und Naturphilosophie. Text und Kommentar*, hg. von Manfred Frank und Véronique Zanetti, 3 Bde., Frankfurt 1996, Bd. III, S. 919: »[In den Jahren 1768-1770] wird die Kontinuität zwischen Sinnlichkeit und Verstand erstmals klar bestritten: jene wird passiv (den gegebenen Stoff aufnehmend), dieser aktiv (ihn kognitiv bearbeitend) genannt [...]. Angenommen wird jetzt eine irreduzible Dualität der Erkenntnisvermögen, von denen allmählich auch bestritten wird, sie unterschieden sich nach Kriterien der Verworrenheit oder Deutlichkeit [...]. Aber auch die Subjektivität der Anschauungsformen Raum und Zeit kommt jetzt erstmals in den Blick.«

Empfindungen der Sinne einfach nicht achthaben.[29] Seiner Ansicht nach ist den Eindrücken der äußeren Sinne eine Klarheit und Deutlichkeit eigen, die sie von denen des inneren Sinnes grundsätzlich unterscheidet.

Diesen Gedanken führt Kant erstmals in den *Träumen eines Geistersehers* aus. In seiner Inauguraldissertation von 1770 wendet sich Kant dann sehr direkt gegen das Wolffsche Sinnlichkeitsmodell. Wolff habe:

> durch diesen Unterschied zwischen dem Sinnlichen und dem Intellektuellen, der für ihn nur ein logischer ist, jenes vornehmste Anliegen des Altertums, die natürliche Beschaffenheit der Phaenomena und Noumena zu erörtern, zum großen Schaden der Philosophie vielleicht gänzlich zunichte gemacht und die Gemüter von deren Erforschung auf – oftmals belanglose – logische Fragen gelenkt.[30]

Aus diesen Einsichten heraus entwickelt Kant ab 1770 ein neues Modell von Sinnlichkeit, das er später in der *Kritik der reinen Vernunft* lediglich verfeinert. Kant verleiht hier Vernunftvermögen und -begriffen zwar eine konstruktive Dimension, die gewissen modernen Anforderungen Rechnung trägt, denkt aber gleichzeitig Sinnlichkeit wie in der alten Tradition als rezeptives Vermögen. »Sinnlichkeit«, heißt es in der Inauguraldissertation von 1770, sei »die Empfänglichkeit eines Subjekts, durch die es möglich ist, dass sein Vorstellungzustand von der Gegenwart irgendeines Objekts auf bestimmte Weise affiziert wird.« Ziel dieser Erneuerung der antiken Unterscheidung ist es offensichtlich, den Solipsismus zu überwinden, der in dem konstruktivistischen Modell seiner wolffianischen Zeitgenossen enthalten ist, und andere Dimensionen der Sinnlichkeit mitzudenken. Sie bedeutet aber gleichzeitig den radikalen Bruch mit dem poetischen und künstlerischen Modell von Sinnlichkeit.

IV. Schluss

Aus diesem Versuch einer historischen Rekonstruktion ergibt sich Baumgartens Bedeutung als moderner Theoretiker einer künstlerischen Bestimmung der Sinnlichkeit. Bestimmte Argumente Baumgartens wurden zwar sicherlich von Aristoteles und auch den Scholastikern vorgedacht. Auch diese nehmen eine strenge Kontinuität zwischen *aisthesis* und *noesis*, zwischen Sinnlichkeit und Vernunft an und betrachten das sinnliche Erfassen der Welt

[29] Kant: *Träume eines Geistersehers*, in: *Kant's gesammelte Schriften* (wie Anm. 4), Bd. II, Berlin 1912, Erster Teil, Drittes Hauptstück, S. 342.

[30] Kant: *De mundi sensibilis atque intelligibilis forma et principiis* (wie Anm. 4), § 7, S. 394 ff. Dt. Übersetzung in: *Werkausgab*e (wie Anm. 4), S. 37.

als Teil oder Grundlage der geistigen Tätigkeit des Menschen. Nichtsdestoweniger denkt erst Baumgarten die Sinnlichkeit als kreativ und künstlerisch in einem modernen Sinne: als einer Seele zugehörig, die zwar zur materiellen Welt parallel wirkt, aber keinerlei kausale Einwirkung ihrerseits erfährt und weder Formen noch Intentionen aufnimmt; als einer Vernunft zugehörig, die in einem ganz neuen Sinne kreativ und erfinderisch ist, weil sie in einem neuen und modernen Sinne Neues und Unbekanntes enthüllt.

Dies mag ausreichen, um die Bedeutung von Baumgartens Sinnlichkeitsmodells für die Debatte um das Verhältnis von Sinnlichkeit und Kunst zu skizzieren. Der Gedanke von der Ästhetik als *Aisthetik* oder Wissenschaft von einer bestimmten, künstlerischen Art von Wahrnehmung, die über die Grenzen der Kunst hinaus neue Sphären der Wirklichkeit mit in den Blick nimmt, hat in den letzten Jahren in Deutschland neue Diskussionen angeregt. Gleichzeitig aber bleiben die historischen Bezugnahmen in den Schriften der Protagonisten dieser Debatte wie Wolfgang Welsch oder Martin Seel[31] bisher merkwürdig ungenau. Man bezieht sich lieber direkt auf Aristoteles' *aisthesis*, um die Realität nach »postmodernen« Voraussetzungen zu denken insbesondere der Annahme, »dass die Grundlagen dessen, was wir Wirklichkeit nennen, fiktionaler Natur [seien]« und deshalb unsere Wirklichkeit »ästhetisch konstituiert« sei.[32] Baumgarten findet hier kaum Beachtung. Andere Kommentatoren sind sich der Bedeutung Baumgartens für diese Fragestellung zwar wohl bewusst. Aber auch in der neueren Baumgartenforschung gilt noch, dass die historischen Voraussetzungen von Baumgartens Sinnlichkeitsmodell, gerade in Abgrenzung zu Kant, weitgehend ungeklärt bleiben. Dass es der Sinnlichkeitsmodelle und Seelenmodelle mehrere geben kann, dass diese von historischen Voraussetzungen und Brüchen geprägt sind, das ist noch nicht tief genug in unser Bewusstsein gedrungen. Dabei könnte gerade ein pluralistischer, nuancierterer Ansatz die Debatten in der Ästhetik ungemein bereichern.[33]

[31] In Martin Seels *Ästhetik des Erscheinens* (Frankfurt 2003) ist unter seinen »Acht kurzen Geschichten zur Geschichte der Ästhetik« die von Baumgarten die kürzeste, sie umfasst etwas mehr als eine Seite.

[32] Wolfgang Welsch: *Zur Aktualität ästhetischen Denkens*, in: Ders.: *Ästhetisches Denken*, Stuttgart 1990, S. 54.

[33] Mein Dank geht an die Agence Nationale de la Recherche (ANR Projekt JCJC-09-0145-01) für die großzügige Unterstützung, die sie mir für die Vorbereitung dieses Artikels gewährt hat.

Elisabeth Décultot (Paris/Berlin)

Kunsttheorie als Theorie des Empfindungsvermögens. Zu Johann Georg Sulzers psychologischen und ästhetischen Studien

In der Geschichte der Kunsttheorie des 18. Jahrhunderts ist Johann Georg Sulzer (1720-1779) vor allem als Autor der *Allgemeinen Theorie der schönen Künste* (1771-1774) bekannt. Angesichts des verlegerischen Erfolgs dieses kunsttheoretischen Lexikons ist diese Rezeption nicht erstaunlich. Von einem rein bibliometrischen Standpunkt aus kann man zu Recht die Hypothese aufstellen, dass kaum ein kunsttheoretisches Werk des 18. Jahrhunderts eine so breite Aufnahme in Deutschland erfahren hat wie die *Allgemeine Theorie*. Ungeachtet der gravierenden Vorbehalte, die Goethe in einer 1772 erschienenen Rezension äußerte,[1] ließ der Verlag Weidmann und Reich schon 1773-1775 eine Oktavo-Edition des Lexikons in vier Bänden erscheinen, die vom Erfolg der zwei Quarto-Bände der ersten Auflage von 1771-1774 zeugen.[2] Kurz nach Sulzers Tod veröffentlichte Christian Friedrich von Blankenburg eine mit zahlreichen bibliographischen Hinweisen vermehrte Edition des Werkes. Von dieser 1786-1787 erschienenen Edition gab es schon 1792-94 eine verbesserte und erweiterte Auflage.[3] Bei all diesen Neuauflagen wurde

1 Johann Wolfgang Goethe: Rezension von Johann Georg Sulzer: *Die schönen Künste in ihrem Ursprung, ihrer wahren Natur und besten Anwendung betrachtet*, Leipzig 1772, in: *Goethes Werke* (Weimarer Ausgabe), hg. im Auftrage von der Großherzogin Sophie von Sachsen, 133 Bde., Weimar 1887-1919, Bd. 37 (1896), S. 206-214 (Erstveröffentlichung in: *Frankfurter gelehrte Anzeigen*, 101, 18. Dez. 1772, S. 801-807). Die im Jahre 1772 von Goethe rezensierte Schrift entspricht dem Artikel »Künste; Schöne Künste«, den Sulzer aus Rücksicht auf die alphabetische Reihenfolge im ersten Band der *Allgemeinen Theorie der schönen Künste* (1771) noch nicht hatte publizieren können.

2 Johann Georg Sulzer: *Allgemeine Theorie der Schönen Künste, in einzeln, nach alphabetischer Ordnung der Kunstwörter auf einander folgenden Artikeln, abgehandelt*, 2 Bde., Leipzig, M. G. Weidmanns Erben und Reich, 1771-1774 [in-4°] [1771: Bd. 1 (A-J); 1774: Bd. 2 (K-Z)]; Ders.: *Allgemeine Theorie der Schönen Künste, in einzeln, nach alphabetischer Ordnung der Kunstwörter auf einander folgenden Artikeln, abgehandelt*, 4 Bde., Leipzig, M. G. Weidmanns Erben und Reich, 1773-1775 [in-8°] [1773: Bd. 1.1 (A-J [i.e. D]) und Bd. 1.2 (E-J); 1775: Bd. 2.1 (K-Z [i.e. Q]) et Bd. 2.2 (R-Z)].

3 Sulzer: *Allgemeine Theorie der Schönen Künste, in einzeln, nach alphabetischer Ordnung der Kunstwörter auf einander folgenden Artikeln, abgehandelt*, neue vermehrte Auflage, hg. von Friedrich von Blankenburg, 4 Bde., Leipzig, M. G. Weidmanns Erben und Reich,

das Lexikon immer umfangreicher.[4] Unter dem Titel *Nachträge zu Sulzers allgemeiner Theorie der schönen Künste* veröffentlichte 1792-1808 der Leipziger Verleger Johann Gottfried Dyck ein achtbändiges Lexikon zu den schönen Künsten, das – was der Titel kaum ahnen lässt – keine Texte von Sulzers Hand enthält.[5] Dass Dyck sich für diese Publikation auf Sulzers Namen berief, kann als Zeugnis für die Popularität der *Allgemeinen Theorie* interpretiert werden.

Den ersten Band seines Kunstlexikons publizierte Sulzer allerdings erst 1771, d. h. dreißig Jahre nach seiner allerersten Publikation, die der Naturgeschichte gewidmet war, und zwanzig Jahre nach seiner Aufnahme als ordentliches Mitglied in die Berliner Akademie der Wissenschaften und schönen Künste, der er ab 1750 bis zu seinem Tod angehörte.[6] Während der drei Jahrzehnte, die der Publikation der *Allgemeinen Theorie* vorhergingen, beschäftigte er sich nur gelegentlich mit Kunstfragen im engeren Sinne des Wortes, dafür aber intensiv mit philosophischen Untersuchungen, die die Redaktion seiner späteren kunsttheoretischen Lexikonartikel beträchtlich beeinflussten. In diesen ersten Arbeiten setzte sich Sulzer zum Ziel, die Mechanismen der menschlichen Seele zu erkunden und dabei ganz besonders die Funktion des Empfindungsvermögens zu beleuchten, womit er einen entscheidenden Beitrag zur Entstehung der Ästhetik als Wissenschaft des Emp-

1786-1787 [in-8°] [1786: Bd. 1 (A-D) und Bd. 2 (E-J); 1787: Bd. 3 (K-Q) und Bd. 4 (P-Z)]; Ders.: *Allgemeine Theorie der Schönen Künste, in einzeln, nach alphabetischer Ordnung der Kunstwörter auf einander folgenden Artikeln, abgehandelt*, neue vermehrte zweite Auflage, hg. von Friedrich von Blankenburg, 4 Bde., Leipzig, in der Weidmannschen Buchhandlung, 1792-94 [1792: Bd. 1 (A-D) und Bd. 2 (E-J); 1793: Bd. 3 (K-Q); 1794: Bd. 4 (R-Z)] und Registerband [1799]. Vgl. dazu Johan Van Der Zande: *J. G. Sulzer's Allgemeine Theorie der schönen Künste*, in: *Das achtzehnte Jahrhundert*, Heft 22/1, 1998, S. 90. 1796-1798 erschienen auch die bibliographischen Zusätze Blankenburgs in drei getrennten Bänden mit einem zusätzlichen Nomenregister.

4 Aus den ca. 1.300 Seiten der ersten Edition von 1771-1774 waren mehr als 3.000 Seiten in Blankenburgs letzter Bearbeitung von 1792-94 geworden.

5 *Nachträge zu Sulzers allgemeiner Theorie der schönen Künste: Charaktere der vornehmsten Dichter aller Nationen, nebst kritischen und historischen Abhandlungen über Gegenstände der schönen Künste und Wissenschaften von einer Gesellschaft von Gelehrten*, hg. von Johann Gottfried Dyck und Georg Schatz [oder Schaz], 8 Bde., Leipzig, im Verlag der Dykischen Buchhandlung, 1792-1808 [ND Hildesheim 2001].

6 Sulzer: *Kurze Anleitung zu nützlicher Betrachtung der schweizerischen Naturgeschichte, nebst einer Uebersetzung von Carl Linné Anleitung, nach welcher ein Naturforscher die Historie eines jeden natürlichen Dinges genau und mit gutem Fortgange verfertigen kann*, in: *Vermischte Sammlungen auserlesener alter und neuer Merckwürdigkeiten aus de Philosophie, Gottsgelahrtheit, Sittenlehr, Natur-Wissenschafft* […], hg. von Johann Rudolf Ziegler, [Zürich] 1741. Am 29. Oktober 1750 wurde Sulzer als ordentliches Mitglied in die Berliner Akademie aufgenommen. Von 1775 bis 1779, seinem Todesjahr, war er Direktor der Philosophischen Klasse der Akademie.

findens lieferte. Hauptanliegen des vorliegenden Beitrags ist es, die enge Verknüpfung zwischen Sulzers ersten Schriften zum Empfindungsvermögen und dessen späterem kunsttheoretischem Werk ans Licht zu bringen.

I. Funktion und Kraft des Empfindungsvermögens. Zu den philosophischen Grundlagen von Sulzers Kunsttheorie

Im Zentrum von Sulzers Interessen lag ursprünglich die Seelenkunde. Schon in der ersten, 1745 erschienenen Edition des *Kurzen Begriffs aller Wissenschaften* räumte er der *psychologia* als Wissenschaft der Seele eine zentrale Bedeutung ein.

> Die Wissenschafft von der Seele des Menschen überhaupt heißt Psychologie. Diese muss also zeigen, dass die Seele ein einfaches Wesen sey, was vor Eigenschafften dieselbe habe, und wie eine in der andern gegründet ist. Den Nutzen dieser Wissenschafft siehet jedermann. Wie viel ist uns daran gelegen, dass wir das Wesen unserer Seelen recht kennen? Ohne diese Erkenntniß wissen wir nichts gewisses von der Unsterblichkeit derselben, wir wissen nicht, woher es kommt, dass sie dieses oder jenes liebet, das andere aber hasset, also ist uns ohne diese Wissenschafft das Fundament der Tugend und des Lasters unbekannt. Daher siehet jedermann die Nothwendigkeit derselben. Man hat diese Wissenschafft bey unsern Zeiten sehr hoch gebracht, jedoch weiß man nicht, ob nicht noch andere bis dahin unbekannte Dinge in der Seele sind. Und könnte insonderheit die Lehre von den Affekten, ihrer Verwandschafft, Erregung, Unterdrückung, noch weit höher getrieben werden.[7]

In dieser frühen Schrift weist Sulzers Psychologie-Begriff schon Merkmale auf, die seine psychologischen Untersuchungen der folgenden Jahrzehnte nachdrücklich prägen werden. So zeigt der hier zitierte § 59 des *Kurzen Begriffs* für die empirischen Erscheinungen des Seelenlebens wie z. B. die Affekte ein besonderes Interesse und lässt schon damit eine gewisse Vorliebe für die induktive Methode der *psychologia empirica* gegenüber der deduktiv orientierten *psychologia rationalis* erkennen.

[7] Sulzer: *Kurzer Begriff aller Wissenschafften. Worinn die natürliche Verbindung aller Theile der Gelehrtheit gezeiget, auch ein jeder ins besondere nach seinem Innhalt, Nutzen und Vollkommenheit kürzlich beschrieben wird*, Leipzig, Johann Christian Langenheim, 1745, S. 44-45. Auf die erste Auflage folgten ab 1759 zahlreiche Neuauflagen des *Kurzen Begriffs aller Wissenschaften*, die eine gänzlich veränderte und erheblich vermehrte Fassung des Textes enthalten (2. veränderte und vermehrte Auflage: Leipzig, Frankfurt, Johann Christian Langenheim, 1759; 3. veränderte und vermehrte Auflage: Leipzig, Frankfurt, Johann Christian Langenheim, 1772; 4. veränderte und vermehrte Auflage: Leipzig, Frankfurt, Johann Christian Langenheim, 1774).

Wenn Sulzer dieser empirischen Orientierung im Umgang mit psychologischen Fragestellungen bis in seinen letzten Publikationen treu geblieben ist, so hat sich seine Auffassung der Seele im Laufe seiner Arbeiten stark verändert. 1751 hält er vor der Akademie der Wissenschaften in Berlin seinen ersten Vortrag. Thema dieser umfangreichen Arbeit ist der Ursprung der angenehmen und unangenehmen Empfindungen – ein Feld, das er unter deutlicher Anlehnung an die Wolffsche Auffassung der Seele erkundet.[8] Der »Grundtrieb« der Seele bestehe darin, Ideen zu erzeugen, legt er in den Eingangszeilen dieser Schrift fest. Ganz im Wolffschen Sinne nimmt er sich vor, in den anschließenden Kapiteln zu zeigen, dass das Empfinden – das er als Lust- und Unlustgefühl versteht – sich direkt aus der intellektuellen Tätigkeit der Seele herleiten lässt, also als unmittelbares Ergebnis des Erkennens zu betrachten ist. Lust empfinde man, wenn der Grundtrieb der Seele, Ideen zu erzeugen, in seinem Fortgang gefördert oder angestachelt werde; Unlust, wenn dieser Grundtrieb gehemmt sei. In beiden Fällen habe aber das Empfinden seine Ursache im Erkennen. Diese durchaus intellektualistische Vorstellung vom Empfindungsvermögen stützt Sulzer auf ein streng rationalistisches Verständnis der Ideenlehre:

> Die Kraft der Seele ist dahin bestimmt, dass sie die klaren Ideen lieber als die dunklen und die deutlichen lieber als die bloß klaren hat. Der Gegenstand sey, welcher er wolle, so wünscht ein jeder lieber eine deutliche als eine verworrne Vorstellung davon zu haben. Auch lässt uns in der That eine deutliche Vorstellung von einerley Gegenstande mehr, als eine undeutliche erkennen; und befriedigt mithin das Bedürfniß der Seele auch besser.[9]

Bei dieser höchst intellektualistischen Auffassung des Empfindungsvermögens ist Sulzer jedoch nicht geblieben. Zwölf Jahre nach diesem ersten Vortrag hält er vor der Berliner Akademie einen weiteren Vortrag, in dem er sich von diesem ersten Modell gänzlich verabschiedet. Schon der lange Titel dieser Schrift markiert einen deutlichen Bruch mit der vorher vertretenen Auffassung der Seele: *Anmerkungen über den verschiedenen Zustand, worinn sich die Seele bey Ausübung ihrer Hauptvermögen, nämlich des Vermögens,*

[8] Sulzer: *Recherches sur l'origine des sentimens agréables et désagréables*, in: *Histoire de l'Académie Royale des Sciences et des Belles-Lettres de Berlin*, Classe de philosophie spéculative, Année 1751, Berlin 1753, S. 57-75, 76-100 [Teil 1 und 2]; Année 1752, Berlin 1754, S. 350-372, 373-390 [Teil 3 und 4]. Dt. Übersetzung: Ders.: *Untersuchung über den Ursprung der angenehmen und unangenehmen Empfindungen*, in: Ders.: *Vermischte philosophische Schriften. Aus den Jahrbüchern der Akademie der Wissenschaften zu Berlin gesammelt*, Leipzig 1773 (ND Hildesheim/New York 1974, Teil 1), S. 1-98.

[9] Sulzer: *Untersuchung über den Ursprung* (wie Anm. 8), S. 10.

sich etwas vorzustellen, und des Vermögens zu empfinden, befindet.[10] In seinem ersten Berliner Vortrag verstand Sulzer die Seele vor allem als Sitz eines mächtigen Hauptvermögens, nämlich des Erkennens, aus dem sich das weitere, untergeordnete Vermögen der Empfindung ableiten ließ. In dem Vortrag von 1763 entwirft er ein dezidiert zweipoliges Modell, das zwei ebenbürtige, von einander unabhängige »Hauptvermögen« postuliert. Charakteristisch für die Ausübung des Erkenntnisvermögens ist die absolute Zuwendung an den untersuchten Gegenstand, die die Seele als ein Äußeres betrachtet. »So lange der Verstand damit beschäfftiget ist, sich einen gewissen einfachen Begriff mit vollkommener Deutlichkeit vorzustellen, so lange schlummern gleichsam die übrigen Seelenkräfte. Die Seele hat weder Empfindung, noch Neigung, noch Willen: man kann sogar sagen, dass sie alsdann sich selbst nicht fühlet, dass sie bloß ihrem Gegenstande gegenwärtig ist. Das unterscheidende Merkmal dieses Zustandes des Nachdenkens ist das Vergessen seiner selbst, welches allem, was die Aufmerksamkeit von ihrem Gegenstande abziehen könnte, den Zugang zu der Seele verschließt.«[11] Ganz anders ist der Zustand der Empfindung: »Empfindung nenne ich jede Vorstellung, in so fern sie angenehm oder unangenehm ist, oder in so fern sie Verlangen oder Abscheu hervorbringt. Die Empfindung ist also eine Handlung der Seele, die mit dem Gegenstande, der sie hervorbringt, oder veranlasset, nichts gemein hat. [...] Nicht den Gegenstand empfindet man, sondern sich selbst. Bey dem Nachdenken ist der Verstand mit einer Sache beschäfftiget, die er als ausser sich betrachtet; bey der Empfindung ist die Seele bloß mit sich selbst beschäfftiget.«[12] Eine im Wortlaut fast ähnliche Unterscheidung zwischen »sentir« und »réfléchir« hatte Jean-Baptiste Du Bos am Anfang seiner *Réflexions critiques sur la poésie et sur la peinture* vorgeschlagen.[13] In Sulzers System der Seelenkräfte hat sich also das Emp-

[10] Sulzer: *Observations sur les divers états où l'âme se trouve en exerçant ses facultés primitives, celle d'appercevoir et celle de sentir*, in: *Histoire de l'Académie* (wie Anm. 8), Classe de philosophie spéculative, Année 1763, Berlin 1770, S. 407-420. Dt. Übersetzung: Ders.: *Anmerkungen über den verschiedenen Zustand, worinn sich die Seele bey Ausübung ihrer Hauptvermögen, nämlich des Vermögens, sich etwas vorzustellen, und des Vermögens zu empfinden, befindet*, in: Ders.: *Vermischte philosophische Schriften* (wie Anm. 8 [ND Teil 1]), S. 225-243.

[11] Sulzer: *Anmerkungen über den verschiedenen Zustand* (wie Anm. 10), S. 228.

[12] Ebd., S. 229-230.

[13] Jean-Baptiste Du Bos: *Réflexions critiques sur la poésie et sur la peinture*, hg. von Dominique Désirat (nach der bei Pissot erschienenen Ausgabe von 1755, die die dritte und letzte, von Du Bos selbst revidierte Ausgabe von 1740 wiederaufnimmt), Paris 1993, S. 3: »ou l'âme se livre aux impressions que les objets extérieurs font sur elle et c'est ce qu'on appelle sentir ; ou bien elle s'entretient elle-même par des spéculations sur des matières, soit utiles, soit curieuses, et c'est ce qu'on appelle réfléchir et méditer«.

findungsvermögen gegenüber dem Erkenntnisvermögen völlig verselbständigt. Es wird nicht mehr als ein vom Erkennen bloß abgeleitetes, sondern als ein von der Vernunft getrenntes Vermögen aufgefasst.

Welches sind nun die Attribute dieses unabhängigen Empfindungsvermögens? Zunächst einmal stellt Sulzer empirisch fest, dass die Empfindungen in Hinsicht auf das praktische Handeln ein viel kräftigeres Werkzeug sind als die vom Erkennen produzierten Ideen. »Die wahren antreibenden Kräfte in der Seele sind vors erst die sinnlichen Empfindungen, dann sowohl die klaren, aber sehr verworrenen, als auch die bis zu einem gewissen Grade dunkeln Vorstellungen. Keine einzige deutliche Idee kann bewegen; sie kann bloß die Aufmerksamkeit leiten.«[14] Nichts kann also den Menschen zum Handeln intensiver und effektiver anstacheln als die Empfindungen. Während die Vernunft sich lange Zeit damit beschäftigen müsse, die Stichhaltigkeit einer Vorstellung als *perceptio clara* umsichtig zu überprüfen, habe die Empfindung dank der Vermittlung der Nerven die Seele schon überrascht und sich ihrer ganz bemächtigt. Deshalb wirken die Empfindungen unvergleichlich kräftiger auf die Seele als die deutlichen Ideen. Ein Zeugnis für die Übermacht der Empfindungen über die Vernunft sieht Sulzer in der Tatsache, dass wir nicht selten »das Verlangen oder den Abscheu [empfinden], ohne zu wissen, warum«. »Wir werden von Kräften in Bewegung gesetzt, die wir nicht kennen. Es ist also nicht möglich, ihnen geradezu zu widerstehen. Wie fühlen die Wunde, ohne den Pfeil zu sehen, der uns verwundet hat.«[15] Zur Handlung werden wir also von dunklen Vorstellungen angetrieben, über die die Vernunft sich keine deutliche Vorstellung machen kann. Mehr noch: Es kann sogar vorkommen, »dass der Mensch zuweilen nicht nur ohne Antrieb und ohne sichtbare Gründe, sondern selbst gegen dringende Antriebe und überzeugende Gründe urtheilet und handelt« – ein Grenzfall, dem Sulzer 1759 eine eigenständige Schrift widmet.[16] Im Kampf mit dem Erkennen sind

[14] Sulzer: *Von dem Bewußtseyn und seinem Einflusse in unsre Urtheile*, in: Ders.: *Vermischte philosophische Schriften* (wie Anm. 8 [ND Teil 1]), S. 199-224, hier S. 213. Zunächst auf Französisch: Ders.: *Sur l'Apperception et son influence sur nos jugemens*, in: *Histoire de l'Académie* (wie Anm. 8), Classe de philosophie spéculative, Année 1764, Berlin 1766, S. 415-434.

[15] Sulzer: *Anmerkungen über den verschiedenen Zustand* (wie Anm. 10), S. 241-242.

[16] Sulzer: *Expliquation d'un paradoxe psychologique: Que non seulement l'homme agit et juge sans motifs et sans raisons apparentes, mais même malgré des motifs pressans et des raisons convainquantes*, in: *Histoire de l'Académie* (wie Anm. 8), Classe de philosophie spéculative, Année 1759, Berlin 1766, S. 433-450. Dt. Übersetzung: Ders.: *Erklärung eines psychologischen paradoxen Satzes: Dass der Mensch zuweilen nicht nur ohne Antrieb und ohne sichtbare Gründe sondern selbst gegen dringende Antriebe und überzeugende Gründe handelt und urtheilet*, in: Ders.: *Vermischte philosophische Schriften* (wie Anm. 8 [ND Teil 1]), S. 99-121.

die Empfindungen oft siegreich und leiten uns zu Handlungen, deren Ursache wir mit dem Verstand nicht nachvollziehen können. Aufgrund solcher Formulierungen ist Sulzer nicht zu Unrecht in die Geschichte der Psychologie als einer der ersten Theoretiker des Unbewussten eingegangen.[17] Zur Wirkungskraft der dunklen Vorstellungen gehört schließlich, dass sie nicht »durch Vernunftschlüsse« geschwächt werden können, sondern nur durch weitere dunkle Vorstellungen.[18] Mit anderen Worten können gegen die Empfindungen nur die Empfindungen selber als wirksame Heilmittel fungieren. »Es ist also gewiß, dass der Mensch nicht Herr über die ersten Bewegungen seiner Seele ist. Es bleibt ihm nicht die geringste Freyheit übrig, zu empfinden, oder nicht zu empfinden. Alles, was man thun kann, die Wirkung der Empfindung zu verhindern, ist, dass man ihr eine stärkere Empfindung entgegensetzet«, wird im Schlusswort des Essays von 1763 nachdrücklich unterstrichen.[19]

Aus alledem geht nun deutlich genug hervor, wie groß die Macht des Empfindungsvermögens in Sulzers Auffassung der menschlichen Seele ist – und wie gefährlich diese Macht für den Menschen werden kann. Damit nimmt Sulzer eine durchaus schillernde Position in der Geschichte der Aufklärungsästhetik und -psychologie ein. Seine Auffassung des Empfindungsvermögens kann zwar zu einer durchaus optimistischen Interpretation Anlass geben: Wenn der Mensch mit seinen Empfindungen gut umzugehen weiß und die edlen unter ihnen pflegt, kann das Empfinden ein hervorragendes Werkzeug seiner Glückseligkeit werden, indem es ihn zum tugendhaften Handeln antreibt. Jedoch lässt auch Sulzers Theorie der seelischen Vermögen eine viel pessimistischere Auslegung zu: Ist der Mensch unfähig, über seine Empfindungen zu walten, und lässt er sich von den roheren unter ihnen führen, so kann er zu Handlungen verleitet werden, die für ihn selbst und seine Mitmenschen höchst schädlich sein können. Aus diesem Grund ist eine Erziehung des Empfindungsvermögens unabdingbar.

[17] Robert Sommer: *Grundzüge einer Geschichte der deutschen Psychologie und Aesthetik von Wolff-Baumgarten bis Kant-Schiller*, Würzburg 1892, S. 213.

[18] Sulzer: *Anmerkungen über den verschiedenen Zustand* (wie Anm. 10), S. 241: »Es [ist] fast nicht möglich, weder sich vor plötzlichen Eindrücken zu verwahren, noch diese Eindrücke in dem Augenblicke, da man sie empfindet, durch Vernunftschlüsse zu schwächen. Ein einziger Augenblick ist gemeiniglich hinlänglich, eine lebhafte Empfindung hervorzubringen«.

[19] Ebd., S. 242.

II. Die Kunst und das Empfindungsvermögen: Die Wende zur Ästhetik

Sulzers Vorhaben, eine *Allgemeine Theorie der schönen Künste* zu schreiben, ergibt sich direkt aus diesen psychologisch-philosophischen Untersuchungen. Im Laufe seiner Arbeiten zur Seelenkunde ist Sulzer allmählich zur Erkenntnis gekommen, dass das beste Erziehungsmittel für das Empfindungsvermögen die Künste seien. Inwiefern können nun die Künste das Empfindungsvermögen erziehen? Was bedeutet diese erzieherische Rolle für die Definition, Bestimmung und Einteilung der Künste selbst? Zwischen 1751 und 1763, d. h. zwischen seiner ersten akademischen Abhandlung zur den angenehmen und unangenehmen Empfindungen und der späteren Ausarbeitung einer Theorie der Unabhängigkeit des Empfindungsvermögens, beschäftigte sich Sulzer immer wieder mit solchen kunsttheoretischen Fragen. 1754 kam er in einem Lob auf Bodmers epische Gedichte insbesondere über die Dichtungstheorie zu sprechen; 1757 unterbreitete er der Berliner Akademie eine Untersuchung über den Genie-Begriff, in der er sich u. a. mit Fragen der Kunst befasste, und noch im selben Jahr versuchte er, in seinen *Gedanken über den Ursprung und die verschiedenen Bestimmungen der Wissenschaften und schönen Künste* den Bereich der schönen Künste von dem der Wissenschaften auf epistemologischer Basis abzusondern; 1760 legte er derselben Akademie eine Abhandlung über die dramatische Dichtkunst vor.[20] Erst mit der Publikation der *Allgemeinen Theorie der schönen Künste*, an der er seit den 1750er Jahren arbeitete, kam er jedoch dazu, seine Theorie der Künste und seine Theorie der Empfindungen in ihrem ganzen Ausmaß und Zusammenhang darzulegen.

[20] Sulzer: *Gedanken von dem vorzüglichen Werth der epischen Gedichte des Herrn Bodmers*, Berlin 1754; Ders.: *Analyse du génie*, in: *Histoire de l'Académie* (wie Anm. 8), Classe de philosophie spéculative, Année 1757, Berlin 1759, S. 392-404 (dt. Übersetzung: Ders.: *Entwicklung des Begriffs vom Genie*, in: Ders.: *Vermischte philosophische Schriften* [wie Anm. 8, ND Teil 1], S. 307-322); Ders.: *Pensées sur l'origine et les différens emplois des sciences et des beaux-arts. Discours prononcé dans l'Assemblée publique de l'Académie royale des Sciences et des Belles-Lettres le 27 janvier 1757*, Berlin 1757 (dt. Übersetzung: Ders.: *Gedanken über den Ursprung und die verschiedenen Bestimmungen der Wissenschaften und schönen Künste*, in: Ders.: *Vermischte Schriften. Eine Fortsetzung der vermischten philosophischen Schriften desselben, Zweiter Teil*, hg. von Friedrich von Blankenburg, Leipzig 1781 [ND Hildesheim/New York 1974, im selben Band wie *Vermischte philosophische Schriften*, vgl. Anm. 8, Teil 2], S. 110-128); Ders.: *Réflexions philosophiques sur l'utilité de la poésie dramatique*, in: *Histoire de l'Académie* (wie Anm. 8), Classe de philosophie spéculative, Année 1760, Berlin 1767, S. 326-340 (dt. Übersetzung: Ders.: *Philosophische Betrachtungen über die Nützlichkeit der dramatischen Dichtkunst*, in: Ders.: *Vermischte philosophische Schriften* [wie Anm. 8, ND Teil 1], S. 146-165).

Bevor wir auf den theoretischen Inhalt dieses Werkes näher eingehen, muss seine lexikographische Form kurz kommentiert werden. Was mag Sulzer dazu bewogen haben, die Form eines alphabetisch geordneten Lexikons für eine Publikation zu wählen, die in ihrem Titel deutlichen Anspruch auf einen hohen Grad an theoretischer Systematik erhebt? Von vornherein muss hervorgehoben werden, dass diese Wahl schon früh kritisiert wurde. Mehrere zeitgenössische Rezensenten wiesen bereits vor der Veröffentlichung darauf hin, dass der im Titel formulierte Anspruch auf eine systematische »Theorie« sich schwer mit der Form eines Lexikons verbinden ließe. »In einem solchen Werke« sei die alphabetische Gliederung »nicht sehr vortheilhaft«, wendet 1757 ein anonymer Rezensent der *Bibliothek der schönen Wissenschaften* im Anschluss an die Ankündigung der *Allgemeinen Theorie der schönen Künste* ein.[21] Um so befremdlicher mag diese lexikographische Form gewirkt haben, als Sulzer auf jede einleitende tabellarische Übersicht über die erkenntnistheoretischen und epistemologischen Grundlagen seines Lexikons verzichtet, wie sie in bedeutenden zeitgenössischen Enzyklopädien zu finden ist – etwa nach dem berühmten Modell des « Système figuré des connaissances humaines » von d'Alembert und Diderot im ersten Band der *Encyclopédie.* Dass Sulzer sich für die Form eines alphabetisch geordneten Lexikons entschied, ist jedoch keineswegs willkürlich. Mit seiner *Allgemeinen Theorie der schönen Künste* wollte er ein Lexikon publizieren, das zum ersten Mal in Deutschland ein vollständig deutschsprachiges Vokabular der Künste und der Kunsttheorie darbot. Schon am Anfang seines Lexikons hebt Sulzer diese zentrale sprachpolitische Dimension hervor, indem er eine Liste der deutschen Schlagwörter aufstellt, unter denen die »fremden Kunstwörter« zu suchen sind, die als Lemmata nicht benutzt werden. Dort wird z. B. der die Artikel »Componist« oder »Simplizität« suchende Leser auf die Artikel »Tonsetzer« und »Einfalt« verwiesen.[22] Dass Sulzer das Alphabet als oberes Einordnungssystem für seine Kunsttheorie wählt, erhält vor diesem Hintergrund einen eigentümlichen Sinn. Keine andere Systematik als die des Alphabets kann in der Tat besser zeigen, dass die Sprache – und zwar die deutsche Kunstsprache – sein eigentliches Hauptanliegen ist.

Worin besteht nun dieses Lexikon? Schon eine statistische Analyse kann einen ersten Einblick in dessen Aufbau gewähren. Das Werk enthält 982 Artikel, die sich wie folgt verteilen, wenn sie nach den von Sulzer selbst ange-

[21] [Anonym]: Ankündigung von: Sulzer: *Grundsätze der schönen Wissenschaften und freyen Künste* [...], *in alphabetischer Ordnung*, in: *Bibliothek der schönen Wissenschaften und der freyen Künste*, Bd. I/1, Leipzig 1757, S. 222-229, hier S. 225.

[22] Sulzer: [Verzeichnis fremder Kunstwörter], in: Ders.: *Allgemeine Theorie der Schönen Künste*, 2 Bde., Leipzig 1771-1774, Bd. 1, S. 11-12; Bd. 2, S. 1288.

gebenen Rubriken geordnet werden.[23] Etwa 24 % der gesamten Einträge werden der Musik, 26 % den « zeichnenden Künsten » (d. h. der Zeichnung, Malerei, Baukunst, Skulptur und Kupferstecherkunst), 14 % den « redenden Künsten » (d. h. der Poesie und Beredsamkeit), 3 % der Schauspielkunst und Tanzkunst, 0,5 % der Gartenkunst und 2 % einzelnen Personen und Werken gewidmet. 13,5 % der gesamten Einträge sind von jeder kategorischen Zuweisung frei. Zu betonen ist dabei, dass 17 % der gesamten Einträge der Kunsttheorie gewidmet werden, die in Sulzers Sprachgebrauch unter der Rubrik »Schöne Künste« erscheint. Mit 167 Einträgen vertreten damit die kunsttheoretischen Artikel die drittgrößte thematische Gruppe des Werkes – eine Proportion, die sich noch erhöht, wenn man nicht mehr die bloße Anzahl der Artikel, sondern auch deren Umfang berücksichtigt. Unter den allgemeinen kunsttheoretischen Artikeln sind auch die längsten Einträge des Lexikons zu finden, wie etwa die Artikel »Künste; Schöne Künste«, »Empfindung« usw. Diese Proportion spiegelt allerdings die bewusste Intention des Verfassers des Lexikons wider. Schon in der Vorrede zum ersten Band weist Sulzer nachdrücklich darauf hin, dass er sein Lexikon als ein »Philosoph« geschrieben habe.

> Hieraus wird man auch zugleich abnehmen, dass ich über die schönen Künste als ein Philosoph, und gar nicht als ein so genannter Kunstliebhaber, geschrieben habe. Diejenigen, die mehr curiose, als nüzliche Anmerkungen über Künstler und Kunstsachen hier suchen, werden sich betrogen finden. Auch war es meine Absicht nicht, die mechanischen Regeln der Kunst zu sammeln, und dem Künstler, so zu sagen, bey der Arbeit die Hand zu führen. Das Praktische in allen Künsten wird durch Uebung erlangt, und nicht durch Regeln erlernt. Zudem bin ich kein Künstler, und weiß wenig von den praktischen Geheimnissen der Kunst.[24]

Mit aller Kraft beansprucht also Sulzer für die Philosophie das Recht, sich das Gebiet der Kunst als neues wissenschaftliches Feld anzueignen. Dass Sulzer sich dabei dessen bewusst war, am Anfang einer neuen Disziplin zu stehen, nämlich der philosophischen Ästhetik, und die Legitimität dieser Disziplin in einem Bereich erkämpfen zu müssen, über den bisher andere

[23] In der *Allgemeinen Theorie der schönen Künste* werden fast alle Lemmata einer unmittelbar nach jedem Stichwort in Klammern angegebenen Kategorie zugewiesen, die die Position des besprochenen Begriffs innerhalb der Konstellation der Künste angibt. So fängt z. B. der erste Band des Lexikons mit folgenden Artikeln an: »A (Musik)«; »Abdruck (Zeichnende Künste)«; »Abentheuerlich (Dichtkunst)«; »Abgüsse (Bildende Künste)« usw. (Bd. 1, S. 1 ff.).

[24] Sulzer: Vorrede, in: Ders.: *Allgemeine Theorie* (wie Anm. 22), Bd. 1, S. 3-10, hier S. 6.

Akteure herrschten, geht aus dem Artikel »Künstler« der *Allgemeinen Theorie* deutlich hervor:

> Die Einbildungskraft thut bey den Leidenschaften das meiste. Wer ihre wundervolle [*sic*] Würkungen kennte, müßte diese völlig in seiner Gewalt haben. Aber in keinem Theil ist die Psychologie unvollkommener, als in diesem. Hier ist den Philosophen ein weites und wenig anbebautes Feld, zu ruhmvollen Arbeiten offen. Leibnitz und Wolff haben den Eingang zu diesen Feldern eröfnet. Deutschlands Philosophen! euch kommt es zu, hineinzugehen, und es zu bearbeiten; dem Menschen überhaupt die wichtigste Eigenschaft seiner Seele und dem Künstler das fürnehmste Werkzeug, die Gemüther zu lenken, näher bekannt zu machen![25]

Den Artikeln »Kunstrichter« und »Künstler« ist eine Hierarchie der Kunstinstanzen zu entnehmen, in der der Philosoph den höchsten Rang einnimmt, während Kenner und Kunstliebhaber sich mit unteren Stufen begnügen müssen.[26] »Zwar scheinet es, dass der Künstler auch der beste Richter über die Kunst seyn sollte«. Jedoch sehe der Kunstrichter »in gar vielen zur Kunst gehörigen Dingen noch weiter« als er, weil er dazu mehr Zeit und Erfahrung habe.[27]

Wenn dem Philosophen eine privilegierte Position in der Analyse der Kunst zugewiesen wird, so vor allem deshalb, weil er sich als Kenner der menschlichen Seele dafür besonders eignet, die Mechanismen der seelischen Vermögen und ganz speziell des Empfindungsvermögens zu untersuchen. Zentral ist in Sulzers Verständnis der Kunsterfahrung in der Tat das Empfinden. Dafür zeugt u. a. der Artikel »Empfindung«, der sich ganz deutlich auf seine Theorie der Unabhängigkeit des Empfindungsvermögens beruft. Die Erkenntnis urteile über das, was wahr oder falsch sei; die Empfindung über das, was gefalle oder missfalle. Schon in den ersten Zeilen des Artikels »Empfindung« kommt die zentrale Bedeutung des Empfindungsvermögens für Sulzers Verständnis der schönen Künste ans Licht:

[25] Sulzer: [Art.] »Künstler«, ebd., Bd. 2, S. 629-631, hier S. 631.

[26] Im Artikel »Künstler« kann man lesen: »Die psychologische Kenntnis des Menschen, der fast unerforschlichen Wege und Tiefen der Einbildungskraft und des Herzens, muss das Studium der Kunst vollenden« (ebd., Bd. 2, S. 631). Im Artikel »Kunstrichter« (ebd., Bd. 2, S. 632-633) wird der »Kenner« als ein bloßer »Lehrer« des »Liebhabers« definiert, der nur über den »Werth eines Kunstwerks«, über dessen »Erfindung, Anlage und Würkung« urteilen könne. Zum Unterschied vom »Kunstrichter« besitze er aber keineswegs die »Kenntnisse eines Künstlers«. Nur der »Kunstrichter« könne über die »Mechanismen der Kunst« sprechen, weil er außer den Kenntnissen des Kenners noch diejenigen des Künstlers besitze, ohne allerdings dessen »Fertigkeit zur Ausübung« zu haben (ebd., Bd. 2, S. 632).

[27] Sulzer: [Art.] »Kunstrichter«, ebd., Bd. 2, S. 632-633, hier S. 633.

> Empfindung. (Schöne Künste) Dieses Wort drükt sowol einen psychologischen als einen moralischen Begriff aus; beyde kommen in der Theorie der Künste vielfältig vor. In dem erstern Sinn, der allgemeiner ist, wird die Empfindung der deutlichen Erkenntnis entgegen gesetzt, und bedeutet eine Vorstellung, in so fern sie einen angenehmen oder unangenehmen Eindruk auf uns macht, oder in so fern sie auf unsre Begehrungskräfte würkt, oder in so fern sie die Begriffe des Guten oder Bösen, des Angenehmen oder Widrigen erwekt; da die Erkenntnis eine Vorstellung ist, in so fern sie auf die bloße Vorstellungskräfte würkt, oder in so fern sie uns die Beschaffenheit der Dinge mit mehr oder weniger Deutlichkeit erkennen lässt. Bey der Erkenntnis sind wir mit dem Gegenstand, als einer ganz ausser uns liegenden Sache beschäftiget; bey der Empfindung aber geben wir mehr auf uns selbst, auf den angenehmen oder unangenehmen Eindruk, den der Gegenstand auf uns macht, als auf seine Beschaffenheit, Achtung. Die Erkenntnis ist hell oder dunkel, deutlich und ausführlich, oder confus und eng eingeschränkt; die Empfindung aber ist lebhaft oder schwach, angenehm oder unangenehm.
> In moralischem Sinn ist die Empfindung ein durch öftere Wiederholung zur Fertigkeit gewordenes Gefühl, in so fern es zur Quelle gewisser innerlicher oder äusserlicher Handlungen wird. So sind Empfindungen der Ehre, der Rechtschaffenheit, der Dankbarkeit, Eindrüke, die gewisse Gegenstände so oft auf uns gemacht haben, dass sie, wenn ähnliche Gegenstände wieder vorkommen, schnell in uns entstehen, und sich als herrschende Grundtriebe der Handlungen äussern.[28]

In dieser doppelten, psychologischen und moralischen Bedeutung des Empfindungsbegriffs sind die schönen Künste Gegenstand der Empfindung: »So wie Philosophie oder Wissenschaft überhaupt, die Erkenntnis zum Endzwek hat, so zielen die schönen Künste auf Empfindung ab. Ihre unmittelbare Würkung ist Empfindung in psychologischem Sinn zu erweken; ihr letzter Endzwek aber geht auf moralische Empfindungen, wodurch der Mensch seinen sittlichen Werth bekommt. [...] Da es also das eigentliche Geschäft der schönen Künste ist Empfindungen zu erweken, und da sie in diesem Geschäfte von Vernunft und Weisheit müssen geleitet werden, so entstehet daher in der Theorie der Künste diese wichtige Frage, wie die Empfindungen überhaupt müssen behandelt werden.«[29]

Aus dieser wesensmäßigen Verbindung von Kunst und Empfindung, deren Grundlagen Sulzer u. a. schon bei Du Bos und Baumgarten vorgefunden hat, werden bedeutende Schlüsse für die Produktion von Kunstwerken abgeleitet. In zahlreichen Artikeln wird der Gedanke formuliert, dass nur der empfindende Künstler dem wahren Begriff der Kunst gerecht werden und

[28] Sulzer: [Art.] »Empfindung«, ebd., Bd. 1, S. 312-316, hier S. 312.
[29] Ebd., S. 312-313.

daher zum Schönen gelangen könne. »Empfindsamkeit«, d. h. ein besonders zartes Empfindungsvermögen, gehöre zu den unerlässlichen Eigenschaften des Künstlers, wird z. B. im Artikel »Künstler« betont: »Da die schönen Künste für das Gefühl arbeiten, und eine lebhafte Rührung der Gemüther durch Sinnlichkeit der Gegenstände zu ihrem Augenmerk haben; so scheinet eine vorzüglich starke Empfindsamkeit der Seele die erste Anlage zu dem Genie des Künstlers zu seyn.«[30] Genial könne nur der Künstler werden, der über ein außergewöhnliches Empfindungsvermögen verfüge. Zwar knüpft Sulzer an die traditionelle Definition des Genies an, indem er das Genie als einen mit einem hohen Grad an Verstand begabten Menschen definiert. Jedoch weist er auch nachdrücklich darauf hin, dass ein Mensch nur dann als genial bezeichnet werden kann, wenn zu seinen außergewöhnlichen intellektuellen Fähigkeiten auch ein bemerkenswertes Empfindungsvermögen hinzukommt. »Seelen von geringer Empfindsamkeit, die durch nichts zu vorzüglicher Würksamkeit gereizt werden, die keine besondere Bedürfnisse haben, solche Seelen sind bey dem größten Verstand ohne Genie«.[31] »Der Mann von Genie empfindet ein begeisterndes Feuer, das seine ganze Würksamkeit rege macht, er entdeket in sich selbst Gedanken, Bilder der Phantasie und Empfindungen, die andre Menschen in Bewundrung setzen; er selbst bewundert sie nicht, weil er sie, ohne mühesames Suchen, in sich mehr wahrgenommen, als erfunden hat.«[32] Genial ist also für Sulzer nur der Mensch, der ein außergewöhnliches Erkenntnis- mit einem ebenso außergewöhnlichen Empfindungsvermögen verbindet.

Auch auf die Rezeption von Kunstwerken wirkt sich die wesensmäßige Verbindung von Kunst und Empfindung aus. In der Nachfolge von Goethes vernichtender Rezension der *Allgemeinen Theorie* aus dem Jahre 1772 wurde Sulzer oft als Verfechter einer primär moralischen, belehrenden Auffassung der Kunst eingestuft. Wenn die Verbindung von Kunst und moralischer Erziehung zu den Grundlagen von Sulzers Kunstdenken gehört, so muss allerdings unterstrichen werden, dass die moralisch erzieherische Wirkung, die Sulzer den schönen Künsten zuerkennt, erst über die Anregung des Empfindungsvermögens und daher über die sinnlichen Mittel der Kunst erzielt werden kann. Erst wenn die schönen Künste durch ihre sinnlichen Reize uns rühren oder »in Empfindung setzen«, können sie uns unterrichten:

> Die schönen Künste haben nicht den Zwek uns zu unterrichten, sondern uns zu rühren, oder in Empfindung zu sezen. Auch da, wo sie etwa in besondern Fällen einen unterrichtenden Stoff bearbeiten, thun sie es so, dass der Unterricht mit

[30] Sulzer: [Art.] »Künstler«, ebd., Bd. 2, S. 629.
[31] Sulzer: [Art.] »Genie«, ebd., Bd. 1, S. 456-459, hier S. 458.
[32] Ebd., S. 457.

> Empfindung verbunden ist. Daraus folget also, dass die Gegenstände, die sie uns vorhalten, sinnliche Gegenstände seyn müssen, und dass der Zwek desto sicherer erreicht werde, je mehr Sinnlichkeit sie haben.[33]

Die Kunstwerke müssen also auf unser Empfindungsvermögen abzielen und erst darin erweist sich auch ihre besondere erzieherische Kraft. Nur indem sie lebhafte Empfindungen ins uns hervorrufen, können sie uns zu Handlungen bewegen. Sie vermögen das, was die Philosophie nicht kann, die ja darauf angewiesen ist, die langsamen und für das Handeln wenig effizienten Wege des Erkenntnisvermögens einzuschlagen.

III. Empfindung statt Nachahmung. Sulzers System der schönen Künste

Aus dem Grundsatz, dass Empfindung den Mittelpunkt der Kunst ausmacht, zieht Sulzer einen weiteren wichtigen Schluss: Das alte aristotelische Prinzip der Nachahmung könne nicht mehr als tragender Grundsatz für die Theorie der Kunst gelten. Zu dieser Verabschiedung vom Nachahmungsprinzip kam er allerdings nur allmählich. In einem akademischen Vortrag, den er 1757 in Berlin vorlas, sah er noch den »wahre[n] Charakter der schönen Künste« in der Abbildung und Nachahmung des Schönen und Angenehmen.[34] Mit der zweiten, ganz veränderten Auflage des *Kurzen Begriffs aller Wissenschaften und andern Theile der Gelehrsamkeit* von 1759 entfernte er sich allerdings schon deutlich von der Nachahmungslehre, indem er den Hauptzweck der schönen Künste im »Vergnügen und [in der] Beschäftigung der Einbildungskraft und des Herzens« sah.[35] Erst die Arbeit an der *Allgemeinen Theorie der schönen Künste* führte aber zu einer gründlichen Auseinandersetzung mit der Nachahmungslehre. Der Artikel »Nachahmung« fängt mit einer wenig schmeichelhaften Definition des Nachahmers an:

> Nachahmung. (Schöne Künste) Wer nicht nach eigenen Vorstellungen handelt, sondern etwas darum thut, weil andere vor ihm dasselbe gethan haben, und wer in seinen Handlungen nicht seinen eigenen Begriffen folget, sondern das, was andere gethan haben, zur Vorschrift nihmt, der ist ein Nachahmer: Original ist

[33] Sulzer: [Art.] »Sinnlich«, ebd., Bd. 2, S. 1084-1088, hier S. 1085.

[34] Sulzer: *Gedanken über den Ursprung und die verschiedenen Bestimmungen* (wie Anm. 20), S. 116.

[35] Sulzer: *Kurzer Begriff aller Wissenschaften und andern Theile der Gelehrsamkeit, worin jeder nach seinem Inhalt, Nuzen und Vollkommenheit kürzlich beschrieben wird*, Zweyte ganz veränderte und sehr vermehrte Auflage, Leipzig, Johann Christian Langenheim, 1759, S. 55, § 69.

der, dessen Handlungen aus seinen eigenen Vorstellungen entstehen, und der in der Ausführung seinen eigenen Begriffen folget.[36]

Anschließend wird zwischen »dreyerley Arten der Nachahmung« unterschieden: der in jeder Hinsicht verwerflichen »Nachäffung«, die »bloßes Kinderspiel« sei; der »knechtischen und ängstlichen« Nachahmung, die im Original nicht nur das Wesentliche, sondern auch das »Zufällige« reproduziere und daher Werke hervorbringe, in denen »viel unschikliches, oder gar ungereimtes« liege; und schließlich der »freyen und verständigen« Nachahmung, die als einzige in den schönen Künsten zulässig sei. Allerdings wehrt sich Sulzer entschieden gegen die Ansicht, dass »in diesen Künsten alles Nachahmung« sei, d. h. dass Ursprung und Wesen der schönen Künste in der Nachahmung bestehen und Kunstwerke bloß deswegen gefallen würden, »weil die Nachahmung glücklich gerathen« sei. Nur für die zeichnenden Künste könne ein solches Prinzip – und dies allerdings noch mit Einschränkungen – gelten, jedoch keineswegs für die anderen:

Die zeichnenden Künste scheinen die einzigen zu seyn, die aus Nachahmung der Natur entstanden sind. Aber Beredsamkeit, Dichtkunst, Musik und Tanz sind offenbar aus der Fülle lebhafter Empfindungen entstanden, und der Begierde sie zu äußern, sich selbst und andere darin zu unterhalten. Die ersten Dichter, Sänger und Tänzer haben unstreitig würkliche, in ihnen vorhandene, nicht nachgeahmte Empfindungen ausgedrükt. Und wir haben die unsterblichen Werke des Demosthenes, oder Ciceros keiner Nachahmung der Natur, sondern der heftigen Begierde Freyheit und Recht zu vertheidigen, zu danken.[37]

Das allgemeine verbindende Prinzip der schönen Künste kann also für Sulzer keineswegs in der Nachahmung – sei es eines in der Natur vorgegebenen Gegenstandes oder eines Kunstwerkes – liegen, sondern nur im Ausdruck »würkliche[r], in [den Dichtern, Sängern und Tänzern] vorhandene[r], nicht nachgeahmte[r] Empfindungen«. Nicht wegen der Ähnlichkeit mit der Natur, sondern wegen der Kraft der dargestellten Empfindung rühren uns der stöhnende Philoktet oder die jammernde Andromache. Mit diesem von seiner Empfindungslehre direkt abgeleiteten Verständnis der Künste wendet sich Sulzer an erster Stelle natürlich gegen die Lehre des Abbé Batteux, der zufolge das erste und verbindende Prinzip der Künste in der Nachahmung der schönen Natur bestehe.[38] Auch von der Lehre seiner Schweizer Freunde

[36] Sulzer: [Art.] »Nachahmung«, in: Ders.: *Allgemeine Theorie* (wie Anm. 22), Bd. 2, S. 795-798, hier S. 795.

[37] Ebd., S. 796.

[38] Charles Batteux: *Les beaux-arts réduits à un même principe*, hg. von Jean-Rémy Mantion (nach der dritten Ausgabe von 1773), Paris 1989 (Erstveröffentlichung: Paris 1746). Deut-

weicht er allerdings hierin ab, dass er Empfindung und Nachahmung nicht mehr als notwendig gekoppelte Begriffe versteht. Zum Schlüsselbegriff seiner *Critischen Dichtkunst* hatte Breitinger das Konzept der poetischen Malerei gemacht, das einen engen Zusammenhang von Nachahmung und Empfindung voraussetzte. Grundbedingung für die Einwirkung eines dichterischen Werkes auf das Gemüt sei seine Fähigkeit, Bilder in der Phantasie des Rezipienten hervorzurufen, die an Kraft den »Schildereyen« der Malerei ähnlich seien. Zwar erkannte Breitinger der Dichtung viele Vorteile gegenüber der Malerkunst zu. Jedoch blieb seine Definition der Dichtung an der visuellen und mimetischen Kunst der Malerei grundsätzlich orientiert.[39] In Sulzers Überlegungen zur Nachahmungstheorie verlagert sich die Grundbestimmung der Künste deutlich vom einem außen stehenden, nachzuahmenden Objekt zum empfindenden Subjekt. Zwar ist Sulzer keineswegs der erste, der sich aus philosophischen Gründen von dem Nachahmungsprinzip verabschiedet. Eine der wichtigsten Schriften in Deutschland, in denen der Streit gegen Batteux und ferner gegen das aristotelische Prinzip der Nachahmung aus philosophischen Gründen heraus geführt wurde, publizierte 1757 Georg Friedrich Meier unter dem Titel *Betrachtungen über den ersten Grundsatz aller schönen Künste und Wissenschaften.*[40] Nun nimmt Sulzers *Allgemeine Theorie* einen nicht unwichtigen Platz in dieser Entwicklung ein.

Die Abkehr vom Nachahmungsprinzip erklärt einige Eigenarten von Sulzers Kunstlexikon. Im Vergleich mit vorigen und zeitgenössischen Kunstsystemen, wie sie etwa bei Batteux, Mendelssohn, Diderot und d'Alembert vorzufinden sind, fällt die geringe Aufmerksamkeit auf, die Sulzer der Malerei und der Skulptur in der *Allgemeinen Theorie der schönen*

sche Übersetzungen und/oder Kommentare von dieser Schrift im 18. Jahrhundert: Ders.: *Die schönen Künste aus einem Grunde hergeleitet. Aus dem Französischen der Herrn Abt Batteux übersetzt von P. E. B.* [= Philipp Ernst Bertram], Gotha 1751; Ders.: *Einschränkung der schönen Künste auf einen einzigen Grundsatz. Aus dem Französischen übersetzt und mit einem Anhange einiger eignen Abhandlungen versehen*, Leipzig 1751 (übers. von Johann Adolf Schlegel; 3. vermehrte Auflage: Leipzig 1770); Johann Christoph Gottsched: *Auszug aus des Herrn Batteux, öffentlichen Lehrers der Redekunst zu Paris Schönen Künsten aus dem einzigen Grundsatze der Nachahmung hergeleitet, zum Gebrauche seiner Vorlesungen mit verschiedenen Zusätzen und Anmerkungen erläutert*, Leipzig 1754.

39 Johann Jacob Breitinger: *Critische Dichtkunst*, Faksimiledruck nach der Ausgabe von 1740, mit einem Nachwort von Wolfgang Bender, 2 Bde., Stuttgart 1966, Bd. 1, S. 12 ff.

40 Georg Friedrich Meier: *Betrachtungen über den ersten Grundsatz aller schönen Künste und Wissenschaften*, Halle 1757 (auch in: Ders.: *Frühe Schriften zur ästhetischen Erziehung der Deutschen*, Teil 3, Halle 2002, S. 170-206).

Künste widmet.[41] Zwar ist ihm die Malerei im Grunde »eine Kunst, die mit Ehren neben der Poesie und Musik stehen kann«. Jedoch scheint er gegen diese »so durchgehends gefallende und angenehme Kunst« den Verdacht zu hegen, dass sie »blos für die Belustigung des Auges und für sanftes Ergötzen« arbeiten könnte. Um dieser Funktion zu entgehen, empfiehlt Sulzer deshalb den Malern, dass sie bei der Darstellung von »Scenen der sichtbaren Natur« nicht verharren und sich den »Vorstellungen aus der sittlichen Welt« widmen. Erst hier »kann der Mahler mit dem epischen und dramatischen Dichter, mit dem Redner und dem Philosophen um den Rang streiten.«[42] Noch zurückhaltender klingt das Urteil über die »Bildhauerkunst«, die Sulzer in ihren Mitteln für »weit eingeschränkter, als die meisten andern [Künste]« hält.[43] Diese Geringschätzung, die sich auch im Umfang der den beiden Kunstmedien gewidmeten Artikel nachweisen lässt, hängt eng mit deren traditioneller Nähe zur Nachahmungslehre zusammen. Die Malerei definiert Sulzer als »eine Nachahmung sichtbarer Gegenstände auf flachem Grund, vermittelst Zeichnung und Farbe« und die Skulptur als eine Abbildung menschlicher Körper mittels »harter« bzw. »weicher Materien«.[44] Beide Medien bleiben für ihn mimetische Künste *par excellence* und können nur bedingt als führende Medien in einer Kunsttheorie gelten, die Nachahmung als letzten Grundsatz der Kunst verwirft.

Dass die schönen Künste ihren Ursprung und Grundsatz nicht mehr im Nachahmen, sondern im Empfinden haben, wirkt sich außerdem auch auf deren Klassifikation aus. Am Ende des Artikels »Künste; Schöne Künste« der *Allgemeinen Theorie* entwirft Sulzer ein System der Künste, das sich direkt aus seinen Überlegungen über die Kraft und Beschaffenheit des Empfindungsvermögens ergibt. Grundprinzip dieser Klassifizierung ist, dass die einzelnen Künste auf den jeweiligen Sinn zurückgeführt werden, aus dem sie entstanden sind bzw. den sie am meisten ansprechen. »So viel verschiedene Wege in der Natur sind den Menschen durch sinnliche Vorstellungen zu erhöhen, so viel sind auch Hauptzweige der Kunst; und so vielerley Gattungen und Arten der ästhetischen Kraft durch jeden Weg in die Seele können ge-

41 Zu einer Übersicht über die Kunstsysteme im 18. Jahrhundert, vgl. vor allem: Paul Oskar Kristeller: *The Modern System of Arts. A Study in the History of Aesthetics*, in: *Journal of the History of Ideas*, 12, 1951, S. 496-527 (I); 13, 1952, S. 17-46 (II); Werner Strube: *Die Geschichte des Begriffs »Schöne Wissenschaften«*, in: *Archiv für Begriffsgeschichte*, hg. von Karlfried Gründer und Gunter Scholtz, Bd. 33, Bonn 1990, S. 136-216.

42 Sulzer: [Art.] »Mahlerey. Mahlerkunst«, in: Ders.: *Allgemeine Theorie* (wie Anm. 22), Bd. 2, S. 730-738, hier S. 730-732 *passim*.

43 Sulzer: [Art.] »Bildhauerkunst«, ebd., Bd. 1, S. 174-178, hier . S. 174.

44 Sulzer: [Art.] »Mahlerey. Mahlerkunst«, ebd., Bd. 2, S. 730; [Art.] »Bildhauerkunst«, ebd., Bd. 1, S. 174.

bracht werden, in so viel Nebenzweige theilet sich jede Kunst. Wir wollen versuchen, ob nach diesen Grundsätzen ein allgemeiner Stammbaum der schönen Künste könne gezeichnet werden.«[45] Dabei muss von vornherein hervorgehoben werden, dass die daraus entstehende Klassifikation sich vornehmlich durch ihre Offenheit und Flexibilität kennzeichnet. Sie enthält viele Leerstellen, lässt die genaue Verortung einiger wichtiger Künste (so z. B. der Architektur) offen und ermöglicht vor allem eine durchaus flexible Hierarchisierung der einzelnen Künste.

Unter den fünf Sinnen, mit denen die Natur den Menschen begabt hat, werden von vornherein die drei Sinne des Tastsinns, des Geschmacks und des Geruchs als »niedrig«, »grob« und »tierisch« bezeichnet und daher zum Tragen einer »schönen« Kunst für unfähig erklärt:

> Die höchste Kraft auf die Seele, haben die niedrigern gröbern Sinnen, das Gefühl, der Geschmak und der Geruch, aber diese Wege auf die Menschen zu würken, sind für die schönen Künste unbrauchbar, weil sie allein den thierischen Menschen angehen. Wären die schönen Künste Dienerinnen der Wollust, so müßten die vornehmsten Hauptzweige derselben für diese drey Sinnen arbeiten, und die Kunst, eine wohlschmekende Mahlzeit zuzurichten, oder Salben und wohlriechende Wasser zu machen würde den ersten Platz einnehmen. Aber die Sinnlichkeit, wodurch der Werth des Menschen erhöhet wird, ist von edlerer Art; sie muss uns nicht bloße Materie, sondern Seel und Geist empfinden lassen.[46]

Erst mit den beiden Sinnen des Gehörs und des Gesichts fange also der Bereich der schönen Künste an. Nun unterhalten diese beiden höheren Sinne eine durchaus zweideutige Beziehung zueinander. Dem Gehör wird eindeutig die höchste Kraft zugewiesen. In Hinsicht auf das Wirkungspotential ist das Gehör für Sulzer der erste Sinn: er wirkt schneller und mächtiger auf die Seele als das Gesicht. Daher nehmen die der Musik gewidmeten Artikel einen so wichtigen Platz in der *Allgemeinen Theorie* ein. »Die erste und kräftigste [der schönen Künste] ist die, die durch das Gehör den Weg zur Seele nimmt, die Musik.«[47] In ihr offenbart sich exemplarisch die vorzügliche Beziehung der Künste zum Empfindungsvermögen: Musik entsteht aus der bloßen Empfindlichkeit des Gehörsinns des Künstlers und wirkt sich direkt auf die Empfindung des Zuhörers aus. Wenn Sulzer mit dieser Einschätzung des Gehörs und der damit verbundenen musikalischen Kunst von der klassischen Sinnes- und Kunsthierarchie etwas abrückt, so knüpft er allerdings daran wieder an, indem er dem Gesicht ein ausgedehnteres und mannigfaltigeres Wirkungsfeld als dem Gehör zuschreibt: »Nach dem Gehöre kommt das Ge-

45 Sulzer: [Art.] »Künste; Schöne Künste«, ebd., Bd. 2, S. 609-625, hier S. 623.
46 Ebd., S. 623.
47 Ebd., S. 623.

sicht, dessen Eindrüke jenen [= den Eindrücken des Gehörs] an Stärke zwar weichen, aber an Ausdehnung und Mannichfaltigkeit sie übertreffen. Das Auge dringt ungleich weiter als das Ohr in das Reich der Geister herein; es kann beynahe alles, was in der Seele vorgeht, lesen. Das Schöne, das einen so vortheilhaften Eindruk auf die Seele macht, ist ihm fast in allen Gestalten sichtbar«.[48] Obwohl das Gesicht in Bezug auf die Wirkungskraft deutlich hinter dem Gehör zurückbleibt, umfasst es als Sinn ein Feld, das weit über die Grenzen seines genuinen Bereichs – die zeichnenden Künste (Malerei, Zeichnung, Skulptur) – hinausgeht.

Nun decken diese beiden »körperlichen« Sinne nur einen Teil der schönen Künste, nämlich vor allem Musik und zeichnende Künste. Wie steht es nun mit den redenden Künsten, die ja in Sulzers Lexikon einen zentralen Platz einnehmen? Um diesen wichtigen Künsten den ihnen gebührlichen Platz zuzuweisen, muss Sulzer auf ein »geistiges«, »intellektuelles« Organ zurückgreifen, das zwar nicht als körperlicher Sinn bezeichnet werden kann, jedoch imstande ist, »jeden Eindruk der Sinnen, selbst der gröbern, ohne Hülfe der Sinnen selbst fühlbar [zu] machen«.[49]

> Das Gesicht gränzet in vielen Stüken so nahe an das blos Geistige (intellektuelle), dass die Natur selbst keinen Mittelsinn zwischen dem Gesichte und den innern Vorstellungen geleget hat; oft sehen wir, wo wir blos zu denken glauben, ohne uns des Eindruks eines körperlichen Gefühls bewußt zu seyn. Also ist für die Künste kein Sinn mehr übrig. Aber das menschliche Genie, durch göttliche Vorsehung geleitet, hat sich noch ein weit reichendes Mittel erdacht, in jeden Winkel der Seele hineinzudringen. Es hat Begriffe und Gedanken, die nichts körperliches haben, in Formen gebildet, die sich durch die Sinnen durchschleichen, um wieder in andre Seelen zu dringen. Die Rede kann, vermittelst des Gehörs oder des Gesichts, jede Vorstellung in die Seele bringen, ohne dass diese Sinnen sie verstellen, oder ihr die ihrem Baue eigene Gestalt geben. Weder in dem Klange eines Worts, noch in der Art, wie es durch die Schrift sichtbar wird, liegt die Kraft seiner Bedeutung. Also ist es etwas blos Geistiges in einer zufälligen körperlichen Gestalt, um durch die Sinnen in die Seele zu dringen. Dieses bewundrungswürdigen Mittels bedienen sich die *redenden Künste*. An äußerlicher Kraft stehen sie den andern weit nach, weil sie, wo es nicht zufälliger Weise geschieht, dass sie das Gehör erschüttern, von der Rührung der körperlichen Sinnen keine Kraft borgen. Aber sie gewinnen an Ausdehnung, was ihnen an äußerer Kraft fehlet. Sie rühren alle Sayten der Einbildungskraft, und können dadurch jeden Eindruk der Sinnen, selbst der gröbern, ohne Hülfe der Sinnen selbst fühlbar machen.[50]

[48] Ebd., S. 623-624.
[49] Ebd., S. 624.
[50] Ebd., S. 624.

Damit wird der Empfindung ein Gebiet eröffnet, das über den Bereich des Körperlichen hinaus in den Raum der Einbildungskraft hineinreicht. Aus seiner sinnesorganischen Einteilung der Künste leitet Sulzer eine letzte Regel ab. Besonders wirksam sind diejenigen Künste, die mehrere Sinne zugleich ansprechen und rühren, bzw. mehrere Kunstarten vereinigen. Zu diesen bevorzugten Künsten gehören etwa der Tanz, in dem sich die Künste vereinigen, »die durch Aug und Ohr zugleich rühren«. »In dem Gesange vereinigen sich die redenden Künste mit der Musik, und in dem Schauspiele können gar alle zugleich würken. Darum ist das Schauspiel die höchste Erfindung der Kunst, und kann von allen Mitteln die Gemüther der Menschen zu erhöhen, das vollkommenste werden«.[51] Deshalb nehmen Theater und Oper in Sulzers System der Künste einen zentralen Platz ein.

Die Bedeutung von Sulzers Versuch, eine Theorie der Künste aus einer Theorie des Empfindungsvermögens abzuleiten, ist einigen zeitgenössischen Lesern nicht entgangen. Zwei Jahre nach der Publikation von Goethes Verriss veröffentlichte Herder eine sehr ausführliche Rezension des ersten Bandes der *Allgemeinen Theorie der schönen Künste* in Nicolais *Allgemeiner deutscher Bibliothek* – eine kritische Bewertung, die deutlich positiver ausfällt, als die Rezension Goethes.[52] Zwar weist Herder auf einige Mängel des Sulzerschen Lexikons hin, unter denen vor allem das Fehlen der historischen Perspektive und das Unadäquate der lexikographischen Form zu nennen sind. Positiv bewertet er allerdings von vornherein gerade diejenigen Aspekte des Werkes, die Goethes Missbilligung verursacht hatten. So wird Sulzers theoretisch-psychologischer Ansatz nachdrücklich gelobt, denn nur diese erkenntnistheoretische Perspektive ermögliche es ihm, die Wirkung der Künste aus der Beschaffenheit der menschlichen Seele zu erklären und ihr dabei eine feste Grundlage zu verschaffen. Seine Hochschätzung von Sulzers bahnbrechendem Beitrag zur aufkeimenden Wissenschaft der Ästhetik bekundete Herder im *Vierten Kritischen Wäldchen* weiter.[53] Hauptanlass zu dieser Bewunderung lieferte vor allem Sulzers Versuch, das Empfinden vom Erkennen abzukoppeln und zu einem autonomen Vermögen zu erklären. Mit diesem Verselbständigungsprozess setzte sich Herder in einem philosophischen

[51] Ebd., S. 624.

[52] Johann Gottfried Herder: Rezension von: Sulzer: *Die schönen Künste in ihrem Ursprung, ihrer wahren Natur und besten Anwendung betrachtet*, in: *Allgemeine deutsche Bibliothek*, 22, Bd. 1, 1774, S. 5-92.

[53] Herder: *Kritische Wälder. Viertes Wäldchen*, in: Ders.: *Schriften zur Ästhetik und Literatur 1767-1781*, hg. von Gunter E. Grimm, Frankfurt/Main 1993, S. 247-442, hier u. a. S. 257, 267, 278, 289. Vgl. dazu: Wolfgang Proß: *Herder und die Anthropologie der Aufklärung* [Nachwort], in: Ders.: *Werke*, Bd. 2, hg. von W. Proß, München/Wien 1987, S. 1128-1229, hier vor allem S. 1187-1191.

Traktat kritisch auseinander, den er 1778 publizierte: *Vom Erkennen und Empfinden der menschlichen Seele*. 1773 hatte auf Sulzers Anregung hin die Berliner Akademie eine Preisfrage über das Verhältnis von Erkennen und Empfinden veröffentlicht.[54] Zur Beantwortung dieser Frage verfasste nun Herder seine Schrift, die den Preis zwar nicht erhielt, jedoch eine wichtige Etappe in seinem philosophischen Werk markiert. Diese Abhandlung ist in direkter Auseinandersetzung mit Sulzers psychologischen Arbeiten entstanden. Dort weist Herder Sulzers dualistisches Modell zweier getrennter Hauptvermögen zurück und postuliert eine Einheit von Erkennen und Empfinden wieder. In diesem einheitlichen Schema wird jedoch nicht mehr das Empfinden vom Erkennen, sondern das Erkennen vom Empfinden abgeleitet. Erst durch die Sinne kommt man zur Erkenntnis. »Wir empfinden nur, was unsre Nerven uns geben; danach und daraus können wir auch nur denken.«[55] Dass die Lektüre von Sulzers Schriften Herder zu dieser Neubewertung des Empfindens angeregt hat, kann nicht bezweifelt werden.

[54] Das Thema dieses Preises der »Classe de philosophie spéculative« wurde im Jahrbuch für das Jahr 1773 der Berliner Akademie angekündigt und sollte am 31. Mai 1775 entschieden werden. Es lautete wie folgt: »L'âme possède deux facultés primitives qui forment la base de toutes les opérations: la faculté de connoître & la faculté de sentir. En exerçant la première, l'âme est occupée d'un objet qu'elle regarde comme une chose hors d'elle & pour lequel elle a de la curiosité: son activité paroit alors ne tendre qu'à bien voir. En exerçant l'autre, elle s'occupe d'elle-même et de son état, étant affectée *en bien* ou *en mal*. Alors son activité semble uniquement déterminée à changer d'état, lorsqu'elle se trouve désagréablement affectée, ou à jouir, lorsqu'elle est agréablement affectée. Cela supposé, on demande: 1. Un développement exact des déterminations originaires de ces deux facultés & et les lois générales qu'elles suivent. 2. Un examen approfondi de la dépendance réciproque de ces deux facultés & et de la manière dont l'une influe sur l'autre. 3. Des principes qui servent à faire voir comment le génie et le caractère d'un homme dépendent du degré de force & et vivacité & des progrès de l'une & de l'autre de ces facultés, & de la proportion qui se trouve entr'elles« (in: *Nouveaux mémoires de l'Académie royale des sciences et des belles-lettres*, Année 1773, Berlin 1775, S. 11-12; wiederholt in: ebd., Année 1774, Berlin 1776, S. 9).

[55] Herder: *Vom Erkennen und Empfinden der menschlichen Seele. Bemerkungen und Träume*, Riga, bey Johann Friedrich Hartknoch, 1778, S. 34 (auch in: Ders.: *Schriften zu Philosophie, Literatur, Kunst und Altertum 1774-1787*, hg. von Jürgen Brummack und Martin Bollacher, Frankfurt/Main 1994, S. 327-363, hier S. 351; zur Geschichte der Preisfrage, vgl. S. 1076-1082).

Dietmar Till (Berlin)

Friedrich Justus Riedels ›Philosophie des Geschmacks‹

Einleitung

Jean Paul konstatiert 1804 in seiner *Vorschule der Ästhetik*:

> Von nichts wimmelt unsere Zeit so sehr als von Ästhetikern. Selten wird ein junger Mensch sein Honorar für ästhetische Vorlesungen richtig erlegen, ohne dasselbe nach wenigen Monaten vom Publikum wieder einzufordern für etwas ähnliches Gedrucktes; ja manche tragen schon mit diesem jenes ab.[1]

Jean Pauls ironischer Kommentar über die Flut seichter ästhetischer Schriften, Theorien der schönen Wissenschaften und schönen Künste, passt auf Friedrich Just(us) Riedel ziemlich gut. Der 1741 in Erfurt geborene stammte aus einer Pfarrersfamilie und studierte in Jena, Leipzig und Halle Jura und Philosophie. In Jena erwarb er einen Magistergrad, der ihn berechtigte, Vorlesungen anzubieten. Riedel betrieb die akademische Lehre im Rausch: Täglich las er sechs bis acht Stunden bis zur physischen Erschöpfung Kollegien über so unterschiedliche Themen wie Logik, Metaphysik, Politik und Ästhetik. Aus diesen Vorlesungen ist die 1767 in Jena publizierte *Theorie der schönen Künste und Wissenschaften* hervorgegangen, die im Zentrum der nachfolgenden Ausführungen steht. In einem Brief an den Halleschen Philologen Christian Adolf Klotz (1738-1771) schreibt Riedel:

> Euer Wohlgebohren sende ich meine Theorie der Künste, nicht als ein Geschenk, welches von Wichtigkeit wäre, sondern als eine Gelegenheit, Ihre nähere Bekanntschaft zu machen. Dieses Buch ist aus den Vorlesungen entstanden, die ich seit einigen Jahren über die schönen Wissenschaften auf einer Universität gehalten habe, wo dieselbigen vorhin nicht sehr geachtet wurden, sondern unter dem Joche der Schulphilosophie seufzten: aus dem Gesichtspunkte muß es von billigen Richtern betrachtet werden. Unter die kleine Anzahl derselben rechne ich vorzüglich auch Sie.[2]

[1] Jean Paul: *Vorschule der Ästhetik*, nach der Ausgabe von Norbert Miller hg. von Wolfhart Henckmann, Hamburg 1990, S. 22 (*Vorrede zur ersten Auflage*).

[2] Friedrich Just Riedel: *Sämmtliche Schriften*, Bd. IV: *Verschiedene Briefe*, Wien 1787, S. 309 f.

Die historische Bedeutung von Riedels *Theorie der schönen Künste und Wissenschaften* besteht darin, dass das Buch eines der ersten systematischen Ästhetik-Kompendien in deutscher Sprache ist. Das Werk steht damit am Beginn der Tradition von Theorien der ›schönen Künste‹ und ›schönen Wissenschaften‹ als einer spezifisch spätaufklärerischen, popularphilosophischen Diskursformation.[3] Nachfolger sind die Kompendien von Meiners, Schubart, Eschenburg, König, Gäng, Schott und eine ganze Reihe weiterer systematischer Darstellungen der Ästhetik. Die ›schönen Wissenschaften‹ geraten mit der Publikation von Kants *Kritik der Urteilskraft* im Jahre 1790 in die Kritik. Kant postuliert, dass es vom begriffslosen ›Schönen‹ keine Wissenschaft geben könne, eine ›schöne Wissenschaft‹ somit ein logisches Unding sei. In Wilhelm Traugott Krugs *Allgemeinen Handwörterbuch der philosophischen Wissenschaften* (zuerst 1827/28) heißt es folgerichtig knapp: »*Schöne Wissenschaften* (belles lettres) giebt es eigentlich nicht.«[4]

In seiner Theorie hat Riedel eine durchaus beeindruckend zu nennende Zahl von Quellen verarbeitet. Die Einleitung bietet einen chronologisch geordneten Katalog derjenigen Autoren, die er »geplündert«[5] habe:

> Aristoteles, Horaz, Quintilian, Longin, Vida, Boileau, Bouhours, Rapin, Dubos, Batteux, Home, Gerard, Bodmer, Breitinger, Baumgarten, Schlegel, Ramler, Moses, Leßing, von Hagedorn, Winckelmann, Mengs, Klotz, die Verfasser der LitteraturBriefe und der Bibliothek der schönen Künste und Wissenschaften.[6]

Als einer der ersten in Deutschland sichtet Riedel das produktive, aber seit der Jahrhundertmitte durch eine wahre Publikationsschwemme unübersichtlich gewordene Feld ästhetiktheoretischer Schriften. Riedel ordnet die Positionen, indem er sie unter thematische Überschriften fasst. Es handelt sich bei der Theorie um eine Topik der Ästhetik, nicht um ein streng argumentierendes System.

Dabei charakterisieren zwei Tendenzen Riedels Argumentation: Einerseits stößt er immer wieder zu satirischen Invektiven gegen die systematische Ästhetik Baumgartens und seiner Nachahmer vor. Riedel übt Fundamental-

[3] Vgl. zum Begriff ›schöne Wissenschaften‹ die konzisen Bemerkungen von Werner Strube: *Die Geschichte des Begriffs ›schöne Wissenschaften‹*, in: *Archiv für Begriffsgeschichte* 23 (1990), S. 136-216.

[4] Wilhelm Traugott Krug: *Allgemeines Handwörterbuch der philosophischen Wissenschaften nebst ihrer Literatur und Geschichte*, Bd. III, Leipzig [2]1833, S. 656.

[5] Riedel: *Sämmtliche Schriften* (wie Anm. 2), Bd. IV, S. 13.

[6] Riedel: *Theorie der schönen Künste und Wissenschaften*, Jena 1767. Reprint hg. von Dietmar Till (*Historia scientiarum*), Hildesheim/New York 2010, S. 13. Vorliegender Aufsatz ist eine veränderte Fassung des Vorworts zu diesem Nachdruck.

Kritik an der ›demonstrativischen Methode‹ der Beweisführung, wie sie Christian Wolff propagiert hatte:

> Nichts hat der Verfasser [also Riedel selbst; D.T.] weniger beobachtet, als die Ordnung, und die Methode, die eigentlich ein gutes Compendium charakterisiren sollen. Er schreibt, und das ist das abscheulichste, nicht einmahl in Paragraphen, nur selten fängt er von der Definition an, und martert uns dafür mit seinen ewigen Empfindungen, die kein systematischer Kopf vertragen kann.[7]

Darauf bezieht sich auch die Rede vom »Joche der Schulphilosophie« aus dem Brief an Klotz. Bereits in einer am 17. Mai 1766 verteidigten Abhandlung *De philosophia populari* argumentierte Riedel in eine ähnliche Richtung.[8] Programmatisch bekennt er sich zur aufklärerischen Popularphilosophie, wie sie etwa Johann August Ernesti 1754 mit seiner einschlägigen *Prolusio* begründet hatte, deren Titel Riedel für seine Abhandlung übernimmt.

Andererseits findet sich aber auch der durchgängige Gestus einer bewusst ausgestellten Zurücknahme der Originalität der eigenen Position: Riedel will nur einen »Auszug« (so heißt es im Titel), ein »Compendium« der gegenwärtigen Debatten liefern und eben keine eigenständige Ästhetik: »Es sind mehr fremde Gedanken, als eigene«, konstatiert er defensiv in der Einleitung, und gebraucht den Begriff des »Syncretismus«,[9] der ebenfalls aus dem Kontext der Popularphilosophie stammt.[10] Man tut gut daran, Riedel an seinem eigenen eklektizistischen Anspruch – »meine Vorgänger haben gedacht, ich denke ihnen nach«[11] – zu messen.

Die ältere Ästhetikgeschichtsschreibung hat das nicht gemacht. Richard Wilhelm unterstellt 1933 in der bislang einzigen monografischen Studie Rie-

7 Ebd., Bl. [*3v].

8 Vgl. Eckart Feldmeier: *Nachwort*, in: Friedrich Justus Riedel: *Briefe über das Publikum* (*Wiener Neudrucke*, N. F. Bd. 4), hg. von E. F., Wien 1973, S. 142 f. – Riedels frühes Werk konnte ich in den gängigen Bibliothekskatalogen nicht nachweisen. Mit seiner Prolusio *De philosophia populari,* Leipzig 1754, begründete Johann August Ernesti die aufklärerische Popularphilosophie. Riedel knüpft daran programmatisch an. – Vgl. hierzu künftig Dietmar Till: *Rhetorik und Popularphilosophie*, in: *Die Sachen der Aufklärung* (*DGEJ-Tagung Halle 2010*), hg. von Frauke Berndt und Daniel Fulda [im Druck].

9 Riedel: *Theorie* (wie Anm. 6), S. 6.

10 Vgl. Christoph Böhr: *Philosophie für die Welt. Die Popularphilosophie der deutschen Spätaufklärung im Zeitalter Kants* (*Forschungen und Materialien zur deutschen Aufklärung*, Abt. II, Bd. 17), Stuttgart-Bad Cannstatt 2003, S. 256, hier mit Blick auf die Philosophiegeschichtsschreibung des 19. Jahrhunderts (Erdmann).

11 Ebd., S. 13.

del einen »Hang zur eklektizistischen Pfuscherei«:[12] Und weiter: Riedel »trug zu Vieles und zu Verschiedenes zusammen. Sein sammlerischer Eifer verzerrte ihm den Gesichtswinkel, so daß er, zu breit und zu flach, Unstimmiges und untereinander Opponierendes aufnahm.«[13]

Wilhelms negatives Urteil über den »Vielleser Riedel«[14] stimmt in der Sache, doch misst es ihn an einem systematischen Maßstab, den Riedel selbst für sich nicht in Anspruch nahm. Natürlich mischt Riedel Theorien, die kaum zusammenpassen. Das führt häufig zu einer inkonsistenten Argumentation, eine fast unvermeidliche Begleiterscheinung seines topischen-sammelnden Verfahrens. Herder nennt Riedel deshalb in seiner ätzenden Kritik im *Vierten Kritischen Wäldchen* einen »Epitomator, der [...] nicht selbst denken will«. Es sei eine

> Schande der Philosophie, ein Verderb für Jünglinge, die sich darnach bilden sollen, ein Verfall des Jahrhunderts. [...] Jedes Hauptstück ist ein Ruinenhaufen, zusammengetragen, wie die Stücke in die Hand fielen, wo ich beständig auf- und absteigen muß, wie über ein altes Gemäuer in einem verwünschten Zauberschlosse.[15]

II. Zum Innovationsgehalt von Riedels Ästhetik

Bei aller Überzeugungskraft, die Herders brillant formulierte Kritik hat, sollte nicht aus dem Blick geraten, dass Riedels *Theorie der schönen Künste und Wissenschaften* Positionen vertritt, die durchaus innovativ sind. Ich will im Folgenden auf drei Aspekte näher eingehen, welche alle die Frage nach der theoriegeschichtlichen Stellung betreffen.

[12] Richard Wilhelm: *Friedrich Justus Riedel und die Ästhetik der Aufklärung* (*Beiträge zur neueren Literaturgeschichte*, N. F. 23), Heidelberg 1933, S. 24. – Ähnlich negative Einschätzungen, im Übrigen auch über Riedels Lebensstil, finden sich schon in dem Artikel von Erich Schmidt: *Riedel, Friedrich Justus*, in: *Allgemeine deutsche Biographie*, Bd. 28, 1889, S. 521-523. Riedel war nicht nur ins Fahrwasser des Streites zwischen Klotz und Lessing geraten, sondern auch noch in die Strudel der Lessing-Biografie, die die Werturteile des Kontrahenten einfach übernahm.

[13] Ebd., S. 25.

[14] Ebd., S. 36.

[15] Johann Gottfried Herder: *Ausgewählte Werke in Einzelausgaben. Schriften zur Literatur*, Bd. 2/1: *Kritische Wälder. Erstes bis Drittes Wäldchen. Viertes Wäldchen. Paralipomena*, hg. von Regine Otto, Berlin/Weimar 1990, S. 490.

a) Rezeption der sensualistischen Ästhetik und Begründung einer anthropologischen Ästhetik

Riedel ist einer der ersten, wenn nicht der erste Theoretiker in Deutschland, der extensiv die Schriften der sensualistischen Ästhetiker englisch-schottischer Provenienz rezipiert und in ein kunsttheoretisches System integriert. Die eminente Bedeutung des Sensualismus zeigt sich bereits an der Häufigkeit, in der sie von Riedel zitiert werden. An ihrer Spitze steht Henry Home, Lord Kames (1696-1782), der Verfasser der *Elements of Criticism* (1762). Nur Lessing wird von Riedel häufiger namentlich zitiert als der schottische Philosoph. Daneben zitiert er die Schriften von Joseph Addison, Alexander Gerard, William Hogarth, Alexander Pope und, wenngleich mit geringer Intensität, Shaftesbury. Aus der französischen Tradition des ›Sentimentalismus‹ bezieht er sich, vor allem für die Diskussion des Geschmacksbegriffs, auf die *Réflexions critiques sur la Poésie et sur la Peinture* (1719) des Abbé Jean-Baptiste Dubos, dessen Werk 1760 in einer deutschen Übersetzung erschienen war.[16]

Einige dieser Werke erschienen wie Dubos in den 1760er Jahren erstmals in deutscher Übersetzung: Gerards *Essay on Taste* (engl. 1759) unter dem Titel *Versuch über den Geschmack,* Breslau und Leipzig 1766; Henry Homes *Elements of Criticism* als *Grundsätze der Kritik*, 3 Bände, Leipzig 1763–1766 in der Übersetzung von Johann Nikolaus Meinhard (1727-1767). Riedel hatte den frühverstorbenen Meinhard 1768 in seinem *Denkmahl des Herrn Johann Nicolaus Meinhard an den Herrn Geheimenrath Klotz* gewürdigt.

Die *Elements of Criticism* von Home sind für Riedels methodisches Selbstverständnis zentral.[17] Riedel nennt ihn in der *Theorie* seinen »Lieblingsautor«[18] oder kurz und emphatisch nur »mein Autor«.[19] Er bezeichnet sich demonstrativ als »Homianer«.[20] Riedel knüpft an Homes Begründung der Ästhetik an: In einer Selbstrezension, die er in die von ihm herausgege-

[16] Jean-Baptiste Dubos: *Kritische Betrachtungen über die Poesie und Mahlerey*, übers. v. Gottfried Benedikt Funk, 3 Bde., Kopenhagen 1760. Eine neuere Studie zum Dubos-Einfluss in Deutschland (Gottsched, Lessing, Mendelssohn etc.) ist Desiderat. Vgl. vorläufig die Hinweise bei Carsten Zelle: *»Angenehmes Grauen«. Literaturhistorische Beiträge zur Ästhetik des Schrecklichen im 18. Jahrhundert* (*Studien zum 18. Jahrhundert*, Bd. 10), Hamburg 1987, S. 304 ff.

[17] Allerdings kritisiert Riedel Home durchaus. Die Beschränkung der Ästhetik auf den Sehsinn lehnt er etwa ab, vgl. Riedel: *Theorie* (wie Anm. 6), S. 15.

[18] Ebd., S. 195.

[19] Ebd., S. 320.

[20] Ebd., S. 12.

bene *Philosophische Bibliothek* einrückt, unterscheidet Riedel drei Zugangsweisen, die dann allerdings doch relativiert werden:

> Es sind dreyerley Wege, nach welchen man die Regeln für die Kunst festsetzen kan, der Aristotelische, der Baumgartensche und der Homische. Der Griechische Kunstlehrer nimmt seine Gesetze aus dem Werke des Meisters; der Deutsche aus der Definition; und der Brittische aus der Empfindung. Auf keinem Wege findet man völlig allgemeine, nothwendige, unveränderliche, und solche Regeln, die so alt, als die Welt sind. Nicht auf dem *Aristotelischen*: Denn jeder Künstler, der Genie hat, ist sein eigener Gesetzgeber; was hat ihm *Homer* vorzuschreiben? Nicht auf dem *Baumgartenschen*: Denn Schönheit kan nicht definirt werden, wie Wahrheit; und die Begriffe, die man von Kunstwerken bildet, sind allzuwillkührlich, um nothwendige Gesetze zu seyn. Nicht auf dem Homischen: Denn die Empfindung ist verschieden, und man kan bey entgegengesetzten Urtheilen nicht immer es ausmachen, wer Recht hat.[21]

In der *Theorie der schönen Künste und Wissenschaften* arbeitet sich Riedel an diesem Begründungsproblem ab. Er schließt sich der Position Homes an, der in der Einleitung zu seinen *Elements* den *Traité du poëme épique* (1675) von René Le Bossu (1631-1689) kritisiert hatte. Le Bossu hatte in seiner Abhandlung, der für die *doctrine classique* verbindlichen Theorie des Epos, seine gattungspoetischen Normen durch Verweis auf die literarische Praxis Homers und Vergils sowie die Autorität der *Poetik* des Aristoteles begründet. Niemals habe Le Bossu, so Home, die zentrale Frage nach dem anthropologischen Fundament der Poetik gestellt, also ob und inwiefern »these rules agree with human nature.«[22] Home möchte keine ›Theorie der Künste‹ schreiben, sondern beabsichtigt »to exhibit their fundamental principles, drawn from human nature, the true source of criticism.«[23] Er vertritt damit eine auf Empirie gegründete ›Ästhetik von unten‹,[24] wie sie mehr als ein Jahrhundert später Gustav Theodor Fechner mit seiner *Vorschule der Ästhetik* (1876) begründen wird. Bei Home heißt es über dieses induktive Vorgehen: »His plan is, to ascend gradually to principles, from facts and experi-

[21] Riedel: [Eigenrezension von *Über das Publikum*], in: *Philosophische Bibliothek*, Halle 1769, Bd. 1, S. 114-120, hier S. 114 f.

[22] Henry Home [Lord Kames]: *Elements of Criticism*, ed. and with an introduction by Peter Jones, Indianapolis 2005, Vol. I, S. 18.

[23] Ebd. (Hervorhebung D.T.)

[24] Vgl. hierzu die Überlegungen (allerdings ohne Berücksichtigung Riedels) bei Ernst Stöckmann: *Philosophie, Psychologie und ästhetische Theorie der Emotionen im Diskurs der Aufklärung* (*Hallesche Beiträge zur europäischen Aufklärung*, Bd. 39), Tübingen 2009, S. 33 ff.

ments; instead of beginning with the former, handled abstractedly, and descending to the latter.«[25]

Riedel schließt sich Homes induktivem Programm an: »Die Grundsätze der schönen Künste, schreibt der *Lord Kaym*, werden wir entwickeln, wenn wir den empfindenden Theil der menschlichen Natur studiren und erfahren, welche Gegenstände an sich angenehm, oder unangenehm sind.«[26] Er sieht dabei deutliche Parallelen zur Position von Moses Mendelssohns in den *Hauptgrundsätzen der schönen Künste und Wissenschaften* (1757):

> Man mus sich selbst belauern und der Empfindung ihren Eigensinn abmerken, um nur einigermaßen die Gesetze des Wohlgefallens für das Bewustseyn herauf zu bringen. *Home* hat es gethan und wenn jede Regel der Schönheit, wie Herr *Moses* mit Recht behauptet, zugleich eine Entdeckung in der Seelenlehre ist; so mögen sich die Philosophen immer freuen, einen so großen Mann in ihrer Gesellschaft zu haben und wenn sie ja nie aufhören wollen, = = aner zu seyn, so mögen sie *Homianer* werden.[27]

In der *Theorie der schönen Künste und Wissenschaften* Riedels allerdings bleibt dieses Postulat einer sensualistisch-empirischen Ästhetik, anders als in den überzeugender argumentierenden Abhandlungen Homes und Mendelssohns, weitgehend Postulat. Es wird vor allem in denjenigen Kapiteln, die sich den kunsttheoretischen Grundbegriffen widmen, nicht ausgeführt. Mit dem topisch-sammelnden Verfahren der *Theorie* Riedels war dies nicht bruchlos zu verbinden.

b) »Philosophie des Geschmacks« und Dreivermögenslehre

In der Einleitung seiner *Theorie* bestimmt Riedel »das *Wahre*, das *Gute* und das *Schöne*« als die drei »Endzwecke« des Menschen.[28] Diese drei ›Endzwecke‹ korrespondieren jeweils mit einer anthropologisch fundierten »Grundkraft«: dem »sensus communis«, dem »*Gewissen*« und dem »*Geschmack*«.[29] Die Trias strukturiert das gesamte Gebiet der Philosophie: Riedel unterscheidet also eine »*Philosophie des Geistes*«, eine »*Philosophie des Herzens*« und eine »*Philosophie des Geschmacks*«. Letztere wird als »Theorie der schönen Künste und Wissenschaften«[30] verstanden.

25 Home: *Elements of Criticism* (wie Anm. 22), Vol. I, S. 18.
26 Riedel: *Theorie* (wie Anm. 6), S. 12.
27 Ebd. »= = aner« steht offensichtlich für »Wolffianer«.
28 Ebd., S. 6.
29 Ebd.
30 Ebd., S. 9.

Die drei Grundkräfte repräsentieren vorbegriffliche Wissensformen, die in allen drei Fällen auf das »innere Gefühl der Seele«[31] zurückgeführt werden: Die »Empfindung« sei das »höchste Principium der Philosophie«[32] überhaupt. Riedel steht hier in der Tradition der von Vico (der in der *Theorie* allerdings nicht genannt wird), Shaftesbury, vor allem aber Thomas Reid und Francis Hutcheson begründeten Philosophie des *sensus communis* bzw. *common sense*.[33] Herder stößt sich in seiner Kritik im *Vierten Kritischen Wäldchen* vor allem an dieser Ausrichtung:

> Die Grundbegriffe unserer neuen Modephilosophie sind, wie alle guten Dinge: drei [...]. Herr Riedel bauet gar auf jede seiner Grundkräfte eine eigne neue Philosophie, die so abgetrennete Gebäude sein sollen, wie ihre Grundlage abgetrennte Kräfte sind – die Philosophie des Geistes, des Herzens, des Geschmacks. Wir wollen an sie hinan und ihre Säulen prüfen: lasset uns aber ja hüten, daß sie nicht gar in ihrem Fall auf uns stürzen.[34]

Historisch betrachtet ist Riedel damit einer der Begründer der sogenannten ›Dreivermögenslehre‹ – und zugleich einer der Vorläufer Kants, der in der *Kritik der Urteilskraft* (1790) die Urteilskraft als verbindendes Glied zwischen Vernunft und Verstand bestimmt hatte. Ihre Anwendungsfelder sind bei Kant Kunst, Natur und Freiheit.[35] Auch wenn Riedel die Trias der Vermögen im Einzelnen nur postuliert und weder philosophisch noch anthropologisch näher begründet, kommt ihm die Prioritätsrolle zu. Allerdings gibt es Zeitgenossen, die in ähnliche Richtungen dachten: Johann Georg Sulzer unterscheidet in seiner *Untersuchung über den Ursprung der angenehmen und unangenehmen Empfindungen* (1751) drei »Gattungen« der »Vergnügungen«, die auf jeweils unterschiedlichen »Werkzeuge[n]« beruhen, nämlich den »Sinnen«, dem »Herz« und der »intellektuellen Fähigkeit«.[36] Wissen-

[31] Ebd., S. 7.

[32] Ebd., S. 8.

[33] Zur Rezeption der *common sense*-Philosophie vgl. Manfred Kuehn: *Scottish Common Sense in Germany, 1768-1800: a Contribution to the History of Critical Philosophy*, Kingston/Montreal 1987, zu Riedel S. 272-274; allgemein auch Walther Ch. Zimmerli: *»Schulfüchsische« und »handgreifliche« Rationalität – oder: Stehen dunkler Tiefsinn und Common sense im Widerspruch?*, in: *Wandel des Vernunftbegriffs*, hg. von Hans Poser, Freiburg/München 1981, S. 137-176.

[34] Herder: *Kritische Wälder* (wie Anm. 15), S. 455 und S. 462.

[35] Immanuel Kant: *Kritik der Urteilskraft*, hg. von Karl Vorländer (*Philosophische Bibliothek*, Bd. 39a), Hamburg 1963, Übersicht in B LVIII (Tabelle), einschlägig insgesamt das Einleitungskapitel.

[36] Johann Georg Sulzer: *Untersuchung über den Ursprung der angenehmen und unangenehmen Empfindung*, in: Ders.: *Vermischte philosophische Schriften, aus den*

schaften und Künste werden aber gleichermaßen der letzteren Fähigkeit zugesprochen und damit noch nicht getrennt.[37] Erst im Artikel ›Geschmack‹ der *Allgemeinen Theorie der schönen Künste* (1771) bestimmt Sulzer diesen als ein »Vermögen, das Schöne zu empfinden, so wie die Vernunft das Vermögen ist, das Wahre, Vollkommene und Richtige zu erkennen; das sittliche Gefühl, die Fähigkeit das Gute zu fühlen.«[38] Hier ist die Dreivermögenslehre komplett ausgebildet. Sulzers *Theorie* allerdings wurde erst 1771 publiziert, doch geht die Arbeit daran bis in die 1750er Jahre zurück. In der *Theorie der schönen Künste und Wissenschaften* zitiert Riedel Sulzer nur beiläufig (was Herder übrigens kritisch kommentiert),[39] sodass man von einer parallelen Genese ausgehen muss.

In den *Briefen über die Empfindungen* (1755) unterscheidet Moses Mendelssohn schließlich zwar eine »dreifache Quelle des Vergnügens«, weist diese Typen allerdings nicht distinkten psychologischen Vermögen zu.[40] Entscheidende Anregungen dürfte Riedel vermutlich von Hutcheson und Dubos erfahren haben.[41] Erwähnung verdient schließlich noch, dass die Dreivermögenslehre von den Zeitgenossen kritisch aufgenommen und – nicht zuletzt aus moralischen Gründen – überwiegend abgelehnt wurde.[42] Als einer der wenigen lobt der Göttinger Philosoph Johann Georg Heinrich Feder (1740–1821) in seiner *Oratio de sensu interno* (1768) Riedel als einen *vir eruditione aeque ac ingenio admirabilis*.[43] In der Sache allerdings ist damit, worauf bereits Wilhelm in seiner Dissertation hingewiesen hat, die »emotionale Funktion«[44] von Kunst absolut gesetzt: Indem Riedel der Kunst ein eigenes psychisches Vermögen zuweist, arbeitet er zugleich entscheidend an ihrer Autonomisierung.

Jahrbüchern der Akademie der Wissenschaften zu Berlin gesammelt, Leipzig 1773, Bd. 1, S. 1-98, hier S. 24.

37 Vgl. die Rekonstruktion der Entwicklung von Wolfgang Riedel: *Erkennen und Empfinden. Anthropologische Achsendrehung und Wende zur Ästhetik bei Johann Georg Sulzer*, in: *Der ganze Mensch. Anthropologie und Literatur im 18. Jahrhundert*, hg. von Hans-Jürgen Schings, Stuttgart 1994, S. 410-439.

38 Sulzer: *Allgemeine Theorie der schönen Künste*, Leipzig 1771, Bd. 1, S. 461-465, hier S. 461.

39 Herder: *Kritische Wälder* (wie Anm. 15), S. 491.

40 Moses Mendelssohn: *Ästhetische Schriften*, hg. von Anne Pollock (*Philosophische Bibliothek*, Bd. 571), Hamburg 2006, S. 48 (= 11. Brief).

41 Wilhelm: *Riedel* (wie Anm. 12), S. 56.

42 Ebd., S. 57 f.

43 Johann Georg Heinrich Feder: *De sensu interno*, Göttingen 1768, S. 32.

44 Wilhelm: *Riedel* (wie Anm. 12), S. 51.

c) Publicums-Iudicium und Historisierung des Geschmacksbegriffs

Das Stichwort von der Autonomisierung berührt einen weiteren Aspekt der *Theorie der schönen Wissenschaften und schönen Künste*. Riedel nimmt, vielleicht wiederum im Anschluss an Hutcheson, an, dass es einen angeborenen »Grundtrieb für die Empfindung des Schönen«[45] gibt. Beurteilungsgrundlage für die Schönheit eines Objektes in der Wahrnehmung ist ein »dunkles Gefühl der Schönheit«,[46] also kein begriffliches Wissen: Der Betrachter muss nicht die Regeln und Normen der Ästhetik kennen, um ein Kunstwerk als ›schön‹ beurteilen zu können. Dies korrespondiert mit Riedels Programm einer ›Philosophie der Empfindung‹. Systematisch betrachtet leitet sich daraus ein Kunstbegriff ab, der einerseits im Kern durchaus normativ ist, dessen Normen andererseits aber nicht aus der Tradition, sondern der Anthropologie des Menschen genommen sind.[47] ›Gute Kunst‹ wird nicht mehr durch Konformität mit den Regeln bestimmt, sondern durch eine Art von ›Angemessenheit‹ mit den Strukturen menschlicher Kognition. Hier greift Riedel eine Formel auf, die eine der beiden Extrempositionen in der aufklärerischen Debatte um den Begriff des ›Geschmacks‹[48] markiert und aus der anthropologischen Fundierung der Ästhetik zwingend folgt: »*Was allen gefallen muss, ist schön und was allen misfallen muss, ist häßlich*.«[49]

Dieser Gedanke wird von Riedel auf Pseudo-Longins antiken Traktat *Peri hypsus* (›Über das Erhabene‹) und die *Réflexions critiques sur la poésie et sur la peinture* (1719) des Abbé Dubos zurückgeführt: »Dasjenige, sagt Longin, ist würklich schön und erhaben, was allen immer gefällt.«[50] Dubos liefere, so fährt Riedel fort, mit seiner Diskussion des Geschmacks-Begriffs

[45] Riedel: *Theorie* (wie Anm. 6), S. 17.

[46] Ebd.

[47] Hier ergeben sich inhaltliche Überschneidungen mit David Humes Diskussion des ›Standard of Taste‹ (1757). Vgl. David Hume: *Of the Standard of Taste*, in: Ders.: *Selected Essays*, ed. with an introduction by Stephen Copley, Andrew Edgar, Oxford, New York 1993, S. 133-154. Der einschlägige *Essay* erschien 1759 in deutscher Übersetzung: David Hume: *Vier Abhandlungen*, Quedlinburg, Leipzig 1759. Riedel könnte die Argumentation also durchaus vertraut sein. Er findet aber keine Erwähnung in Günter Gawlick, Lothar Kreimendahl: *Hume in der deutschen Aufklärung. Umrisse einer Rezeptionsgeschichte*, Stuttgart-Bad Cannstatt 1987.

[48] Bester Überblick bei Monika Fick: [Art.] *Geschmack*, in: *Historisches Wörterbuch der Rhetorik*, hg. von Gert Ueding, Tübingen 1996, Bd. 3, Sp. 870-901; Dies.: *Geschmacksurteil*, in: ebd., Sp. 901-907.

[49] Riedel: *Theorie* (wie Anm. 6), S. 19.

[50] Ebd. – Vgl. Pseudo-Longinos: *De sublimitate* VI, 4. Zur Rezeptionsgeschichte des Traktates vgl. meine Studie *Das doppelte Erhabene. Geschichte einer Argumentationsfigur von der Antike bis zum Beginn des 19. Jahrhunderts* (Studien zur deutschen Literatur, Bd. 175), Tübingen 2006.

einen »Commentar über die angeführte Stelle aus dem Longin.«[51] Denn »die Stimme des Publikums sey die Richterin der schönen Produkte; dies ist eine unmittelbare Folge aus obiger Grundregel.«[52]

Mit der Anthropologisierung des Geschmacksbegriffs verbindet Riedel in den ein Jahr später erschienenen *Briefen an das Publikum* die konsequente Historisierung des Geschmacks. Riedel greift eine Polemik des alten Johann Jacob Bodmer gegen Riedels Erfurter Kollegen Christian Heinrich Schmid auf, der 1767 eine *Theorie der Poesie* publiziert hatte, die ähnliche Positionen vertrat.[53] Riedel spricht in den *Briefen* von seiner »Grille von der Veränderlichkeit der Empfindung des Schönen und Häßlichen.«[54] Der Geschmack bilde die »Regel der Schönheit«,[55] also das Urteilsvermögen. Er postuliert, dass angesichts individueller und nationaler Unterschiede der Geschmack notwendig verschieden sein müsse. Es gibt also keine allgemein gültigen Normen der Schönheit. Der Satz vom Widerspruch, eines der zentralen Prinzipien der Logik, greift im Bereich ästhetischen Urteilens nicht. Vor dem Hintergrund seiner Dreivermögenslehre ist es fast zwingend, dass die drei Vermögen nach je eigenen Prinzipien urteilen: »Das *Gefallen«*, so konstatiert Riedel in den *Briefen*, »kan keinen solchen Grundsätzen unterworfen werden, wie das *Wollen*.«[56] Daraus resultiert zwingend die radikale Subjektivierung des Kunst-*iudicium*:

> Ein jeder hat das Recht, Dinge *schön* zu nennen, wenn sie *ihm* gefallen; häßlich, wenn sie *ihm* mißfallen. Wird nun alle Schönheit nach dem *Scheine* gemeßen; was bekümmere ich mich darum, ob ein anderer eben die Erscheinungen hat, oder nicht hat, die ich habe. Auf diese Art wäre die Schönheit veränderlich und so wären es auch ihre Gesetze, so selbst die Regeln, nach welchen die Werke der Kunst zu beurtheilen sind. Es ist mit der Schönheit nicht, wie mit der Wahrheit.[57]

Für Riedel basiert das ästhetische Urteil nicht auf der Beschaffenheit der Gegenstände. Es ist ein Urteil über den ›Schein‹, also die Art und Weise, wie sich der Gegenstand dem Betrachter darstellt. Die Schönheit sei deshalb

[51] Ebd., S. 19, Anm. *d*.

[52] Ebd., S. 19.

[53] Johann Jacob Bodmer: *Schweitzerische Vorrede*, in: *Archiv der schweitzerischen Kritick*. 1. Bändchen, Zürich 1768; Christian Heinrich Schmid: *Theorie der Poesie nach den neuesten Grundsätzen und Nachricht von den besten Dichtern nach den angenommenen Urtheilen*, Leipzig 1767. Vgl. zu dieser Kontroverse Dietmar Till: *Transformationen der Rhetorik. Untersuchungen zum Wandel der Rhetorik im 17. und 18. Jahrhundert* (*Frühe Neuzeit*, Bd. 91), Tübingen 2004, S. 415 f.

[54] Riedel: *Briefe* (wie Anm. 8), S. 46.

[55] Ebd., S. 32.

[56] Ebd., S. 36.

[57] Ebd., S. 37.

»bloß subjektivischer Natur, nicht aber eine objektivische Beschaffenheit der Sache, die man schön nennet.«[58] Das ist ein Argument, das ebenfalls auf die *Kritik der Urteilskraft* vorausweist.[59] Bei Kant heißt es:

> Das Geschmacksurteil ist also kein Erkenntnisurteil, mithin nicht logisch, sondern ästhetisch, worunter man dasjenige versteht, dessen Bestimmungsgrund *nicht anders* als *subjektiv* sein kann.[60]

Das Dilemma von Objektivität des Schönen und Subjektivität der Empfindung löst Kant durch die nur scheinbar paradoxe Formel von der »subjektive[n] Allgemeinheit«.[61] Bei Riedel bleibt das Problem, wie einerseits individuelle Unterschiede des Geschmacks und andererseits die anthropologische Ausstattung des Menschen widerspruchsfrei zu verbinden sind, am Ende ungelöst.

III. Schluss: Riedels Bedeutung?

Riedels Bedeutung für die Geschichte der Ästhetik des 18. Jahrhunderts ist nur historisch zu würdigen, nicht philosophisch-systematisch zu bestimmen. Seine *Theorie der schönen Künste und Wissenschaften* ist ein Dokument des ästhetikgeschichtlichen Übergangs. Auch wenn das Buch an vielen Stellen keine tragfähigen philosophischen Lösungen präsentiert, so zeigt es doch, welche Themen ›in der Luft‹ lagen. Für die zweite Hälfte des 18. Jahrhunderts, in der Probleme der Ästhetik in einer Intensität und Geschwindigkeit diskutiert wurden, die ohne Vorgänger und Nachfolger ist, stellt Riedels Theorie einen wichtigen Impulsgeber und durch die Vermittlung sensualistischer Positionen einen einflussreichen Diskurskatalysator dar.

[58] Ebd.

[59] Ähnliches findet sich auch, mehr oder weniger zeitgleich, bei Sulzer. Vgl. Anna Turmarkin: *Der Ästhetiker Johann Georg Sulzer*, Frauenfeld/Leipzig 1933, S. 71 ff.

[60] Kant: *Kritik der Urteilskraft* (wie Anm. 35), B 4.

[61] Kant: *Kritik der Urteilskraft* (wie Anm. 35), B 18.

Pascal Griener (Neuchâtel, Suisse)

Le laboratoire Düsseldorf. Georg Forster et la contemplation de l'œuvre d'art comme expérience entre Allemagne, France et Angleterre

Il est des figures historiques qui semblent prédestinées par Dieu pour aider l'historien des siècles postérieurs à comprendre le passé le plus obscur. En rédigeant mon dernier livre (*La République de l'œil*), qui entreprend l'archéologie du regard moderne sur l'art, je me rappelai vaguement d'avoir consulté les *Ansichten* de Georg Forster, et qu'un passage fort beau portait sur la galerie de Düsseldorf.[1] À la relecture, ce passage me paraît l'un des plus magnifiques documents de la modernité, et sa naissance même semble tenir du miracle. Car ce texte est le fruit d'une coïncidence extraordinaire entre plusieurs faits.

Première révolution: la rénovation de la galerie de Düsseldorf et la création d'une muséographie révolutionnaire. À Düsseldorf, un dispositif aéré, clair, oriente le spectateur vers une approche soucieuse des qualités picturales. C'est là une grande nouveauté en Europe.[2] La collection s'organise selon des principes divers – tantôt selon une perspective allégorique, tantôt par artiste; dans le dernier cas, elle favorise une attention patiente, prête à élucider les caractéristiques propres au corpus d'un génie comme Rubens. L'espace entre les œuvres suspend la lecture emblématique des œuvres, qui dominait à l'ère baroque. Les cadres, standardisés et simples, s'effacent au profit des œuvres qu'ils entourent et séparent du monde extérieur. L'accrochage parcimonieux facilite la lecture des toiles. Tout le décor sert le confort de l'œil, qui doit pouvoir contempler chaque œuvre individuelle comme un phénomène optique. Le regard passe d'une œuvre à l'autre, pèse, juge. Dans la seconde moitié du 18e siècle, les visiteurs chercheront à y reconnaître un discours visuel sous-

1 Pascal Griener: *La République de l'œil: l'expérience de l'art au siècle des Lumières*, Paris, Odile Jacob (« Collège de France »), 2010.

2 Kornelia Möhlig: *Die Gemäldegalerie des Kurfürsten Johann Wilhelm von Pfalz-Neuburg (1658 – 1716) in Düsseldorf*, Cologne, Köppe, 1993, p. 172-175; Reinhold Baumstark (dir.): *Kurfürst Johann Wilhelms Bilder*, 2 vol., Munich, Hirmer, 2009; Thomas Gaehtgens, Louis Marchesano (dir.): *Display and Art History: The Düsseldorf Gallery and Its Catalogue*, Los Angeles, Getty Research Institute, 2011.

tendu par le dispositif.[3] Nous avons vu pourtant que l'accrochage reste traditionnel, articulant les œuvres en pendants selon leur contenu, leur symbolique, même si des ensembles réunissent les peintures d'un même artiste. Dans cette nouvelle structure, l'œuvre d'art devance l'imaginaire du spectateur, qui cherche à s'investir dans un petit monde autonome, celui du tableau.

Deuxième révolution: à la même époque, les visiteurs de la galerie ne sont plus obligés de suivre un guide – celui-ci, bâton en main, entraînait les visiteurs au fil des salles, convoquait les œuvres une à une, en nommait les auteurs, en commentait le sujet et les qualités. À partir de la seconde moitié du siècle, la galerie de Düsseldorf est plus ou moins abandonnée aux visiteurs libres. Avec ou sans catalogue, ceux-ci acquièrent pleine latitude d'errer, de s'arrêter, de comparer deux toiles au prix de revenir sur leurs pas – bref, de créer du sens, en constituant eux-mêmes leur répertoire d'images. Cette liberté requalifie le parcours comme une syntaxe libre, sans cesse variée, de perceptions et d'expériences sensibles. Ici, le visiteur se découvre comme Sujet autonome d'une expérimentation visuelle. Mieux, il se redéfinit comme origine de la perception. La philosophie de Locke, comme celle de Condillac, avait défini la lente genèse de l'esprit par la vertu des sensations externes. Dans l'espace de la galerie de peinture, le spectateur s'expérimente comme origine, non dans une genèse conjecturale de l'esprit, mais dans la naissance conjointe de l'œuvre d'art et de son contemplateur. À cet égard, la remarque de Karl Philipp Moritz me semble exemplaire: « Nous pouvons très bien exister sans la contemplation de belles œuvres d'art, mais ces dernières, en tant que telles, ne peuvent exister sans notre contemplation ».[4] Dans une telle perspective, l'œuvre d'art constitue la résultante d'un phénomène perceptif dont les déterminants excèdent la matérialité de l'objet contemplé. L'espace vise entièrement à satisfaire l'amateur raffiné – voici un instrument de connaissance aussi légitime que le Livre. Fait significatif, les artistes rattachés à l'Académie peuvent accéder librement à la collection, mais le règlement leur prescrit de payer cette libéralité en choisissant un livre qu'ils

[3] Voir l'article important de Cecilia Hurley: *Jalons pour une histoire du dispositif*, in: *Culture et Musée* 16 (déc. 2010), p. 207-218; Charlotte Klonk: *Spaces of Experience: Art Gallery Interiors from 1800 to 2000*, New Haven, Yale University Press, 2009; Victoria Newhouse: *Art and the Power of Placement*, New York, Monacelli Press, 2005; Bénédicte Savoy (dir.): *Tempel der Kunst: die Geburt des öffentlichen Museums in Deutschland, 1701 – 1815*, Mainz am Rhein, von Zabern, 2006.

[4] Karl Philipp Moritz: *Versuch einer Vereinigung aller schönen Künste und Wissenschaften unter dem Begriff des in sich selbst Vollendeten*, in: *Berlinische Monatsschrift* V (mars 1785), p. 225-36; Moritz: *Schriften zur Ästhetik und Poetik*, éd. par Hans Joachim Schrimpf, Tübingen, Niemeyer, 1962, p. 3-9, ici p. 4: « Wir können sehr gut ohne die Betrachtung schöner Kunstwerke bestehen, diese aber können, als solche, nicht wohl ohne unsre Betrachtung bestehen ».

offriront à la bibliothèque. Il faut souligner cet échange entre la connaissance livresque et la connaissance visuelle immédiate. Cet échange signale une nouvelle alliance entre ces deux modes de connaissance. L'un ne peut se développer sans l'autre, mais il dit sans cesse le vérifier.

De fait, dans un état comme celui de l'Électeur, le prince institue un lieu de jouissance esthétique qui célèbre la munificence comme la puissance du souverain. Mais il définit aussi, graduellement, un espace libre où les sujets ont le droit d'exercer leur jugement, et de l'exprimer sans contrainte. En ce sens, la galerie propose une institution nouvelle d'encadrement de la parole, qui n'a guère d'équivalent sous l'Ancien Régime, mis à part dans les loges maçonniques. C'est ce lieu qui permettra, en Allemagne comme en Angleterre, l'émergence d'un partage public de l'image artistique.

Ce que j'ai appelé dans mon livre « la galerie immatérielle » se construit dans les esprits à la fin du 17e siècle. Elle sera investie d'une fonction sociale et politique particulière dans toute l'Europe. Paradoxalement, cette réalité est restée inexplorée alors qu'elle sous-tend le concept de musée public. Pourtant, sa mise en œuvre est tout d'abord le fait d'une élite cultivée. Dans son *Essay on the Pleasures of the Imagination*, paru dans le *Spectator* en 1712 – un texte que Forster connaissait fort bien –, Joseph Addison célèbre les pouvoirs de l'imagination en rejouant la comparaison, opérée par Locke, entre l'esprit et une galerie de tableaux. L'homme cultivé ne s'ennuie jamais s'il sait rappeler à l'infini des images à son esprit. Il serait même capable d'orner ses loisirs, emprisonné dans un donjon:

> Un homme dont l'imagination est raffinée reçoit l'accès à un grand nombre de plaisirs, que les gens ordinaires sont incapables de recevoir. Il peut dialoguer avec une peinture, et trouver un compagnon agréable dans une statue. Il peut faire une expérience secrètement rafraîchissante en lisant une description, et ressent souvent une plus grande satisfaction en regardant des champs et des prairies, que quelqu'un d'autre peut en éprouver en possédant ces choses. Cela lui donne, en effet, une sorte de propriété dans chaque chose qu'il voit, et même les parties les plus frustes de la nature et les moins cultivées travaillent à son plaisir: de telle sorte qu'il regarde le monde comme s'il était placé sous une lumière différente, et il y découvre une multitude de charmes, qui se cachent hors de la vue de l'humanité ordinaire.[5]

[5] Joseph Addison: *Essay on the Pleasures of the Imagination*, in: *Spectator* 411 (21 juin 1712), réédité in: *The Spectator*, Londres, Tonson & Draper, s.d. [vers 1750], 8 vol., vol. VI, p. 62-65, ici p. 64: « A man of polite imagination is let into a great many pleasures, that the vulgar are not capable of receiving. He can converse with a picture, and find an agreeable companion in a statue. He meets with a secret refreshment in a description, and often feels a greater satisfaction in the prospect of fields and meadows, than another does in the pos-

L'œuvre d'art matérielle appartient à son propriétaire, mais non l'image qu'il s'en peint à l'esprit; chaque contemplateur peut s'approprier cette dernière. Addison dessine ici l'idée d'une propriété collective et d'un partage – non de l'œuvre d'art, mais *de l'image dégagée par l'œuvre*. L'imagination de l'homme cultivé lui appartient en propre; sa liberté d'en jouir tient dans les arts la place que la liberté religieuse occupe chez John Locke. Le *De Tolerantia* définit cette dernière comme un droit imprescriptible, pourvu qu'il ne trouble pas l'ordre public.[6] Dans la société anglaise qui naît de la Glorieuse Révolution de 1688, la liberté des institutions repose sur une donnée fondamentale – l'autonomie du jugement des citoyens et « une communication possible entre tous ceux qui reconnaissent le goût et son idéal poli ou civil d'humanité comme principe de relations humaines harmonieuses ».[7] La sociabilité détient, dans les rangs *whigs*, une valeur centrale. Contempler une œuvre d'art, c'est dialoguer avec elle comme avec une personne; faire admirer une œuvre que l'on possède, c'est contribuer à l'affinement de la civilité chez autrui.[8] Si tel objet d'art ne peut être possédé que par une seule person-

session. It gives him, indeed, a kind of property in everything he sees, and makes the most rude, uncultivated parts of nature administer to his pleasures: so that he looks upon the world, as it were in another light, and discovers in it a multitude of charms, that conceal themselves from the generality of mankind »; Shaun Irlam: *In the dungeons of the Sublime. Joseph Addison and « The Pleasures of the imagination »*, in: *Id.*, *Elations. The Poetics of Enthusiasm in Eighteenth Century Britain*, Stanford, University Press, 1999, p. 83-112; Lawrence E. Klein: *The Political Significance of ‹Politeness› in Early Eighteenth-Century Britain*, in: Gordon Schochet (dir.): *Politics, Politeness, and Patriotism*, Washington, Folger Institute, 1993, p. 73-108; Klein: *Property and Politeness in the Early Eighteenth-century Whig Moralists: The Case of the Spectator*, in: John Brewer, Susan Staves (dir.): *Early Modern Conceptions of Property*, Londres, Routledge, 1995, p. 221-33; Klein: *Politeness for Plebes: Consumption and Social Identity in Early Eighteenth-century England*, in: Ann Bermingham, John Brewer (dir.): *The Consumption of Culture: 1600–1800: Image, Object, Text*, Londres, Routledge, 1995, p. 362-82; Helmut J. Schneider: *The Staging of the Gaze. Aesthetic Illusion and the Scene of Nature in the Eighteenth Century*, in: Frederick Burwick, Walter Pape (dir.): *Reflecting Senses. Perception and Appearance in Literature, Culture and the Arts*, Berlin, de Gruyter, 1995, p. 77-95; William Walker: *Ideology and Addison's Essays on the Pleasures of the Imagination*, in: *Eighteenth-Century Life* 24 (2000), p. 65-84.

6 Joshua Mitchell: *John Locke and the Theological Foundation of Liberal Toleration: A Christian Dialectic of History*, in: *The Review of Politics* 52, 1 (hiver 1990), p. 64-83.

7 Fabienne Brugère: *Le goût. Art, passions et société,* Paris, Presses Universitaires de France, 2000, p. 60; *Id.*: *Théorie de l'art et philosophie la sociabilité selon Shaftesbury*, Paris, Champion, 1999; Stephen Copley: *The Fine Arts in Eighteenth-century Polite Culture*, in: John Barrell (dir.): *Painting and the Politics of Culture*, Oxford, University Press, 1992, p. 13-37.

8 Jonathan Richardson, s'inspirant d'Addison, pose que le plaisir tiré de la connoisseurship dérive de la constitution de peintures mentales (« mental pictures »). Cf. Jonathan Richard-

ne, ou par un groupe fini de propriétaires, l'image tirée de sa contemplation appartient à *toute personne* qui sait l'entretenir dans son esprit. En parler, en discuter, c'est accomplir le partage de son image. Shaftesbury, dans ses *Characteristics*, élabore une représentation du plaisir esthétique comme plaisir désintéressé, à forte dimension sociale. Ce dernier peut être combiné avec un plaisir intéressé (*selfish*, c'est-à-dire considéré en vue d'un bien personnel), tel celui de posséder, mais il s'en distingue.[9] Je puis contempler avec plaisir un Carrache et même en posséder un. La contemplation esthétique postule une relation désintéressée: la saisie de la beauté propre à un objet, considérée pour elle-même. Dans le champ du jugement artistique, elle entraîne le Sujet social à l'exercice d'un jugement impartial. Le désintérêt constitue la pierre angulaire du partage social et donc de la communauté polie qui fonde une société sur la civilité. Cette théorie, chère aux théoriciens *Whig* tels Addison et Shaftesbury, rencontrera une fortune importante en Europe. Elle débouchera sur une définition plus assurée du sujet comme arbitre, ordonnateur et juge de ses images mentales – bref, sur un nouveau cogito peu cartésien: *fingo, dum ergo*. Ainsi, le marquis de Feuquières:

> Un esprit véritablement fort, une imagination vigoureuse, est le maître chez soi, et ne souffre pas qu'il se passe rien dans son cerveau à son insu; il examine, il discerne, il fait choix des idées que les objets lui présentent, & grave lui-même dans sa mémoire celles qui méritent son estime; il les combine, les assortit avec d'autres idées qui lui sont familières, & comme affidées, & par là se les approprie si bien, qu'il en est le possesseur, le maître, après leur avoir été l'artisan, & comme le créateur.[10]

Cette configuration nouvelle a même été célébrée. La publication, par Nicolas de Pigage, de ce dispositif constitue ce qu'il faut bien appeler l'incunable

son: *A Discourse on the Dignity, Certainty, Pleasure and Advantage of the Science of a Connoisseur*, Londres, Churchill, 1719, p. 191; Rochelle Gurstein: *Taste and ‹the Conversible World› in the Eighteenth Century*, in: *Journal of the History of Ideas* 61, 2 (avril 2000), p. 203-221.

9 Anthony Ashley Cooper, 3rd Lord Shaftesbury: *The Moralists*, in: *Id.*: *Characteristics*, éd. par Lawrence E. Klein, Cambridge, University Press, 1999, p. 318 *sq.*; Richard Glauser: *Aesthetic Experience in Shaftesbury*, in: *Proceedings of the Aristotelian Society, Supplementary Volumes*, vol. 76, 2002, p. 25-74, surtout p. 49; Miles Rind: *The Concept of Disinterestedness in Eighteenth-Century British Aesthetics*, in: *Journal of the History of Philosophy* 40 (2002), p. 67-87; Dabney Townsend: *Shaftesbury's Aesthetic Theory*, in: *Journal of Aesthetics and Art Criticism* 41, 2 (1982), p. 205-213; Daniel Cottom: *Taste and the Civilized Imagination*, in: *The Journal of Aestheticism and Art Criticism* 39, 4 (1981), p. 367-380.

10 Marquis de Feuquières: *Phantasiologie, ou Lettres philosophiques a Madame de *** sur la faculté imaginative*, Oxfort (sic) [=Paris], Cuissart, 1755, p. 159.

de la muséographie moderne. C'est par cette publication même que la disposition des tableaux, à Düsseldorf, devient un dispositif à valeur cognitive. Le catalogue de Nicolas de Pigage décrit, une à une, toutes les parois de la galerie; du même coup, il signale que l'ensemble des peintures exposées, loin de constituer un ensemble additif, fait véritablement sens *comme système*.[11] À travers l'évocation de ces espaces vides, la gravure documente un dispositif cognitif pur; davantage, le geste est réflexif, métacritique – le dispositif *s'exhibe comme tel*. Des bancs, ménagés tout au long des galeries, servent à rythmer la contemplation des visiteurs par des pauses bien méritées. Ici, le sujet de la contemplation se concrétise en un corps aux forces limitées, que réparent des repos réguliers. Un nouvel ordre des choses entre au service d'une nouvelle pédagogie par la vue, et d'une nouvelle représentation de l'espace public propre à donner un sens à cette pédagogie.

Pour qu'une telle machinerie pût produire tous ses effets, il fallait lui livrer un Sujet d'exception. Heureusement, Georg Forster sut expérimenter le caractère unique de ce lieu avec une rigueur, une imagination théorique étonnantes. Georg Forster passe pour un savant génial. Il connaît la philosophie anglaise mieux qu'aucun de ses compatriotes. L'homme, un véritable citoyen de l'univers, rencontrera presque tous les savants les plus estimés de son temps.[12] Goethe a éprouvé une immense admiration pour Forster. En li-

[11] Nicolas de Pigage: *La Galerie Electorale De Dusseldorff Ou Catalogue Raisonné Et Figuré De Ses Tableaux, redigées & gravées d'après ces mêmes Tableaux*, 2 vol., [Bâle], [Mechel]; [Düsseldorf; Mannheim], 1778 (gravures exécutées sous la direction de Christian von Mechel); Lucas Heinrich Wüthrich: *Das Œuvre des Kupferstechers Christian von Mechel. Vollständiges Verzeichnis der von ihm geschaffenen und verlegten graphischen Arbeiten*, Bâle, Helbing & Lichtenhahn, 1959; Lucas Heinrich Wüthrich: *Christian von Mechel: Leben und Werk eines Basler Kupferstechers und Kunsthändlers, 1737-1817*, Bâle, Helbing & Lichtenhahn, 1956. Sur les galeries, la constitution des catalogues, cf. Antoine Schnapper: *Raphael, Vasari, Pierre Daret. À l'aube des catalogues*, in: *Il se rendit en Italie. Études offertes à André Chastel*, Rome/Paris, Edizioni dell'Elefante/Flammarion, 1987 p. 235-241; Giles Waterfield: *The Origins of the Early Picture Gallery Catalogue in Europe and its Manifestation in Victorian Britain*, in: Susan M. Pearce (dir.): *Art in Museums*, Londres, Athlone Press, 1995, p. 42-73; Francis Haskell: *The Painful Birth of the Art-book*, Londres, Thames & Hudson, 1987; Astrid Bähr: *Der langsame Abschied vom Galeriewerk im 18. Jahrhundert*, in: Savoy (dir.): *Tempel der Kunst* (cf. note 3), p. 47-54; Theodore Ziolkowski: *German Romanticism and its Institutions*, Princeton, University Press, 1990, p. 355-371; Debora J. Meijers: *Kunst als Natur. Die Habsburger Gemäldegalerie in Wien um 1780*, trad. par Rosi Wiegmann, Vienne/Milan, Kunsthistorisches Hofmuseum/Skira, 1995.

[12] Georg Forster: *Reise um die Welt: illustriert von eigener Hand*, Frankfurt am Main, Eichborn, 2007; Reiner Zeeb: *Wind der Weltreise – Wind der Freiheit. Georg Forster und Alexander von Humboldt*, in: Gerd-Helge Vogel (dir.): *Die Welt im Großen und im Kleinen. Kunst und Wissenschaft im Umkreis von Alexander von Humboldt und August Ludwig Most*, Berlin, Lukas-Verlag, 2009, p. 69-95; *Weltbürger, Europäer, Deutscher, Franke.*

sant les *Ansichten*, on comprend pourquoi. Cet homme sait contempler, et réfléchir sur les lois mêmes de son regard. Bref, Georg Forster est un pur produit du cosmopolitisme des Lumières. Son père, Johann Reinhold Forster, est un grand spécialiste des sciences naturelles; la famille, d'origine anglaise, vient du Yorkshire. À l'époque où la dynastie de Hannovre règne sur l'Angleterre, ces liens entre états allemands et Royaume-Uni se multiplient. Mais surtout, lorsqu'en 1772, Reinhold accepte de rejoindre l'expédition du Capitaine Cook autour du monde, il emmène son fils, à peine âgé de dix-sept ans. Le jeune homme dessine des plantes, des animaux exotiques et apprend l'art scientifique de l'observation. Un tableau célèbre, de John Francis Rigaud, montre père et fils: l'un tient un oiseau, l'autre le dépeint. L'un force la nature à rester immobile, pour se prêter au regard de l'apprenti savant. Cette leçon, Forster ne l'oubliera jamais. Son récit de voyage, *A Voyage round the World in His Britannic Majesty's Sloop Resolution, Commanded by Capt. James Cook, during the Years, 1772, 3, 4, and 5* (1777) comporte une analyse ethnologique très poussée des peuples rencontrés au cours du périple. Cette étude a creusé, chez le jeune homme, la conscience profonde du caractère arbitraire des mécanismes perceptifs, conditionnés qu'ils demeurent par la culture ambiante du Sujet percevant. Tout naturellement, lorsqu'en 1790 il effectue le voyage qui le mène à Düsseldorf, Georg Forster n'oubliera pas cette leçon.

Forster parcourt les salles de la galerie électorale, avec la même sagacité qu'un explorateur anglais qui mouille au large d'une côte inconnue.[13] Car les

Georg Forster zum 200. Todestag, catalogue d'exposition, Universitätsbibliothek Mainz, 10.1.-27.2.1994; Wolfgang Beyrodt: *Ansichten vom Niederrhein: zum Verhältnis von Carl Schnaases Niederländischen Briefen zu Georg Forster*, in: Annemarie Gethmann-Siefert, Otto Pöggeler (dir.): *Welt und Wirkung von Hegels Ästhetik*, Bonn, Bouvier, 1986 (Hegel-Studien: Beiheft 27), p. 169-182; Norbert Miller: « *Das ganz schöne, magische, klassische Land unter einem Blick ...* ». *Die Kavaliersreisen. Wahrnehmung als Erinnerung*, in: *Daidalos* 58 (1995), p. 52-63. Sur les collections ethnographiques de Göttingen, qui doivent beaucoup à Forster père et fils: Dietrich Hoffmann, Kathrin Maack-Rheinländer (dir.): « *Ganz für das Studium angelegt* ». *Die Museen, Sammlungen und Gärten der Universität Göttingen*, Göttingen, Wallstein, 2001; Astrid Schwarz: *Georg Forster 1754 – 1794. Zur Dialektik von Naturwissenschaft, Anthropologie, Philosophie und Politik in der deutschen Spätaufklärung. Kontinuität und Radikalisierung seiner Weltanschauung vor dem Hintergrund einer ganzheitlichen Werkinterpretation*, Aachen, Mainz, 1998.

[13] Forster: *Ansichten vom Niederrhein, von Brabant, Flandern, Holland, England und Frankreich im April, Mai und Junius 1790*, éd. par Gerhard Steiner, in: *Georg Forsters Werke. Sämtliche Schriften, Tagebücher, Briefe*, éd. par la Berlin-Brandenburgische Akademie der Wissenschaften, Berlin, Akademie Verlag, vol. IX, 1958, p. 37-81. Sur Georg Forster: Gabriele Padberg: *Georg Forster, observateur d'œuvres d'art à l'époque des Vues sur le Rhin inférieur*, Paris, Les Belles lettres (« Annales littéraires de l'Université de Franche-Comté 548 »), 1995.

Ansichten proposent un récit de voyage au Nord de l'Europe et en France, effectué en 1790. Forster séjourne à Düsseldorf. Il passe de longues heures dans la galerie princière. Il faut insister sur la signification de cette expérience. C'est en 1790 que Kant publie sa *Critique de la faculté de juger*. Kant ne connaît pas grand-chose à l'art. Ce qu'il en a vu se résume à quelques copies en plâtre d'antiques célèbres et à ces estampes de St. Pierre de Rome qui lui firent rêver l'infini mathématique lorsqu'il écrivit ses observations sur le sublime. Dans la question du jugement esthétique, Kant se replie sur l'examen certes détaillé et magnifique des conditions de possibilité de ce jugement même. À cette littérature théorique, systématique mais détachée, livresque, Forster oppose une réflexion dans un medium paradoxal – le récit de voyage. Contrairement au *Voyage round the world*, qui satisfait aux normes du compte-rendu scientifique, il modèle son texte sur le style épistolaire et établit une relation intime avec son lecteur, qui s'identifie tout naturellement aux amis de l'écrivain, pressés de connaître ses aventures germaniques et flamandes. C'est grâce à ce type de discours que Forster peut user de ressorts dramatiques qui nous donnent à vivre la visite d'une galerie comme une aventure pleine de péripéties, dans l'*hic et nunc* d'une conscience qui investit un espace public entièrement consacré à la perception esthétique. Forster appuie sur cette théâtralité. La date de sa visite, sa fréquence, tout est faux ou à peu près, lorsqu'on confronte les affirmations des *Ansichten* à celles du journal qu'il tint durant la même période. Cette incohérence importe peu.

Je désirerais ici pointer quelques-unes des plus belles découvertes accomplies par Forster dans son texte sur Düsseldorf. Tout d'abord, le spectateur se donne comme un être de sensibilité, mais aussi comme être de connaissance. D'emblée, il pose que la reconnaissance des sujets représentés – scènes religieuses ou mythologiques – facilite son plaisir. Mais par cette remarque, Forster construit le plaisir esthétique comme distinct des contenus représentés. Ceux-ci connus, toute l'évaluation de l'œuvre touche à sa mise en œuvre originale, effective d'un thème. Chez Forster, la connaissance mène au plaisir. La première partie des *Ansichten* se concentre plutôt sur l'une, la fin sur l'autre. Mais la relation qui se tisse entre plaisir et connaissance se caractérise par la complexité, et par le danger permanent du conflit – la connaissance risque d'aveugler le plaisir, et la force du plaisir peut retirer à l'esprit les points de repères dont il a pourtant tant besoin pour raisonner. Tantôt l'une repose sur l'autre, tantôt l'une contrôle l'autre, ou la met en question. Forster pousse très loin cette démonstration. Dans une réflexion proprement inaugurale au texte sur Düsseldorf, il marque sa distance radicale face à la théorie de l'art de Winckelmann. Il est même sans doute le premier à dénoncer les conséquences de cette théorie sur la perception.

L'*experimentum Düsseldorf* servira donc ce dessein. Forster, on le sait, éprouve une véritable fascination pour la peinture italienne. Cependant, Rubens, l'école flamande et hollandaise restent au cœur de son attention dans les *Ansichten*. Est-ce la preuve d'un changement de goût? Tout au contraire. La peinture flamande se caractérise par l'effet de réel, par une dimension presque corporelle. Elle constitue donc le modèle prégnant d'une perception proprement anti-winckelmannienne: le tableau de Rubens s'impose par sa présence presque charnelle – impossible de le réduire à l'enveloppe transparente et brillante d'une idéalité presque immatérielle. Forster, comme Roger de Piles, fait de la peinture flamande une peinture de la présence, dont les effets, dans leur immédiateté, magnifient l'être-là du spectateur.

De même, Forster se démarque sciemment d'une sensibilité littéraire, qui reconnaît encore l'*ekphrasis* comme un moyen efficace de capter l'esprit d'un tableau dans le texte. À ses amis qui lui réclament sans doute quelques belles descriptions de tableaux célèbres, Forster oppose une fin de non-recevoir: « Tu n'attends de moi ni une description ni un inventaire ».[14] On reconnaît ici l'argument de Lessing – son *Laocoon* souligne les obstacles qui entravent le poète lorsqu'il veut imiter le peintre, et *vice versa*.[15] De ce constat, Lessing tire une esthétique, Forster une méthode de perception. Il rappelle qu'une évocation littéraire échoue à recréer l'image d'un tableau: « De tout ce qui se passe en nous durant cette contemplation et ce travail de comparaison, peu de choses se laissent communiquer par les mots à un absent, qui pourraient aider sa capacité imageante à esquisser un fantôme similaire à l'objet artistique ».[16] Forster rêve d'un moyen qui permettrait aux êtres de se communiquer l'image mentale de tableaux, sans perte aucune. Un « fantôme de l'objet artistique », comme il l'appelle, ne se transfère pas aisément. Forster propose deux issues. Comme Winckelmann, il affirme que le contemplateur peut, du moins, communiquer l'*effet* d'une œuvre d'art sur sa propre sensibilité: « [...] à mon avis, on atteint mieux son but quand on rapporte ce qu'on a senti et pensé devant une œuvre d'art, c'est-à-dire, comment

[14] Forster: *Ansichten vom Niederrhein* (cf. note 13), p. 37: « Du erwartest von mir weder eine Beschreibung noch ein Verzeichniß ».

[15] Gotthold Ephraim Lessing: *Laokoon* (1766), éd. par Dorothy Reich, Londres, Oxford University Press, 1965; Élisabeth Décultot, *Le Laocoon de Gotthold Ephraim Lessing. De l'imagination comme fondement d'une nouvelle méthode critique*, in: *Les Études philosophiques* 2 (2003), p. 197-212.

[16] Forster: *Ansichten vom Niederrhein* (cf. note 13), p. 38: « Allein von allem, was während dieses Anschauens und Vergleichens in uns vorgeht, lässt sich dem Abwesenden mit Worten wenig mittheilen, was seiner Einbildungskraft behülflich seyn könnte, sich ein ähnliches Phantom des Kunstgebildes zu entwerfen ».

celle-ci a *fait un effet*, que lorsqu'on la *décrit* de manière exhaustive ».[17] Forster émet une hypothèse originale, qui montre à quel point il sait chasser ses modèles sur des terres parfois lointaines. Ce connaisseur de la littérature anglaise se rappelle que Samuel Richardson a recueilli, grâce à ses romans, une immense audience dans toutes les classes sociales. *Pamela* et *Clarissa* sont rapidement traduits; on en rencontre des exemplaires dans toutes les bibliothèques du continent. Dans les *Ansichten*, Forster évoque explicitement le roman comme modèle; c'est bien Samuel Richardson qu'il interpelle, nous imposant d'examiner la nature de son intérêt.

Le secret ‹visuel› du roman, Forster l'identifie donc sans peine: Samuel Richardson sait nous enseigner la morale en créant une mise en scène vivante de ses héros.[18] Le romancier anglais en offre une représentation très visuelle. Cependant, il ne recourt pas à l'*ekphrasis*, préférant représenter ses caractères dans un champ de vision subjectif, passionné – dans *Pamela*, c'est l'*héroïne* même qui conte ses tribulations par sa correspondance, du point de vue qui est le sien. De fait, l'effet d'un ‹tableau littéraire› ne doit rien aux artifices descriptifs. Il propose une illusion convaincante en assignant à un seul personnage la tâche de décrire des scènes avec pathos. L'efficace du spectacle repose sur un stratagème simple: le romancier, par sa narratrice, modélise habilement la réception des péripéties par le lecteur.[19] Quant à la composante proprement visuelle des scènes morales dans le roman, elle sera déchargée sur une série de planches gravées. En 1742, le romancier commande des estampes à Gravelot, qui les exécute sur des dessins de Francis Hayman. Ils paraissent dans la sixième édition de l'ouvrage.[20]

Forster aspire à transférer purement et simplement ces techniques dans le domaine de la littérature artistique. Il sait que l'image mentale, mémorisée en

[17] Forster: *Ansichten vom Niederrhein* (cf. note 13), p. 39: « [...] meines Erachtens erreicht man besser seinen Endzweck, indem man wieder erzählt, was man bei einem Kunstwerke empfand und dachte, also, wie und was es bewirkte, als wenn man es ausführlich beschreibt » (nous soulignons).

[18] Janet E. Aitkins: *Richardson's speaking pictures*, in: *Samuel Richardson. Tercentenary Essays*, éd. par Margaret Anne Doody, Peter Sabor, Cambridge, University Press, 1989, p. 146-166.

[19] Samuel Richardson était un imprimeur qui comptait plusieurs artistes et amateurs parmi ses amis – notamment le peintre Joseph Highmore et l'érudit Joseph Spence.

[20] Samuel Richardson: *Pamela: or, Virtue rewarded. In a series of letters from a beautiful young damsel to her parents: and afterwards, in her exalted condition, between her, and persons of figure and quality. The sixth edition, corrected and embellish'd with copper plates, design'd and engrav'd by Mr. Hayman, and Mr. Gravelot*, 4 vol., Londres, Richardson, 1742. Sur Gravelot, voir Griener: *Gravelot au service de Rousseau et de Voltaire. Deux visions opposées de l'illustration*, in: *Annales de la Société Jean-Jacques Rousseau* XLV (2003), p. 377-409.

présence d'un tableau, ne peut se communiquer à un interlocuteur qui n'a vu l'œuvre. L'effet visuel, enregistré par une subjectivité raffinée, transmet une représentation de *l'effet* produit par l'original. Une communauté objective se dessine ici, au terme d'un travail tout à la fois descriptif et normatif sur la machinerie des effets visuels. Cette communauté sentimentale réunit des contemplateurs auxquels le critique décrit les effets des œuvres et montre comment les ressentir à leur tour.

À cette méthode, Forster en articule une seconde, plus subtile encore. Si je décris un tableau de Rubens à un ami qui connaît l'œuvre du peintre, mais non la toile que j'évoque, il pourra se construire une idée de cette dernière – y compris de sa technique – si je la compare à d'autres Rubens concrets, connus de mon interlocuteur. L'imagination humaine, soigneusement contrôlée par la raison, décompose l'image mentale d'un tableau en marques identificatoires, qui exemplifient judicieusement le *faire* de Rubens ou son art de la composition: « L'imagination riche a ici cet avantage sur l'imagination plus pauvre qu'elle possède déjà beaucoup d'images auxquelles elle peut se référer et avec lesquelles elle peut comparer ce qu'elle voit, images grâce auxquelles elle se met en état de se présentifier une représentation imagée et vivante d'un objet jamais aperçu. Car, ce que mon œil a reçu de manière immédiate d'un objet, aucune description ne le restitue à une personne qui n'ait rien qu'elle puisse comparer à mon objet ».[21] Il suffit donc d'inviter son interlocuteur à remplir son imagination d'autres ‹tableaux›, de les analyser, de les classer selon des typologies diverses – touche, couleur, composition. Botaniste doué, Forster sait qu'en ce point, les sciences s'offrent mutuellement des modèles, mais que chaque emprunt connaît ses limites. Par exemple, l'esprit assimile aisément la typologie d'une rose, stable et simple – cette simplicité favorise la verbalisation des caractéristiques propres à un spécimen particulier. À un botaniste qui n'a jamais vu la fleur, un collègue se contentera de décrire les caractéristiques originales propres à sa forme. La culture visuelle se construit par l'accumulation d'images, dûment analysées; transformées en documents synthétiques, ces dernières peuvent alors nourrir des rapprochements, des analogies fondées sur un argument précis – couleur analogue, dessin ressemblant, composition voisine. Deux instruments servent à travailler les images: la raison ou l'imagination, soit ce que Blaise Pascal appelle précisément l'esprit de géométrie et l'esprit de finesse. La raison agit

[21] Forster: *Ansichten vom Niederrhein* (cf. note 13), p. 38: « Die reiche Phantasie hat hier den Vortheil vor der ärmeren, dass sie schon viele Bilder in sich fasst, auf die man sich beziehen, mit denen man das Gesehene vergleichen und solchergestalt sie in Stand setzen kann, sich eine lebhafte bildliche Vorstellung eines nie erblickten Gegenstandes zu vergegenwärtigen. Denn, was mein Auge unmittelbar vom Gegenstande empfing, das giebt keine Beschreibung dem Andern wieder, der nichts hat, womit er mein Objekt vergleichen kann ».

avec lenteur, mais sûreté; l'imagination opère des rapprochements immédiats, intenses, mais souvent difficiles à analyser – cette force, la théorie anglaise de l'imagination lui confère un caractère positif et la nomme *wit*.[22] La notion désigne ici le pouvoir de tisser rapidement des associations visuelles et ingénieuses par l'esprit. Le pouvoir du *wit* est gouverné par les affects. Locke rejetait la fondation en raison de la plupart de ces liens, s'ils ne sont pas créés par le génie. Addison, Forster et bien d'autres, loin de mépriser ces modes d'articulation des images, les considèrent comme des procédures cognitives valides.

Forster clôt sa réflexion par une remarque étincelante: pour être efficace, le laboratoire de l'esprit ne doit pas seulement s'enrichir d'images et rester prompt à en articuler les éléments pertinents. Il doit se régler selon les principes d'une véritable *économie de la mémoire*: « Ici aussi, comme dans toute l'existence, nous ne pouvons pas tout nous approprier; une économie du temps et de la mémoire est nécessaire, pour ne saisir que l'essentiel de manière appropriée; nous pouvons être heureux quand le choix se révèle tel que les images que nous conservons en mémoire sont des impressions de puissances intellectuelles intéressantes, qui font qu'on peut se passer de beaucoup d'autres ».[23] Une bonne économie de la mémoire implique une économie de l'oubli. Les images ne se conservent dans l'orbite mentale que si elles illustrent une force intellectuelle susceptible d'être analysée, décomposée.[24] Bref, l'œuvre d'art visible survit dans la mémoire dans la mesure exacte de la

[22] Joseph Addison part de l'énoncé de Locke dans son *Essay on Human Understanding*: « Men who have a great deal of Wit and prompt memories, have not always the clearest Judgment, or deepest Reason. For Wit lying most in the Assemblage of Ideas, and putting those together with Quickness and Variety, wherein can be found any Resemblance or Congruity, thereby to make up pleasant Pictures and agreeable Visions in the fancy; Judgement, on the contrary, lies quite on the other Side, In separating carefully one from another, Ideas wherein can be found the least Difference, thereby to avoid being misled by Similitude, and by Affinity to take one thing for another ». Addison propose une vision positive du *wit* in: *The Spectator* (cf. note 5), I, 62 (11 mai 1711), p. 248-254; sur la notion de « fancy », Theodor Klimek: *Zur Bedeutung von English ‹Imagination› and ‹fancy›*, in: *Archiv für Begriffsgeschichte* XII (1968), p. 206-231; David Abercromby: *Discourse on Wit*, Londres, Weld, 1685; Dominique Bouhours: *La Manière de bien penser dans les ouvrages d'esprit*, Paris, Cramoisy, 1687 (traduit en anglais en 1705 et 1728); Ernest B. Gilman: *The Curious Perspective: Literary and Pictorial Wit in the Seventeenth Century*, New Haven, Yale University Press, 1978.

[23] Forster: *Ansichten vom Niederrhein* (cf. note 13), p. 54: « Auch hier aber, wie im ganzen Leben, können wir uns nicht alles aneignen; es ist eine Ökonomie der Zeit und des Gedächtnisses nöthig, um nur das Wesentliche, uns Angemessene aufzufassen; glücklich, wenn die Wahl so ausfällt, dass die Bilder, die wir uns aufbewahren, Abdrücke interessanter Geisteskräfte sind und manche andere entbehrlich machen ».

[24] Harald Weinrich: *Léthé. Art et critique de l'oubli*, Paris, Fayard, 1999.

richesse invisible qui la travaille: l'esprit qui l'a portée à l'existence et qui l'a marquée de son sceau.

Denis Thouard (Paris/Berlin)

L'invention du sentiment chez Kant. De la critique à l'anthropologie

The feel of not to feel it
(Keats, *In drear nighted December, dec. 1817*)

Il peut paraître imprudent de prétendre voir chez un auteur « l'invention » de quelque chose d'aussi simple et apparemment universel que le sentiment. Heureusement, on a éprouvé avant Kant des sentiments, sans s'autoriser de lui, et continué après lui d'en éprouver. On se souvient que le second livre de la *Rhétorique* d'Aristote contient une analyse très fine de plusieurs sentiments comme la peur ou la colère. Par ailleurs, on n'a pas non plus attendu Kant pour penser le sentiment: on trouve en effet chez des auteurs que Kant a connus comme Malebranche ou Mendelssohn des développements très élaborés, et l'on sait que Hume et Tetens en particulier l'ont ici inspiré.

Si l'on peut parler à juste titre de l'invention d'un concept de sentiment, bien distincte donc de toute phénoménologie des sentiments, c'est à deux égards. D'une part, l'irruption du sentiment au sens spécifique de *sentiment pur* provoque un bouleversement de l'architectonique de la Critique et correspond bien à une innovation qui s'impose en quelque sorte au philosophe lui-même. L'idée d'un sentiment pur est effectivement déroutante, mais elle résulte des contraintes de sa pensée et se révèle centrale pour sa propre conception de la subjectivité: le sujet kantien ne se réduit pas au « Je transcendantal », mais se réfléchit lui-même dans le sentiment.[1] Le sentiment est pur car il est formel et *désintéressé*, indifférent à l'existence de l'objet qui le suscite. Cette propriété permet de remonter le fil de sa constitution, depuis le discours de la spiritualité au 17e siècle (Molinos, Fénelon, le piétisme) jusqu'à son reversement dans le domaine de l'analyse des apparences avec l'esthétique naissante au 18e siècle (Shaftesbury, Hutcheson, Hume).[2]

[1] On trouve peu de littérature secondaire sur le sujet. Cf. George Schrader: *The Status of Feeling in Kant's Philosophy*, in: Pierre Laberge, François Duchesneau, Bryan E. Morrisey (dir.): *Actes du congrès d'Ottawa sur Kant dans les traditions anglo-américaine et continentale tenu du 10 au 14 octobre 1974*, Ottawa 1976, p. 143-164.

[2] On ne saurait en fait limiter l'étude à une généalogie esthétique, car le concept a été élaboré dans un contexte de spiritualité. Dans ce cadre élargi, les distinctions sur lesquelles Werner

L'analyse qui en résultera aura curieusement une très grande résonance, tant pour la pensée du sujet que pour la pensée esthétique, mais aussi anthropologique.

C'est le deuxième aspect qui justifie que l'on parle d'une invention. Tout se passe comme si la détermination kantienne du sentiment *pur* venait marquer pour longtemps le concept philosophique de sentiment au point que les recours ultérieurs à celui-ci, quoique dégagés du souci de pureté, s'y réfèrent encore. Dès la parution de la *Critique de la faculté de juger*, l'importance de l'innovation fut aussitôt remarquée et débattue, de Fichte à Schiller, Schlegel, Humboldt ou Schleiermacher. La portée de la théorie du sentiment pur fut si grande que par la suite, bien des références au concept de sentiment sous-entendent en fait le sentiment pur de Kant, alors même qu'elles s'orientent tout à fait ailleurs. On prendra pour finir un exemple tiré de l'anthropologie philosophique pour le faire apparaître.

La réflexion de Kant peut se comprendre, dans ses deux phases majeures, comme une critique du sentiment: d'abord dans le mouvement de s'en défaire, ce qui présuppose qu'on y a adhéré, jusqu'au centre de la *Critique de la raison pratique*; puis, comme réhabilitation critique, quand Kant reconnaît l'existence d'une troisième faculté supérieure de l'âme, en sus de la faculté de connaître et de celle d'agir, et qu'il pousse cette découverte au point de faire de la troisième *Critique*, en partie, une « critique du sentiment ».

C'est le sentiment qui permet la compréhension d'une subjectivité qui s'avère à la fois réceptive et spontanée, sensible et consciente d'elle-même, autonome et située. De même que la *Critique de la faculté de juger* avoue nettement son ambition systématique de relier l'une à l'autre les deux parties de la philosophie critique, l'une tournée vers la sensibilité et privilégiant le sujet connaissant, l'autre orientée à la raison pratique et obligeant la personne morale, la faculté qu'elle met en œuvre, le sentiment, est propre à présenter l'unité d'un sujet humain à la fois libre et sensible, présentation différée dans les deux premières *Critiques*. Le sentiment et, avec lui, la compréhension nouvelle de la subjectivité qu'il appelle, n'est pas à penser comme une troisième faculté « supérieure », venant se placer, par symétrie, entre les deux précédentes: il est leur reprise et leur médiation, leur dialectisation dans le tout du sujet humain tel que le décrit l'anthropologie, désormais pensé dans l'exigence critique. Au bénéfice de l'expérience de la contemplation du beau, dont le caractère premier est d'être désintéressée, Kant découvre un espace libre où la subjectivité peut s'éprouver comme telle, dans le jeu de l'imagination et de l'entendement dont la règle est indéterminée. Le sujet de

Strube attire l'attention ont tout leur prix: Werner Strube: *Interesselosigkeit. Zur Gechichte eines Grundbegriffs der Ästhetik*, in: *Archiv für Begriffsgeschichte* 23 (1979), p. 148-174.

sentiment ne donne plus ses lois aux phénomènes de l'expérience dans un jugement déterminant, il ne se détermine pas non plus lui-même en obéissant à la loi morale, mais éprouve simplement en lui son accord au phénomène et à ses lois subjectives. Kant nomme cette conscience de soi dans le détachement esthétique *héautonomie*. Celle-ci dit à la fois l'originalité de la position atteinte et son lien à la structure de l'autonomie sous la condition de laquelle elle reste pensée.

I. L'accomplissement de la subjectivité

Si l'on rencontre, au cours du siècle de Kant, un recours massif à la notion de sentiment dans les domaines de la morale et du goût, ce n'est pas premièrement en eux qu'elle trouve sa portée et sa justification. Elle est d'emblée requise pour penser les apories de la connaissance de soi. Les progrès de la science de la nature-objet font apparaître que le sujet ne se rapporte pas à lui-même comme à un objet, mais sur un mode immédiat, non conceptuel. Le sujet peut sans doute connaître les objets mais ne se connaît pas lui-même, sauf à se considérer sous l'aspect de l'objet. Mais l'expérience la plus ordinaire atteste à chacun, fût-il le plus abstrait des spéculateurs, qu'il n'est pas sous tous les rapports vis-à-vis de lui-même dans la même distance qu'avec les objets.

Malebranche, de façon caractéristique, oppose nettement la connaissance que l'on peut prendre des choses étendues et l'absence totale de connaissance de soi, à défaut de laquelle l'âme ne possède « rien qu'un sentiment ». Sentiment est ce dont il n'y a pas concept ou idée, l'immédiat éprouvé par un sujet, qui désigne bien un réel, mais impensé. Les tentatives nombreuses pour explorer cet impensé dans les domaines de l'esthétique ou de la morale se comprennent depuis cet écart par rapport à la connaissance objective. Un domaine d'expérience original, jusque-là négligé ou pensé autrement, est investi par la pensée au titre du sentiment.

Considérant la pensée comme étant discursive, Kant tend à rejeter la facilité apparente et la stérilité bien réelle de ces approches. Cependant il reconnaît volontiers, avec son temps, qu'il y a là quelque chose à penser. Il distingue donc entre ce qui est visé et la façon de le viser. Il critique le discours pour sauver le phénomène. Il ne s'agit pas pour lui de réduire le sentiment à un concept, mais de penser à travers lui le sujet du jugement, de la réflexion, des concepts. Le sentiment énonce à la fois l'immédiateté et la réflexivité. Il est comme un sentir, mais il est un sentir tel qu'il ne se donne que depuis la réflexion. Il est le sens de l'intimité, mais en tant qu'il présuppose une extériorité effective: le sentiment rapporte immédiatement le sujet à lui-même, *mais dans l'extériorité*. Dans l'œuvre critique, le sujet se rapporte différemment à lui-même selon qu'il se considère comme objet à connaître, personne morale ou subjectivité sensible; mais toujours, il en passe par une extériorité. Et c'est dans le phénomène de la beauté que la subjectivité s'expose et s'éprouve pour elle-même. Le discours sur le beau ne constitue pas ainsi une « esthétique », mais un discours sur la subjectivité, le sentiment (*Gefühl*) étant précisément, par différence d'avec la sensation (*Empfindung*), ce qui « schlechterdings keine Vorstellung eines Gegenstandes ausmachen kann » (§ 3).[3] Si l'on considère la troisième *Critique* qui la promeut non seulement comme l'exploration d'un nouveau lieu du jugement et de l'expérience humaine, mais aussi comme une réflexion sur l'entreprise critique elle-même, la question du sentiment dans l'expérience totale du sujet humain est bien une question « fondamentale ».[4]

Par ailleurs, si l'entreprise critique ne se réfléchit elle-même qu'à la faveur du libre jeu de la subjectivité esthétique, dans l'analyse de la structure du sentiment, il est clair que l'exercice de la critique et le sentiment ont partie liée. C'est la *Critique de la faculté de juger* qui achève l'examen transcendantal des pouvoirs de l'esprit (*Gemüt*) et organise celui-ci en un tout systématique.[5] Ce système des pouvoirs, c'est-à-dire des fonctions de l'esprit, se constitue en même temps que s'explicite la double nature du jugement, déterminant et réfléchissant, qu'expose la dernière *Critique*. L'apparition du point de vue de la réflexion, qui marque la grande nouveauté de cette refonte de la théorie logique du jugement, ne manque pas d'être solidaire de l'analyse de la subjectivité en termes de sentiment, comme nous tâcherons de le montrer.

À travers le sujet de sentiment, Kant présente pour la première fois systématiquement le sujet libre *et* sensible. Il apparaît alors que l'ouverture à la dimension transcendantale se fait par la réflexion d'un sujet qui est déjà, en lui-même, engagé dans un rapport original au sensible et à lui-même. Le sujet de sentiment est pour Kant le véritable citoyen de deux mondes, assumant son ambiguïté essentielle: être sujet de plaisir et de déplaisir, puissant et affecté, agissant et souffrant. Le dualisme de méthode qui caractérise certains pans de l'entreprise critique est ici potentiellement dépassé, de même qu'il l'est à travers quelques-uns des thèmes forts de la *Critique de la faculté de juger,* comme la notion de jeu ou surtout l'apparition du concept

3 Immanuel Kant: *Kritik der Urteilskraft*, éd. par Wilhelm Windelband, in: *Kant's Gesammelte Schriften*, Königlich Preußische Akademie der Wissenschaften, vol. V, Berlin 1908 (^{2}1913), p. 165-485, ici p. 206.

4 Schrader: *The Status* (cf. note 1), p. 164.

5 Kant: *Kritik der Urteilskraft* (cf. note 3), vol. V, p. 197.

d'héautonomie. Cependant force est de remarquer que Kant ne thématise pas explicitement l'auto-réflexion de la troisième *Critique* et que ce n'est qu'au niveau de la systématique qu'apparaît la volonté de reprise des deux premiers ouvrages. D'autre part, il reste tributaire du cadre formel de la description, par la psychologie contemporaine, des facultés de l'âme,[6] bien qu'il s'en serve essentiellement dans le sens de l'analyse transcendantale; la question de l'unité ultime de la subjectivité ne saurait être posée radicalement dans ce cadre.

II. Le sens du recours au sentiment

C'est dans les domaines respectifs de l'esthétique et de la pensée morale que l'on voit apparaître, au siècle de Kant, le recours au sentiment. L'esthétique comme discipline se comprend à partir de la volonté d'interpréter l'expérience du goût d'une manière rationnellement satisfaisante. La réflexion morale est chez Kant le lieu d'un retournement étonnant. Une « seconde révolution copernicienne » interne au kantisme s'y opère dans le jeu complexe de la faculté de désirer et du sentiment que la *Critique de la raison pratique* n'autonomise pas. D'un côté, en effet, il s'agit de défendre l'exercice d'une forme supérieure de la faculté de désirer, ce qui correspond à établir l'autonomie de la volonté. Pouvoir de déterminer une représentation par la volonté, la faculté de désirer est indépendante de toute expérience en vertu de la loi morale qui est un principe synthétique *a priori*, ne se fondant sur aucune intuition. Kant la nomme à ce titre *ratio cognoscendi* de la liberté.[7] La pure forme de la loi permet l'abstraction de toute matière et garantit l'auto-détermination de la volonté, son autonomie comme bonne volonté pure, expression de la raison pratique.[8] La faculté de désirer est supérieure parce qu'elle se donne à elle-même sa propre législation. Comme cette législation autonome s'exprime par la représentation de la loi morale, la volonté pose un ordre des choses à réaliser conformément à cette représentation.

Or cette représentation *a priori* se trouve en rapport avec le sentiment du sujet qu'elle affecte de manière non pathologique. Puisque le désir n'est pas distingué du sentiment, nous trouvons dans la *Critique de la raison pratique*

[6] Et en particulier de la tripartition esquissée par Johannes Nikolaus Tetens, se demandant si le sentiment peut être le pouvoir fondamental (*Grundkraft*) de l'âme; J. N. Tetens: *Philosophische Versuche,* Leipzig 1777.

[7] Immanuel Kant: *Kritik der praktischen Vernunft*, éd. par Paul Natorp, in: *Kant's Gesammelte Schriften*, Königlich Preußische Akademie der Wissenschaften, vol. V, Berlin 1908 (^{2}1913), p. 1-163, ici p. 4.

[8] *Ibid.*, p. 27, § 4, Théorème III.

la situation singulière d'un sentiment *a priori*: outre la faculté supérieure de désirer, il y a une forme supérieure du sentiment, c'est-à-dire un sentiment suscité par une représentation *a priori*. Mais comme sentiment et désir ne sont pas distingués ici, la forme supérieure de la faculté de désirer s'éprouve comme affectée en retour par la représentation pure qu'elle suit.

La section consacrée au respect (*Achtung*) au terme de la *Critique de la raison pratique* marque bien un point d'inflexion décisif de la démarche kantienne. Les implications de cette involution se montrent aussi bien pour l'organisation systématique, pour la subjectivité et pour le statut de la méthode transcendantale elle-même qui s'en trouve « étendue et approfondie ».[9] La brèche ouverte par le sentiment du respect dans la raison pratique, justifié comme cas unique de sentiment « pur » dans lequel l'autonomie de l'homme s'affirme concrètement, rend possible un redéploiement de la critique. En prenant en compte la possibilité que l'effet de la raison sur elle-même produise une *affection* pure par son origine, Kant est sur la voie d'une réhabilitation de la sensibilité. Cette sensibilité est alors médiatisée par la subjectivité; elle n'est plus sensation, mais sentiment. Elle est purifiée, non pathologique, pour autant que sa forme seule y sera impliquée, comme le rend pensable l'*Esthétique transcendantale*. Cependant ce sentiment pur tend à inscrire la raison dans une individualité concrète, à la singulariser dans une subjectivité qui ne sera plus seulement privée, mais universelle. Cette universalité subjective est un thème important de la *Critique de la faculté de juger*.

III. La réhabilitation du sentiment

De fait, dès la fin de la rédaction de la *Critique de la raison pratique*, Kant a envisagé d'étendre la définition du sentiment pur limitée alors au respect au sentiment de plaisir et de déplaisir en général, et jusqu'en 1789, il médite une « critique du goût » ou du sentiment. La lettre à Reinhold du 28-31 décembre 1787 montre le rôle heuristique joué par le tableau des facultés de l'esprit dans la découverte de la possibilité de reconduire à des principes *a priori* le sentiment de plaisir et de déplaisir. Rappelons que, dans la seconde édition de la *Critique de la raison pure* (parue également en 1787), Kant repoussait encore une telle hypothèse.

> Dies ist eine innigliche Überzeugung die mir daher erwächst, daß ich im Fortgange zu anderen Unternehmungen nicht allein es immer mit sich selbst stimmig

[9] Comme le remarque Jules Vuillemin dans son *Introduction* à Louis Guillermit: *L'élucidation critique du jugement de goût chez Kant*, Paris 1986, p. V; et L. Guillermit, *ibid.*, p. 34-35.

> befinde, sondern auch wenn ich bisweilen die Methode der Untersuchung über einen gewissen Gegenstand nicht recht anzustellen weiß, nur nach jener allgemeinen Vorzeich[n]ung der Elemente der Erkenntnis und der dazu gehörigen Gemüthskräfte zurück sehen darf um Aufschlüsse zu bekommen deren ich nicht gewärtig war. So beschäftige ich mich jetzt mit der Kritik des Geschmacks bei welcher Gelegenheit eine neue Art von Principien *a priori* entdeckt wird als die bisherigen. Denn der Vermögen des Gemüths sind drei: Erkenntnisvermögen Gefühl der Lust und Unlust und Begehrungsvermögen. Für das erste habe ich in der Kritik der reinen (theoretischen) für das dritte in der Kritik der praktischen Vernunft Principien *a priori* gefunden. Ich suchte sie auch für das zweite und ob ich es zwar sonst für unmöglich hielt, dergleichen zu finden, so brachte das Systematische was die Zergliederung der vorher betrachteten Vermögen mir im menschlichen Gemüthe hatte entdecken lassen und welches zu bewundern und wo möglich zu ergründen mir noch Stoff gnug für den Überrest meines Lebens an die Hand geben wird mich doch auf diesen Weg so daß ich jetzt drei Theile der Philosophie erkenne deren jede ihre Principien *a priori* hat die man abzählen und den Umfang der auf solche Art möglichen Erkenntnis sicher bestimmen kann — theoretische Philosophie Teleologie und praktische Philosophie von denen freilich die mittlere als die ärmste an Bestimmungsgründen *a priori* befunden wird.[10]

Kant est donc guidé par sa formalisation. Écrivant à Reinhold, qui l'a sans doute stimulé dans sa recherche d'une cohérence, Kant précise en quel sens son tableau des éléments de la connaissance et des facultés de l'esprit lui a servi de boussole, à la fois pour entrevoir une troisième *Critique* propre à conférer un tour plus systématique à son entreprise, et pour faire apparaître « l'unité de la raison ». Il insiste pour cela sur l'aspect systématique de l'esprit humain. L'enjeu est double: *accomplir la démarche critique*, en traitant de la *téléologie*, comme médiation entre le système des lois de la nature, connu par l'entendement, et le règne des fins, visé par la raison pratique; et *réunifier le sujet* en resituant sans l'y réduire le transcendantal dans l'empirique. C'est ainsi que le sujet à l'œuvre dans les *Critiques* devient lui-même au centre d'une *Critique* portant sur le sentiment: la démarche critique se réfléchit elle-même.[11] La systématicité criticiste comprend l'instance qui la met en œuvre. Kant dessine ainsi par avance la réunion du système et de la subjectivité que les post-kantiens considèreront comme une tâche première.

[10] *Kant's Briefwechsel*, in: *Kant's Gesammelte Schriften*, Königlich Preußische Akademie der Wissenschaften, vol. X, Berlin 1900, p. 514-515.

[11] Alfred Bäumler avait aperçu que « die Kritik des Geschmacks ist die ‹Kritik der Kritik› ». Cf. A. Bäumler: *Das Irrationalitätsproblem in der Ästhetik und Logik des 18. Jahrhunderts bis zur Kritik der Urteilskraft*, Halle 1923, p. 15.

Non seulement le sentiment est reconnu comme une faculté irréductible de l'âme, mais la possibilité d'une légalité *a priori* est envisagée. Un domaine ni cognitif ni pratique, mais purement subjectif s'ouvre dès lors à l'analyse. C'est le thème de la « Critique du sentiment », évoquée par la première *Introduction* à la *Critique de la faculté de juger*, qui a inspiré le travail des années 1787-89, avant de céder la place logiquement à la « faculté de juger », avec la décision d'adjoindre une seconde partie téléologique à l'ensemble. Kant y souligne que

> Da nun in der Zergliederung der Gemüthsvermögen überhaupt ein Gefühl der Lust, welches, von der Bestimmung des Begehrungsvermögens unabhängig, vielmehr einen Bestimmungsgrund desselben abgeben kann, unwidersprechlich gegeben ist, zu der Verknüpfung desselben aber mit den beiden andern Vermögen in einem System erfordert wird, daß dieses Gefühl der Lust so wie die beide andere Vermögen, nicht auf blos empirischen Gründen, sondern auch auf Principien *a priori* beruhe, so wird zur Idee der Philosophie, als eines Systems, auch (wenn gleich nicht eine Doctrin, dennoch) eine Kritik des Gefühls der Lust und Unlust, sofern sie nicht empirisch begründet ist, erfordert werden.[12]

L'analyse des facultés permet leur distinction; l'une n'est pas l'autre. Elle n'implique pas leur hypostase, puisque c'est le système qu'elles articulent qui est en cause, le jeu des forces du *Gemüt*. En outre, la question véritablement critique est celle d'une possible interprétation transcendantale de la faculté de plaisir et de déplaisir, qui reste problématique, même une fois admis le respect comme « sentiment pur ».[13] La découverte de la subjectivité pure paraît ensuite recouverte par le souci systématique de relier les *Critiques*, mais elle demeure explicite dans la problématique du jugement déterminant et réfléchissant.[14]

[12] Kant: *Erste Einleitung in die Kritik der Urteilskraft*, in: *Kant's Gesammelte Schriften*, Königlich Preußische Akademie der Wissenschaften, vol. XX, Berlin 1928, p. 193-251, ici p. 207.

[13] Sur cet élargissement, voir Guillermit (cf. note 9), p. 34-35, qui voit même une « palinodie » dans les vicissitudes de la conception kantienne du sentiment (p. 16). Mais Kant ne cessera pas de condamner la philosophie du sentiment et toutes les formes de « chimérisme ». Cf. Kant: *Von einem neuerdings erhobenen vornehmen Ton in der Philosophie*, in: *Kant's Gesammelte Schriften*, Königlich Preußische Akademie der Wissenschaften, vol. VIII, Berlin 1912, p. 387-406, ici p. 389-395.

[14] Le déplacement du sentiment au jugement, soit d'un thème anthropologique à un thème logique, répond à la réinterprétation par Kant de son entreprise dont la finalité est le privilège accordé à la systématicité interne du criticisme. La téléologie devient prépondérante, mais si ce déplacement recouvre la première orientation vers la subjectivité, elle ne l'évacue aucunement.

IV. Le sentiment comme médiation

Une *Critique du sentiment* permettrait d'envisager la médiation entre les pôles subjectifs des deux premières *Critiques*. Chaque fois, c'est « die große Kluft, welche das Übersinnliche von den Erscheinungen trennt, »[15] qu'il s'agit de combler, ou en tout cas de « eine Brücke von einem Gebiete zu dem andern hinüberzuschlagen »,[16] de surmonter l'abîme entre le sujet connaissant qui thématise la nature et le sujet moral qui agit par liberté et compromet l'unité de la subjectivité.[17] Mais comment pourrait-il donc y avoir un sentiment pur, sans rien de « pathologique », alors que le sentiment est par définition un pâtir, une disposition réceptive du sujet, et que c'est à ce titre que tout recours de principe au « sentiment moral » a été préalablement écarté dans la *Critique de la raison pratique?*

La réponse n'est qu'en partie dans l'examen du raisonnement permettant l'admission du respect comme unique sentiment non pathologique: car il n'y a guère plus qu'une analogie possible entre celui-ci et le sentiment « esthétique ». Même rapporté à la simple forme du phénomène de l'art, un tel sentiment n'a pas affaire ici au produit de la raison, la majesté de la loi morale, mais à un spectacle contingent et sensible. Cependant la démarche transcendantale ne nécessite, pour légitimer l'admission d'une faculté supérieure de plaisir et de déplaisir, que de fonder le sentiment de façon non empirique.[18] Si le sentiment de plaisir et de déplaisir est la « einzige so genannte Empfindung, die niemals Begrif von einem Objecte werden kann »,[19] il peut être soit empirique, s'il se rapporte immédiatement au sens interne, soit transcendantal, s'il renvoie au principe de la faculté de juger, au jeu des facultés « im ästhetischen Reflexionsurtheile ».[20] Le sentiment de l'effet de ma propre acti-

[15] Kant: *Kritik der Urteilskraft* (cf. note 3), vol. V, p. 195.

[16] *Ibid.*

[17] Les premiers à discuter les thèses kantiennes eurent en même temps pour ambition d'achever la critique en un système unifié et de fonder celle-ci dans l'unité du sujet. C'est manifestement la voie empruntée par Fichte, dont le commentaire paraphrastique serré de la *Critique de la faculté de juger* date de 1790-1791 (Johann Gottlieb Fichte: *Nachgelassene Schriften*, in: *Id.*: *Gesamtausgabe der Bayerischen Akademie der Wissenschaften*, éd. par Reinhard Lauth *et alii*, vol. II, 1, Stuttgart 1962, pp. 325-373). Tout se passe comme si, par la suite, Fichte cherchait à égaliser les deux moments, solidaires, mais distincts chez Kant, pour fonder l'unité systématique de la philosophie à travers l'unité systématique de la subjectivité: non plus la médiation après coup des parties du système, mais leur production unifiée depuis le fait originaire de l'auto-position de la conscience de soi. Voir Frederick Neuhouser: *Fichte's Theory of Subjectivity*, Cambridge 1990.

[18] Kant: *Erste Einleitung in die Kritik der Urteilskraft* (cf. note 12), vol. XX, p. 207.

[19] *Ibid.*

[20] *Ibid.*

vité judicative où jouent entendement et imagination peut accéder à un statut quasi transcendantal où il rend compte de la possibilité de l'expérience esthétique. Dans ce cas, le sentiment se rapporte à l'effet d'une réflexion, d'un jugement, alors que la réflexion elle-même se rapporte à la forme de la sensation dans l'espace dont elle apprécie la finalité. Un concept transcendantal du sentiment est possible par la médiation de la notion de forme et de finalité, par le jeu des facultés et le rôle du jugement. Un tel sentiment est sentir de soi, dans la mesure où c'est le *Gemüt* qui s'affecte lui-même dans l'exercice de ses pouvoirs. La légalité du jugement esthétique réside dans l'articulation des facultés dont le jeu harmonieux suscite le sentiment de plaisir. L'élément commun entre le respect et le « ästhetische[s] Reflexionsurtheil » est l'identité du plaisir et de l'état où se met l'esprit par le seul jeu de ses facultés:

> Dagegen ist die Vorstellung einer subjectiven Zweckmäßigkeit eines Objects mit dem Gefühle der Lust so gar einerlei (ohne daß eben ein abgezogener Begriff eines Zweckverhältnisses dazu gehörte) und zwischen dieser und jener ist eine sehr große Kluft. Denn ob, was subjectiv zweckmäßig ist, es auch objectiv sei, dazu wird eine mehrentheils weitläuftige Untersuchung, nicht allein der praktischen Philosophie, sondern auch der Technik, es sei der Natur oder der Kunst erfordert, d.i., um Vollkommenheit an einem Dinge zu finden, dazu wird Vernunft, um Annehmlichkeit, wird bloßer Sinn, um Schönheit an ihm anzutreffen, nichts als die bloße Reflexion, (ohne allen Begriff) über eine gegebene Vorstellung erfordert.[21]

Le sentiment esthétique est quasi transcendantal dans la mesure où il est irréductible au jugement empirique ou psychologique, mais contient en lui une universalité subjective qu'exprime sa prétention à l'universalité. La critique du goût s'interroge effectivement sur les conditions du jugement esthétique dont elle analyse la légalité: plaisir et déplaisir ne sont donc pas la cause du jugement esthétique, mais l'effet qui l'accompagne nécessairement, au point qu'on est en droit de postuler l'universalité du sentiment.

En supposant qu'il puisse y avoir une faculté supérieure de plaisir, Kant permet de penser l'humanité de l'homme vivant et pensant. Dans l'homme, il est possible d'isoler par réflexion une subjectivité transcendantale dont l'unité dernière se confond avec cette vie en quoi se mêlent essor et frein, agir et pâtir. Le sentiment, parce qu'il est sentiment de plaisir, suppose une corporéité singulière. Il est sentiment de la vie comme sentiment de ma propre corporéité subjective (comme *Leib*), éprouvée unitairement devant les affections les plus diverses; devant les représentations « belles », ce sentiment

[21] *Ibid.*, p. 228-229. Voir Guillermit, (cf. note 9), p. 36-37.

de moi-même est intimement lié à une réflexion immédiatement éprouvée comme plaisir. Le sentiment est donc en nous le mode subjectif de l'expérience d'une telle liaison: il est *réflexion sentie* à travers la façon dont les forces de l'âme jouent entre elles. Le « fond » de cette « âme » n'est pas « connaissable », mais nous avons le sentiment d'un soi qui enveloppe corps et pensée. Cette forme de rapport à soi est d'une subjectivité corporelle et spirituelle; c'est le corps-propre qui individualise le sujet. Les structures subjectives universelles de la « raison pure » se trouvent maintenant réinscrites et particularisées dans le milieu humain d'une subjectivité réfléchissante où individu empirique et sujet transcendantal ne s'opposent plus. L'analyse des jugements esthétiques réfléchissants donne un statut autre qu'empirique au sentiment de plaisir et de déplaisir.

V. Le sentiment et l'expérience de l'humanité

Le lien même de la conscience à la vie n'est autre que le sentiment du jeu des diverses forces de l'âme (imagination, entendement, désir) au sein du *Gemüt*. L'épreuve du corps sensible, expérimenté comme *mien* dans le sentiment, est susceptible d'une acception transcendantale par la médiation du jeu de ces représentations et de leur effet. L'expérience de la beauté permet de s'en assurer: elle présente un cas de rapport à soi non cognitif et non pathologique, suscitant un plaisir qui touche au *sentiment de la vie* du sujet lui-même, universel et communicable en droit. Le sujet ne se rapporte pas à soi sur le mode de la « représentation » ou d'une quelconque « objectivation », mais d'une façon universelle et pure qui met en jeu l'ensemble des facultés supérieures, l'ensemble de la subjectivité et elle seule:

> Annehmlichkeit gilt auch für vernunftlose Thiere; Schönheit nur für Menschen, d.i. thierische, aber doch vernünftige Wesen, aber auch nicht blos als solche (z.B. Geister), sondern zugleich als thierische.[22]

L'expérience de la beauté permet ainsi au sujet de se constituer dans la conscience de son humanité, soit dans l'unité de sa destination éthique dans le règne des fins et de sa finitude que rappelle constamment la limitation de son pouvoir de connaître. Cette expérience où s'éprouve le sentiment prépare également à la communication horizontale des sujets, qui remplace toute identification substantielle en nature ou en esprit.

Cette situation de la *Critique de la faculté de juger* qui, dans sa partie esthétique, n'est pas l'objet d'un mode de connaître particulier mais

[22] Kant: *Kritik der Urteilskraft* (cf. note 3), vol. V, p. 210.

l'exercice d'une réflexion, lui confère une fonction de réconciliation avec le niveau de l'expérience commune. Comme l'avait bien remarqué Cassirer, la conscience esthétique pose en effet une communication universelle entre les sujets qui ne passe pas par l'objectivation du concept: une compréhension s'opère dans le non-conceptuel:[23]

> Im Phänomen des Schönen ist das Unbegreifliche getan, daß bei seiner Betrachtung jedes Subjekt in sich selbst bleibt und rein in den eigenen inneren Zustand versunken ist, während es sich zugleich von aller zufälligen Partikularität losgelöst und als Träger eines Gesamtgefühls weiß, das nicht mehr ‹Diesem› oder ‹Jenem› angehört.[24]

La contemplation désintéressée libère la subjectivité de la particularité: le sujet n'est pas substance mais activité réfléchissante. Ce rapport à soi et aux autres dans l'apparence et le sentiment permet à Kant de thématiser le mode *commun* de la conscience subjective, c'est-à-dire à la fois ordinaire et partagé. D'une part, on ne vit point toujours sur le registre de la connaissance ou de l'obéissance; d'autre part, on n'y rencontre pas directement autrui. L'expérience du jugement esthétique conduit à la postulation d'un *sens commun* (§ 40), c'est-à-dire de l'universalité du jugement réfléchissant à l'œuvre dans l'appréciation du beau, mais surtout, d'un *sentiment commun.* L'anticipation subjective de l'universalité dans le sens commun fait du sentiment l'anticipation de la communauté.

La prétention à la validité universelle du jugement de goût suppose au moins que je considère que chacun peut éprouver pour lui-même un sentiment de plaisir analogue devant un beau spectacle. Cela n'est possible qu'à la condition que chacun en juge de même: le principe subjectif qui détermine le jugement de goût comme communicable postule son universalité. Je pose ainsi que cela que j'éprouve esthétiquement (et non pathologiquement) comme beau doit être jugé tel par autrui, c'est-à-dire qu'il doit (*soll*) ressentir en lui-même le même sentiment de plaisir lié à la satisfaction esthétique pure. C'est parce que chacun émet la même revendication à la validité universelle de son jugement, en dépit de la manifeste discordance de fait des jugements, que Kant peut en postuler la nécessité subjective (§ 22). La modalité du jugement de goût est ainsi la nécessité, qui est d'abord la nécessité du plaisir ressenti. Le sentiment esthétique présente donc l'universalité subjective à même la singularité de chaque rencontre. Mais ce n'est qu'en établissant la structure logique de la relation du sentiment à l'universel de la

23 Voir le commentaire de Ernst Cassirer: *Kants Leben und Lehre*, Berlin 1921, p. 340 *sq.*

24 *Ibid.*, p. 339: « Mit dieser Empfindung aber gelingen wir gleichsam erst in den vollen Besitz der Subjektivität selbst ».

communication que Kant légitime les caractéristiques relevées par l'*Analytique du beau*.

> Dagegen ist die Lust am Schönen weder eine Lust des Genusses, noch einer gesetzlichen Thätigkeit, auch nicht der vernünftelnden Contemplation nach Ideen, sondern der bloßen Reflexion.[25]

VI. Le désintéressement et la subjectivité pure

La mise entre parenthèses préalable de tout intérêt, de toute entremise et intervention, permet d'évacuer deux suspicions. Le sentiment n'est pas une réaction physiologique ou psychologique, il ne se réduit pas à la sensation de l'agréable. Il n'est pas non plus en lui-même l'effet d'une appréciation morale. Ce dernier point est le plus important. Le sentiment apparaît comme la *médiation* des facultés de connaître et de désirer; c'est leur « intermédiaire » (*Mittelglied zwischen*);[26] il est « entre » elles (*zwischen*).[27] Mieux, étant en puissance d'elles deux, car passif comme le connaître et actif comme le désir, il les contient *implicitement*: elles sont le déploiement de la subjectivité dans ses pouvoirs. Le désintéressement du sentiment esthétique rend possible sa dissociation d'avec le désir. L'intérêt étant avant tout pratique, « intérêt de la raison »,[28] le désintéressement regarde principalement l'originalité du troisième pouvoir de l'esprit. Loin de l'opposer à la réalisation de l'intérêt pratique, il l'anticipe à sa façon, sans s'y confondre.[29]

Dans le connaître, le sujet s'oublie en direction de l'objet qu'il constitue pourtant, et l'oubli de sa propre opération est précisément à la source des illusions transcendantales qui mettent la validité de la connaissance en péril. En montrant le caractère inévitable d'une telle illusion dans la thématisation de l'objet, la *Critique de la raison pure* interprétait la connaissance comme le résultat des opérations du sujet, faisant spontanément abstraction de soi. Pour soi-même, le sujet connaissant n'est pas: l'auto-réflexivité absolue lui est refusée sur ce mode. Il ne peut connaître que de l'objet, et soi-même sous un mode objectif seulement.

[25] Kant: *Kritik der Urteilskraft* (cf. note 3), vol. V, p. 292.
[26] *Ibid.*, p. 177.
[27] *Ibid.*, p. 179.
[28] Kant: *Kritik der praktischen Vernunft* (cf. note 7), p. 119-120.
[29] Un aspect qui a été bien montré par Paul Guyer: *Kant and the Experience of Freedom. Essays on Aesthetics and Morality*, Cambridge 1993.

La contemplation esthétique a pour effet de suspendre, en quelque sorte, cette plongée dans l'objet. Le jugement de goût n'est jamais constitutif,[30] mais prend pour thème la subjectivité elle-même qui en fait l'expérience, sur le mode non objectivant du sentiment. C'est par son désintéressement, qui met entre parenthèses toute position de la réalité d'un objet visé, et par son caractère non-conceptuel, que le jugement de goût met en rapport une subjectivité qui *se sent libre* (§ 6) et l'individualité, le sans concept. La formalité universelle d'un sujet joue ici dans son rapport avec la pure contingence esthétique: la subjectivité esthétique produit un jugement situé, un jugement dont l'effet immédiat est un sentiment. Dans un tel sentiment, le rapport à soi est immédiat et présuppose cependant la réflexion, le jeu des facultés et l'appréhension de la consonance des formes. On peut donc considérer qu'ici l'individu devient porteur de la raison, et non plus l'inverse.[31] Plus précisément, *c'est au niveau de l'esthétique que Kant parvient à penser l'articulation de la subjectivité et de l'individualité.* S'il y a un sentiment pur, c'est que le jeu des forces du *Gemüt*, dans leur composition libre, produit un effet sensible sur l'individu contemplatif. Le sujet se rapporte à lui-même par le détour d'une rencontre purement contingente avec le beau. C'est cette contingence du spectacle qui l'atteste en retour comme sujet individué.

Le sujet s'atteint lui-même en visant l'objet, il n'est attentif qu'à la représentation et fait l'expérience d'être *affecté* par elle, de *se* sentir: « [...] das Subjekt, wie es durch die Vorstellung affiziert wird, sich selbst fühlt ».[32] La conscience immédiate de soi, dans sa version kantienne, passe par l'expérience du beau où la subjectivité est à elle-même. Par la représentation dans laquelle elle se laisse librement jouer, la subjectivité esthétique s'affecte elle-même à distance d'elle-même. La beauté donne un contenu purement formel à cette auto-affection. C'est quand il ne se cherche pas que le sujet s'atteint:

> Hier wird die Vorstellung gänzlich auf das Subject und zwar auf das Lebensgefühl desselben unter dem Namen des Gefühls der Lust oder Unlust bezogen: welches ein ganz besonderes Unterscheidungs- und Beurtheilungsvermögen gründet, das zum Erkenntniß nichts beiträgt, sondern nur die gegebene Vorstel-

[30] Le sentiment désigne bien « was jederzeit blos subjectiv bleiben muß und *schlechterdings keine Vorstellung eines Gegenstandes ausmachen kann* » (Kant: *Kritik der Urteilskraft* [cf. note 3], vol. V, p. 206). Nous soulignons.

[31] Enno Rudolph: *Odyssee des Individuums. Zur Geschichte eines vergessenen Problems*, Stuttgart 1991, p. 50.

[32] Kant: *Kritik der Urteilskraft* (cf. note 3), vol. V, p. 204.

> lung im Subjecte gegen das ganze Vermögen der Vorstellungen hält, dessen sich das Gemüth im Gefühl seines Zustandes bewußt wird.[33]

Ce rapport à soi non pathologique et non objectif *fonde* le jugement réfléchissant. *L'entreprise critique comprend ainsi sa propre possibilité en analysant la subjectivité de sentiment.* Kant rejoint ici le point où la subjectivité universelle se comprend elle-même comme un produit de la réflexion d'un individu. *La découverte du jugement réfléchissant*[34] *fonde cette réinterprétation de la subjectivité, car il est comme l'inversion du jugement déterminant.* L'individuation de la subjectivité transcendantale, à l'occasion du jugement esthétique, libère l'entreprise kantienne de tout soupçon d'illusion sur elle-même. Si l'illusion transcendantale est l'oubli de l'opération du sujet dans la constitution de la connaissance des choses, la *Critique* se donne, dans son troisième moment, les moyens de penser le point de vue selon lequel elle s'écrit. Le jugement réfléchissant opère en l'absence de la possibilité d'une déduction, « comme si » celle-ci cependant était possible.

Cette anticipation de la rationalité du jugement permet non seulement de thématiser le domaine esthétique, mais aussi de considérer la constitution de la méthode critique elle-même. La représentation, libérée de tout rapport réglé à l'objectivité, peut être considérée en elle-même et pour elle-même par le sujet.

> Wenn eine Bestimmung des Gefühls der Lust oder Unlust Empfindung genannt wird, so bedeutet dieser Ausdruck etwas ganz anderes, als wenn ich die Vorstellung einer Sache (durch Sinne, als eine zum Erkenntnißvermögen gehörige Receptivität) Empfindung nenne. Denn im letztern Falle wird die Vorstellung auf das Object, im erstern aber lediglich auf das Subject bezogen und dient zu gar keinem Erkenntnisse, auch nicht zu demjenigen, wodurch sich das Subject selbst erkennt.[35]

Le sujet de sentiment acquiert avec Kant un statut philosophique. Le sentiment permet d'envisager une recomposition de la subjectivité. Son ambivalence l'y porte, et avant tout le mode de conscience de soi qu'il propose, qui échappe à l'objectivation d'une connaissance de soi, comme au caractère formel de la conscience morale, en tant qu'elle se rapporte à l'universalité de la loi. Si le rapport à soi n'est pas constitutif, mais immédiatement éprouvé, il n'en reste pas moins interprété sur le modèle de *l'autonomie*. Le dévelop-

[33] *Ibid.* Souligné par nous.

[34] Voir l'article de Daniel Dumouchel: *La découverte de la faculté de juger réfléchissante*, in: *Kant-Studien* 85 (1994), p. 419-442, et pour la reconstruction d'ensemble, *Id.*: *Kant et la genèse de la subjectivité esthétique*, Paris 1999.

[35] Kant: *Kritik der Urteilskraft* (cf. note 3), vol. V, p. 206.

pement de la faculté de juger réfléchissante redouble formellement celle-ci par *l'héautonomie* qui en caractérise l'exercice[36]. Celle-ci est l'autonomie purement réfléchie, simplement subjective:

> [...] für das Urtheil aus Gefühl gültig, welches, wenn es auf Allgemeingültigkeit Anspruch machen kann, seinen auf Principien *a priori* gegründeten Ursprung beweiset. Diese Gesetzgebung müßte man eigentlich H e a u t o n o m i e nennen, da die Urtheilskraft nicht der Natur, noch der Freyheit, sondern lediglich ihr selbst das Gesetz giebt.[37]

Or cette autonomie qui trace les contours de la réflexion projette nécessairement sur les particuliers qu'elle juge l'horizon d'universalité qui est le sien. Ce dernier ne peut qu'être un usage possiblement *déterminant* du jugement, qui limite par avance les ouvertures de la réflexion, en pratique, sinon en droit. La *Première Introduction* l'indique clairement en rappelant que l'opération de la faculté de juger réfléchissante, qui entreprend de classifier la nature présuppose que la nature spécifie elle-même ses lois transcendantales d'après quelque principe[38]: autrement dit, comme Hegel l'avait vu, le jugement réfléchissant est possible sous la supposition d'un jugement déterminant qui l'enveloppe. La thématisation du point de vue de la réflexion permet de concevoir l'articulation de la pensée des trois *Critiques*, qui dépend pour son énonciation de la possibilité d'une telle réflexion pour un sujet fini. Mais la théorie du jugement réfléchissant, pragmatiquement satisfaisante, suppose en retour la théorie du jugement déterminant comme instituant le cadre où elle prend sens. C'est particulièrement le cas pour le beau, où le jugement permet au sujet de ressentir l'agrément suscité par le jeu harmonieux de l'imagination et de l'entendement. Dans une mesure essentielle, cette radicalisation de la subjectivité transcendantale reste pensée sur le modèle d'une autonomie de la subjectivité, qui limite l'implication de ce sujet dans un monde.

[36] Par rapport à l'autonomie, l'héautonomie souligne la dimension auto-réflexive par citation du *Gnôti Seauton* socratique, repris par Karl Philipp Moritz pour son *Magazin de psychologie empirique*: *GNÔTI SAUTON, oder Magazin zur Erfahrungsseelenkunde als ein Lesebuch für Gelehrte und Ungelehrte, mit Unterstützung mehrerer Wahrheitsfreunde*, éd. Karl Philipp Moritz, Berlin, Mylius, 1783-1793.

[37] Kant: *Erste Einleitung in die Kritik der Urteilskraft* (cf. note 12), vol. XX, p. 225; cf. Kant: *Kritik der Urteilskraft* (cf. note 3), vol. V, p. 185.

[38] Kant: *Erste Einleitung in die Kritik der Urteilskraft* (cf. note 12), vol. XX, p. 215.

VII. Esthétique et anthropologie

Le paradoxe de cette réinterprétation du sentiment qui est à la fois pur mais non désincarné car il permet au contraire de penser l'unité de la subjectivité et le passage à l'anthropologie pragmatique se trouve souligné par la fortune de la conceptualité kantienne hors de l'espace critique. La question de l'homme jointe par Kant dans ses leçons de logique aux trois questions résumant son questionnement philosophique comme devant les résumer suggère fortement une possible continuité entre la Critique et l'anthropologie et non seulement la métaphysique que celle-ci devait préparer. Et cette transition vers l'anthropologie n'est envisageable que depuis le travail médiateur accompli dans la troisième Critique.[39]

Il est ainsi compréhensible, bien que cela ne laisse pas d'être surprenant, de retrouver la référence au sentiment pur ou aux concepts de la faculté de juger esthétique non seulement dans sa descendance légitime, ainsi dans l'*Esthétique du sentiment pur* (*Ästhetik des reinen Gefühls*) de Hermann Cohen ou encore dans l'anthropologie symbolique développée par Ernst Cassirer, mais aussi chez un des fondateurs de l'anthropologie philosophique aspirant à rétablir la continuité de la biologie et de l'esthétique: Helmut Plessner.

Dans son projet d'une anthropologie philosophique, Plessner s'appuyait sur une « Kritik der Sinne » remontant au fondement commun de la perception et de l'esthétique, renouant avec les questionnements de Kant et Herder. Or la clé de cette anthropologie qui réhabilite le sensible et envisage une « esthésiologie de l'esprit » come théorie fondamentale de l'*Aisthesis*, réside dans la découverte kantienne de la faculté de juger. Dans sa thèse d'habilitation soutenue en 1920 mais publiée seulement en 1981, *Untersuchungen zu einer Kritik der philosophischen Urteilskraft*,[40] Plessner attirait l'attention sur le concept d'héautonomie, distinct de l'autonomie, signifiant la possibilité de la réflexivité et donc de la distance à soi sans objectivation. En plaçant une partie de ce travail en appendice de son premier livre original, *Die Einheit der Sinne* (1923), il indiquait cette inspiration kantienne qui le conduira à penser la « positionnalité excentrique » de l'homme comme sa caractéristique parmi les vivants – donc la brisure introduite par la réflexion à même le sensible, qui transforme la signification du rapport de l'organisme à son monde et à lui-même. C'est un des paradoxes de plus de la conceptualité de la troisième Critique que d'avoir ainsi laissé son inspiration jusque dans

[39] J'ai suggéré cette lecture dans Denis Thouard: *Kant*, Paris 2001, p. 101 *sq.*

[40] Helmuth Plessner: *Untersuchungen zu einer Kritik der philosophischen Urteilskraft* (1920), in: *Id.*: *Gesammelte Schriften*, vol. 2 (*Frühe philosophische Schriften*), éd. par Günter Dux *et alii*, Frankfurt/Main 1981, p. 7-321.

l'anthropologie contemporaine, par ailleurs largement dégagée des contraintes du questionnement critique.

Clara Pacquet (Paris)

Le sentiment de l'achèvement chez Karl Philipp Moritz

Cela peut faire l'effet d'un contresens que de parler de « sentiment de l'achèvement chez Karl Philipp Moritz », lui qui est notamment connu pour son texte de 1785 intitulé *Versuch einer Vereinigung aller schönen Künste und Wissenschaften unter dem Begriff des In sich selbst Vollendeten.* Dans ce texte, l'achevé en soi est clairement présenté par Moritz comme un concept; or, la manière dont il poursuit sa réflexion sur l'art trois années plus tard dans son essai de 1788, écrit à Rome aux côtés de Goethe, *Über die bildende Nachahmung des Schönen*, tend à intégrer davantage ce qui relève de l'ordre du sentiment dans notre rapport aux œuvres d'art. En effet, si elles sont achevées en soi, c'est-à-dire animées d'une finalité intrinsèque qui conditionne leur autonomie vis-à-vis du dehors, les œuvres d'art apparaissent aussi sous la forme de signatures, d'empreintes ou de traces, des formes donc qui se meuvent, voire flottent, entre un achèvement et un inachèvement, un plein et un vide, une fixité et un mouvement, une histoire et son expérience. Les œuvres d'art sont prises dans une histoire, un passé dont il nous faut déchiffrer les traces présentes et savoir aussi les réanimer, les interpréter de manière vivante, les éprouver. L'art est en ce sens producteur de traces douées d'un fort potentiel de réanimation; et les traces artistiques se démarquent de l'ensemble des traces historiques, car elles sont chargées d'une finalité qui, en dépit d'un corps de l'œuvre qui peut être parfois abîmé, garde sa cohérence et sa force. C'est la finalité qui donne son squelette à l'histoire et une structure à la réception que nous pouvons faire encore aujourd'hui d'œuvres très anciennes, dont il nous reste très peu d'éléments pour orienter de manière « objective » notre interprétation. Faire l'expérience de l'histoire, gagner un sentiment historique sur le sol classique qu'est Rome, c'est-à-dire un sol où le particulier et l'universel jouissent d'une union dynamique exemplaire, un sol où l'on peut user d'un jugement qui sache déterminer et réfléchir en même temps, une ville-idée, un *en kai pan*: voilà ce qui semble être décisif dans cet écrit de 1788, essai dans lequel Moritz revoit les rapports qu'entretiennent sentiment et concept dans l'œuvre d'art, qu'il s'agisse d'une œuvre d'art pour l'artiste qui crée ou bien d'une œuvre d'art à consommer pour un hypothétique spectateur, parce que penser les rapports entre art, nature et histoire l'implique nécessairement.

La question que nous aimerions donc ici poser est la suivante: y a-t-il une objectivité du tout, une objectivité de l'achèvement et donc aussi de l'œuvre d'art, ou bien cela n'existe-t-il qu'au sein d'un sujet? Quelle est la part de sentiment dans l'idée même d'achèvement? Si la totalité relève d'une impression, au sens d'un état subjectif, cela vient-il annuler, fragiliser ou plutôt renforcer sa part d'objectivité? L'impression exclut-elle l'idée? Où situer le sentiment, lui qui n'est ni pure sensation ni pur concept? Quelle serait cette zone difficile à localiser entre sensibilité et idée? Pareille question est déterminante en cette seconde moitié du 18e siècle, période au cours de laquelle on tente d'élaborer à la fois un discours historique sur les œuvres d'art et une philosophie de la connaissance sensible à même de théoriser l'expérience que nous faisons de l'art et du beau.

I. Achèvement et formation

Si Moritz s'essaye à tracer les contours d'une théorie de l'art dont la tâche principale serait de définir ce qu'est l'œuvre d'art, il intègre au fil des années toujours plus nettement la dimension subjective de façon que les contours de l'œuvre tendent à devenir vivants.

Dans son essai de 1785, Moritz s'intéresse à la nature achevée des œuvres et tente de formuler une définition efficace qui soit clairement indépendante de l'agréable, libre de tout ce qui relève d'un agrément des sens, car le plaisir, s'il peut prendre part à la création ainsi qu'à la réception que nous faisons des œuvres, ne saurait en aucun cas, d'après Moritz, caractériser de manière essentielle ce que l'on distingue et détermine comme étant une « œuvre d'art ». Moritz entend donner à l'ensemble des productions des beaux-arts et des belles-lettres une définition qui ne soit pas calquée simplement sur l'idée de perfection, et minorer, voire exclure du champ de la beauté artistique, le rôle du plaisir qui présente le risque d'un assujettissement de l'objet au sujet, ce qui manquerait l'objectif d'une théorie de l'art pensée sur le modèle d'une activité créatrice que l'on ne peut résumer à sa part « consommée ». L'œuvre d'art est présentée par Moritz comme une totalité, pensée d'après un modèle organique opposé à une compréhension mécanique du rapport entre les parties: le tout ne se résume pas à la somme des éléments qui le constituent, mais relève de leur cohésion. Une force lie l'ensemble, crée un rapport d'unification, un *Zusammenhang*. Les premières lignes de ses *Grundlinien zu einer künftigen Theorie der schönen Künste* l'affirment sans conteste:

> 1) Das echte Schöne ist nicht bloß in uns und unserer Vorstellungsart, sondern *außer uns* an den Gegenständen selbst befindlich.
> 2) Es gibt daher eine würkliche Theorie des Schönen, wodurch das Auge auf einen gewissen Punkt geheftet wird, aus welchem das Schöne notwendig beobachtet werden muß, wenn es gehörig soll geschätzt und empfunden werden.
> 3) Dieser Punkt ist allemal in dem Kunstwerke selbst zu suchen; denn jedes echte Kunstwerk hat einen solchen Punkt in sich, wodurch alle seine Teile und, ihre Stellungen gegeneinander *notwendig* werden und aus diesem Hauptgesichtspunkte betrachtet, sich uns auch als notwendig darstellen.[1]

Dans son essai de 1788, Moritz quitte une analyse des caractéristiques, disons, seulement objectives concernant le fonctionnement de l'objet d'art, pour se concentrer sur l'activité créatrice elle-même: la « *bildende Nachahmung* ». Ce qui semble décisif désormais, ce ne sont pas les produits de l'art, mais leur mode de production. Le procès mis en place par l'artiste ne cesse pas une fois l'objet désolidarisé des gestes qui l'ont engendré, car il continue à se mouvoir dans la réception. Et ajoutons que la condition absolument nécessaire pour faire exister une œuvre en tant qu'œuvre est qu'elle soit perçue par des sens d'abord, puis traitée par un jugement qui voit en elle un objet digne d'une attention toute spécifique. Le « mouvement » sensible de la réception est structuré par la forme de l'œuvre. Sa forme achevée indique le fonctionnement organique de l'œuvre. C'est sa nature de « tout » qui lui donne une autonomie par rapport à l'environnement, mais cette autonomie se complète d'un mouvement qui n'est, lui, jamais achevé, car il est spontané.

Dans son rapport à la finalité, il est parfois difficile de comprendre si Moritz défend plutôt une téléologie objective ou une téléologie subjective. Mais cela ne fait aucun doute, l'urgence pour Moritz est de contrer les tendances subjectivistes chez les artistes d'une part (et surtout les conséquences néfastes du *Sturm und Drang* sur la jeune génération qui se distingue trop souvent par son dilettantisme) et de contrer une esthétique de l'effet qui prévaudrait chez les philosophes qui s'intéressent à la question de la sensibilité et qui se range plutôt du côté de la réception. Moritz n'adhère pas au projet d'une esthétique à la Baumgarten qui d'après lui pense non pas la beauté propre à l'art, mais développe plutôt une définition du beau comme perfection subjective, que l'on peut trouver indifféremment dans des produits issus de la nature ou bien de l'art. Sur ce point, Mendelssohn influence de manière décisive Moritz, car il voit en l'esthétique l'occasion de combattre tout dualisme entre une pensée fixée sur l'objet comme base de connaissance ou une

[1] Karl Philipp Moritz: *Grundlinien zu einer künftigen Theorie der schönen Künste*, in: *Id.*, *Werke in zwei Bänden*, éd. par Heide Hollmer et Albert Meier, vol. 2, Frankfurt/Main 1997, p. 1018.

autre qui relativise la solidité des objets par la mise en valeur de l'expérience subjective fondatrice dans toute réception d'un objet.

Si Moritz donne quand même le primat à la force objective de l'œuvre d'art, car il se pose la question de ce qui caractérise essentiellement ces « objets » que l'on nomme ainsi, il conçoit une objectivité vivante, mouvante, dynamique, un composé organique de nature et d'histoire. L'imitation formatrice se fait sur la base d'un concept vivant *(lebendiger Begriff)* qui ne peut exister que dans le sentiment que nous avons de la faculté active *(nur im Gefühl der tätigen Kraft)*. Qu'il s'agisse des facultés sensibles ou intellectuelles, passives ou actives, l'activité et la réception formatrices travaillent à partir du sentiment qu'elles se font d'elles. Et ce sentiment loge forcément dans le sujet. L'objet existe en fonction d'un sujet spécifique, un sujet au service d'une force objective. C'est pour cela que Moritz commence son texte sur l'imitation formatrice par des remarques sur le théâtre. Il s'intéresse de près à l'imitation théâtrale, ainsi qu'à la doctrine du pur amour, ou encore au problème de l'imitation objective dans son rapport à la poésie lyrique qui ne serait que sentiments vrais, c'est-à-dire éprouvés et non imités, car il s'agit là d'après lui d'un usage désintéressé et sans « moi » clairement localisable de la subjectivité. Voilà également la raison pour laquelle il semblerait plus juste de voir en l'achèvement quelque chose qui relèverait, plutôt que du concept ou de l'idée, d'un sentiment. Un sentiment qui résulte à la fois d'une configuration sensible dont les conséquences physiologiques sont observables, si l'on dispose d'outils adaptés, et d'un concept qu'il est possible de définir indépendamment de l'expérience. Le sentiment semble devenir le lieu où l'on pourrait tenter de définir l'œuvre d'art, puisqu'il apparaît comme le fruit d'une tension, d'un mouvement d'interaction, d'une *Wechselwirkung* entre achèvement et formation. Ou pour le dire autrement: entre histoire et nature.

II. Sentiment et histoire

La rencontre à Rome entre Goethe et Moritz est fructueuse pour les deux auteurs qui vivent sur le sol classique des expériences cruciales, venant préciser les contours théoriques qu'ils avaient déjà tracés avant leur départ pour l'Italie. Mais surtout, c'est une nouvelle conception de l'histoire qu'ils y élaborent. Moritz relate ses expériences dans les *Reisen eines Deutschen in Italien,* texte pivot dans son œuvre et sur lequel il revient sans cesse, procédant parfois même à un montage de cette première matière textuelle recueillie en Italie pour de nouvelles publications. S'il collectionne les faits, ils ne possèdent pas de valeur en eux-mêmes, ils sont plutôt une matière brute en attente de théorie. Goethe, quant à lui, approfondit ses recherches en morphologie et tente de dégager une origine commune aux activités artistique et scientifique. Cette origine commune se trouve dans l'expérience, car c'est de l'engagement du corps et des organes qui le constituent que découle la pensée. Ce que Goethe trouve à Rome, et partout en Italie, aux côtés de Moritz, ce sont les restes de cette activité perpétuelle. Nature et histoire sont les deux expressions essentielles de la vie. Ces vestiges des actions de la vie réclament un travail d'interprétation, une archéologie qui, à partir de ces restes, tente une réanimation des formes du passé. Le programme morphologique mis en place par Goethe en Italie veut comprendre, et donc éprouver surtout, les lois universelles de la métamorphose, c'est-à-dire ce qui conditionne la *Bildung*, l'activité formatrice qui régit à la fois la nature et l'art. L'origine doit être toujours pensée à nouveaux frais, puisque, comme toute action, elle ne peut qu'être dans le présent.

C'est à son retour d'Italie que Moritz publie son essai *Über die bildende Nachahmung des Schönen,* essai dans lequel il développe l'idée centrale d'une œuvre qui entretient un rapport d'analogie avec le grand tout de la nature. La beauté est un composé de formation et de destruction *(Bildung und Zerstörung)*, elle est soutenue par le sentiment originaire, le pressentiment *(Vorgefühl)* de l'harmonie du grand tout. L'œuvre d'art porte alors, en son sein, l'empreinte en petit de l'ordre supérieur du cosmos. Cette intuition semble s'être confirmée à Rome où les ruines, omniprésentes, ont profondément influencé Moritz dans sa compréhension des formes naturelles et artistiques, intégrant la dimension historique à l'expérience que nous en faisons. Apparaissant d'abord sous une forme résiduelle, les formes perçues et éprouvées sont des traces en attente d'une activation. Que ce soit l'artiste face à la nature ou bien le spectateur face à une œuvre, la forme rencontrée s'apparente à une empreinte *(Spur, Abdruck, Gepräge)*, une « signature » comme Moritz la nomme dans son essai de 1788 *Die Signatur des Schönen – In wir fern Kunstwerke beschrieben werden können?*, c'est-à-dire une forme en négatif réclamant un travail d'interprétation et d'articulation des différences: c'est en ce sens que l'imitation est formatrice, car, plutôt qu'à la ressemblance, c'est à la dissemblance qu'elle se voit confrontée. Ainsi, la ruine devient intéressante. Outre le sentiment historique qu'elle exacerbe et alimente, elle introduit une négativité, une fragilité, une perte. Elle est un objet où la loi de la nature prend le dessus sur l'édifice, et l'édifice gagne paradoxalement une liberté: produit d'une architecture qui doit composer avec les lois immuables de la nature (pesanteur, gravité, masses, etc.), il libère de la place pour l'exercice de l'imagination. Cette dernière se révèle justement en rapport direct avec le devenir perpétuel des choses, devenir qui tend à disparaître dans les formes d'une architecture achevée. Qu'elle soit lente ou soudaine, la destruction des édifices les dynamise à nouveau. Ils reconquièrent ainsi mouvement, force et âme – par le processus de destruction.

Goethe offre, lui aussi, une place de choix à la question de l'histoire dans son lien à l'expérience. Il insiste à plusieurs reprises sur l'importance du présent dans notre rapport aux choses du passé: l'histoire relève aussi du sentiment, c'est-à-dire du sujet, et si les événements révolus le sont pour l'éternité, leur nécessaire réactualisation est, quant à elle, soumise à un devenir incessant. Tout comme Moritz, Goethe pense la question de la forme sous cet angle: une pensée de l'origine où histoire et expérience doivent trouver les moyens d'un accord – et cette opération de concorde est à renouveler sans cesse. Les oppositions stériles sont contraires au mouvement de la pensée et manquent l'objectif qui serait de comprendre au mieux ce que l'on entend par « art ». Réflexion historique et questionnement philosophique sur les formes vont de pair et ne peuvent être séparés. Voilà en quoi Moritz peut à ce titre être une figure intéressante pour interroger les liens tortueux et souvent conflictuels entre histoire de l'art et théorie esthétique. Et si Moritz présente un intérêt à cet égard, c'est surtout au travers de ses influences qu'on peut le comprendre mieux. Héritier aussi bien de Winckelmann, Lessing ou Baumgarten, Moritz se réclame ouvertement du philosophe berlinois Moses Mendelssohn, dont la rencontre coïncide avec les premières années de sa formation philosophique dans les années 1780. Mendelssohn l'initie à la tradition leibniziano-wolffienne augmentée d'une lecture assidue des empiristes, Hume et Burke en tête. Comme en témoignent ses *Briefe über die Empfindungen*, Mendelssohn voit en l'esthétique un moyen terme permettant d'articuler pensée anglaise du sentiment et rationalisme allemand hérité de Leibniz. Ce dernier entend faire dialoguer de manière plus fructueuse une philosophie subjective qui accorde de la vérité aux émotions, avec une compréhension objective du beau fixée dans le cadre d'une métaphysique de la perfection.

Moritz intègre aussi les enseignements de Herder qui, contre une *Idealgeschichte* à la Winckelmann, veut développer une *bildende Geschichte*. Cette idée marque profondément Moritz et le titre de son essai *Über die bildende Nachahmung des Schönen* l'indique clairement. Histoire et nature forment le seul tout cohérent qui puisse servir de modèle ou de type *(Vorbild, Urbild)* aux œuvres de l'art; un programme que Moritz souhaiterait transmettre à ses étudiants de l'Académie des beaux-arts de Berlin, comme en témoigne le dernier précepte de ses *Grundlinien zu einer künftigen Theorie der schönen Künste:*

> 18) Was uns allein zum wahren Genuß des Schönen bilden kann, ist das, wodurch das Schöne selbst entstand: *ruhige Betrachtung der Natur und Kunst als*

> *eines einzigen großen Ganzen*; denn was die Vorwelt hervorgebracht, ist nun, mit der Natur verbunden, für uns *eins* geworden und soll, mit ihr vereint, harmonisch auf uns wirken.[2]

Si Herder, qui est une source d'inspiration commune à Goethe et à Moritz, tient à développer une conception vivante de l'histoire, attentive et garante à la fois d'un passé et d'une expérience fondatrice, il tente de le faire au travers des critiques qu'il inflige à la définition que Winckelmann donne du beau. Herder défend une esthétique anthropologique qui sache prendre en compte les données historiques. Ce projet implique alors une esthétique qui mette en avant mouvement, dynamique et force, se démarquant ainsi délibérément de la conception statique défendue par Winckelmann de la beauté grecque et dont la fameuse formule « *edle Einfalt und stille Größe* » résume parfaitement les principaux préceptes. Il serait faux et caricatural d'ôter à la conception winckelmannienne du beau toute force et tout mouvement; par contre, il est vrai que le calme et l'immobilité sont le signe d'un idéal plastique pour Winckelmann. Et c'est contre cette prépondérance de la statique des formes que Herder s'emporte: tout d'abord, il y voit la prédominance d'une appréhension par trop optique, dominée par la vue, contre une approche tactile des formes (argument célèbre qu'il développe dans le *Viertes kritisches Wäldchen* et la *Plastik*[3]); mais il voit là aussi une impossibilité à penser l'histoire comme mouvement, comme mouvement des formes, comme vie des formes. L'histoire est un produit organique et ne peut être à son tour traitée qu'organiquement. Comme pour l'imitation, le procédé mécanique n'a rien de bon car il manque l'essentiel: la vie et son mouvement.

III. La valeur cognitive du sentiment

Moritz développe une théorie quasi cosmologique de l'art, c'est-à-dire dans laquelle l'œuvre d'art entretient des rapports analogiques avec la nature ou le monde: « le grand Tout de la nature », comme l'écrit Moritz, qui est à la fois *Verkettung* et *Zusammenhang der Dinge*. Rappelons cette définition que Moritz donne de l'œuvre d'art, car elle exprime clairement de quoi il retourne:

[2] Moritz: *Grundlinien zu einer künftigen Theorie* (cf. note 1), p. 1020.

[3] Lors de son séjour à Rome en 1788, Herder voit beaucoup de sculptures, très peu de peintures, et écrit même à Goethe dans une lettre du 3 décembre 1788 que les statues sont son « *liebstes und wahres Heiligtum* » (in : *Briefe an Goethe*, éd. par Karl Robert Mandelkow, 2 vol., Hambourg 1965-69, ici vol. 1 [1965], p. 111).

> Jedes schöne Ganze aus der Hand des bildenden Künstlers ist daher im Kleinen ein Abdruck des höchsten Schönen im großen Ganzen der Natur, welche das noch mittelbar durch die bildende Hand des Künstlers nacherschafft, was unmittelbar nicht in ihren großen Plan gehörte.[4]

L'artiste est présenté par Moritz comme un collaborateur étroit de la nature. La nature s'exprime à travers les productions de l'art non pas pour reproduire ce qu'elle produit déjà, mais produire justement ce qui ne trouve pas les moyens d'exister par la nature seule et réclame une intervention humaine: celle de l'artiste. L'artiste est traversé par la nature, il vient l'exprimer et n'use de sa subjectivité qu'au service de ce programme d'engendrement de formes toutes prises dans un rapport de ressemblance analogue avec le grand Tout. Remarquons que Moritz ne parle pas de l'artiste, la personne, mais de la « main de l'artiste ». Les organes de l'artiste (très importants chez Moritz qu'il nomme *Empfindungswerkzeuge*) contribuent tous à la fabrication de l'œuvre. Alors que les sentiments occupent une place de plus en plus centrale dans le développement de l'esthétique en cette seconde moitié du 18e siècle, Moritz voit en eux les serviteurs d'un « faire » de l'art. L'œuvre se doit de devenir un tout, un tout plus petit que le grand (c'est-à-dire plus petit que le « monde » ou la « nature »), un petit tout lui ressemblant, et donc aussi différant de lui. En ce sens, l'œuvre est nécessaire et vient parfaire la nature. La nature apprend tout autant de l'art que l'art apprend de la nature. Pareillement, si l'art se nourrit continuellement de la nature, cette dernière trouve en l'art un moyen d'expression qu'elle ne peut trouver ailleurs.

Art et nature sont liés par une affinité profonde, car l'art apprend à produire et manier les formes en étudiant la nature et parfait notre compréhension de la nature. Je cite encore une fois le texte sur l'imitation formatrice du beau:

> Unser Naturgenuß soll durch die Betrachtung des Schönen in der Kunst verfeinert und unser Gefühl für das Schöne in der Kunst soll wechselseitig durch den Genuß der schönen Natur gestärkt und zugleich seine Grenzen ihm vorgezeichnet werden.[5]

Il faut cependant veiller à ne pas confondre le beau dans l'art et le beau dans la nature. Finalité naturelle et finalité artistique sont parentes, mais celle qui sert de loi aux productions de l'art est douée d'une intention qui donne un cadre à la nature. Elle la précède donc en quelque sorte. Il y a comme un renversement. Moritz semble être partisan de cette idée que l'art imite la nature

4 Moritz: *Über die bildende Nachahmung des Schönen*, in : *Id.*, *Werke in zwei Bänden* (cf. note 1), p. 969.

5 *Ibid.*, p. 981.

qui imite l'art. Si l'art puise ses modèles, non pas dans les produits de la nature, mais dans la manière qu'elle a de les produire, c'est cette attention toute spéciale que l'art porte à la nature qui structure et oriente notre regard sur la nature elle-même, jusque dans la manière que la science a de se positionner face à elle et de construire son image du monde. Et pour aller plus loin, c'est parce que l'art possède des fins que l'œil humain décèle en la nature quelque chose de similaire.

IV. L'affinité chez Kant

Pour finir et en guise de conclusion, j'aimerais évoquer brièvement l'esthétique kantienne et ce qui la relie à Moritz. Dans la *Kritik der Urteilskraft*, Kant en passe d'abord par une analyse du jugement esthétique, pour développer dans la seconde partie son analyse sur le jugement téléologique; à croire que l'art (c'est-à-dire observer à la fois ses productions et la réception que nous en faisons: le goût et le génie) est la meilleure façon de comprendre la forme de la finalité.

Pour ce faire, Kant use d'un rapport de comparaison qui ressemble beaucoup à celui développé par Moritz. Kant nomme ce rapport, ou plutôt ce principe: l'affinité. L'affinité chez Kant est le socle sur lequel repose l'ensemble de la connaissance: elle est sentiment d'une harmonie, d'un accord préalable entre le sujet et l'objet,[6] croyance en une « connaissabilité » du monde qui est le moteur même de toute théorisation objective de la nature. Il est possible, semble-t-il, de lire l'esthétique kantienne sous cet angle-là.[7] À la différence de l'analogie qui travaille seulement sur le plan logique et formel, l'affinité se situe du côté de la matière et du sentiment originaire d'une possible rencontre entre le sujet et le monde. Opérée par l'imagination, elle hérite de ses équivoques: elle use de la perception et du concept, elle peut aller du particulier au général (jugement réfléchissant) et inversement (jugement déterminant). Chez Kant, l'affinité joue un rôle prépondérant dès la première *Critique*. Elle peut se comprendre comme un principe synthétique transcendantal au sens où, assurant la liaison entre les facultés (sensibili-

6 Une idée que l'on trouve aussi chez Goethe, comme par exemple dans ses *Maximen und Reflexionen* : « Es ist etwas unbekanntes Gesetzliches im Objekt, welches dem unbekannten Gesetzlichen im Subjekt entspricht » (in: Johann Wolfgang von Goethe, *Berliner Ausgabe*, éd. sous la direction de Siegfried Seidel, 22 vol., Berlin/Weimar 1960-78, ici vol. 18 [1972], p. 472).

7 Différents travaux ont été entrepris dans ce sens. Citons peut-être l'article de Fernando Gil: *Objectivité et affinité dans la Critique de la raison pure*, in : Jean Petitot : *Logos et théorie des catastrophes. À partir de l'œuvre de René Thom*, Genève 1988, p. 391-402.

té, entendement, raison), elle représente ce fonds commun au sensible et à l'intelligible. L'affinité se distingue aussi du schème qui assure la liaison entre concept et intuition sensible, elle est la condition même de l'expérience. Transcendantale, elle relie sur le plan immanent des formes. Kant la nomme « *Prinzip der Kontinuität der Formen* ».[8] Elle organise la possibilité d'un sujet transcendantal; elle définit l'en soi du sujet et de l'objet (des indéterminés), tout en posant leur action réciproque comme absolument déterminante. Avec la troisième Critique, cette inconnue, facteur d'antinomie, est dissipée car la faculté de juger, régie par un « *Prinzip der formalen Zweckmäßigkeit der Natur* », vient homogénéiser non seulement le divers avec le jugement réfléchissant, mais également réconcilier par la téléologie nature et liberté. Penser le jugement de goût d'un côté, puis le génie de l'autre, permet à Kant de relier science et morale, liaison préparée par l'affinité. L'esthétique devient ainsi incontournable, et l'imagination un rouage actif de la connaissance dans sa totalité. C'est elle qui, grâce à ses associations créatrices dévoilant telles affinités entre tels phénomènes ou tels concepts, donne sens à l'expérience en l'harmonisant.

Il semblerait que Moritz, qui dans son entreprise de renforcement de l'objet d'art met en lumière l'intervention nécessaire de la subjectivité comme condition même à l'établissement d'un rapport objectif, ait préparé le terrain d'un sentiment réglant à la fois l'image de soi et l'image du monde et qui, de ce fait, conditionne la connaissance.

8 Immanuel Kant: *Kritik der reinen Vernunft*, 2e édition (1787), in: *Kant's Gesammelte Schriften*, Königlich Preußische Akademie der Wissenschaften, vol. III, Berlin 1904 (²1911), p. 1-552, ici p. 426-461 (« Anhang zur transscendentalen Dialektik »).

Gerhard Lauer (Göttingen)

Die Sinne und die Einbildungskraft. Zu Johann Gebhard Ehrenreich Maaß' *Versuch über die Einbildungskraft* im Kontext der Frühgeschichte der Psychologie

In E. T. A. Hoffmanns *Sandmann*-Erzählung häufen sich die Ausrufe stärkster Empfindungen, die zu wiederkehrenden Vokabeln des Schreckens verdichtet werden: »Sköne Oke, sköne Oke« oder das wahnsinnige »Hui – hui – hui! – *Feuerkreis* – *Feuerkreis*! dreh' dich *Feuerkreis* – lustig – lustig! – Holzpüppchen hui schön' Holzpüppchen dreh' dich –«.[1] Der Schrecken ist schon in der Rede der Figuren, bevor er diese selbst mit sich reißt. Hoffmann erzeugt die schreckensvolle Rede durch eine Sprache der Wiederholung stärkster Empfindungen und dies gerade bei seiner Hauptfigur Nathanael, dessen genialisch gesteigerte Einbildungskraft sich in unheimlich wiederkehrenden Formeln ausspricht. Damit nicht genug überlagert die Sprache des Nathanaels auch die des Erzählers, so dass der Leser immer weniger zu unterscheiden vermag, ob der Erzähler oder die dem Wahnsinn verfallene Figur Nathanael jeweils spricht. Am Ende vermag Nathanael selbst das ihm Liebste, seine Clara, nicht mehr zu erkennen und springt, unter Wiederholung des »Feuerkreis, dreh dich – Feuerkreis, dreh dich« und dem »Sköne Oke – sköne Oke« und einer durch das Perspektiv vergrößerten Einbildung folgend, in den Tod.[2] Die innere Einbildungskraft hat alle äußere Wirklichkeit überrannt und der Leser weiß am Ende nicht so recht, was in der Geschichte und was nur in der Einbildung des Nathanaels passiert ist.

Was Hoffmann in seinem *Sandmann* 1817 so beklemmend in Szene setzt und im Symbol des Perspektivs herausstellt, ist die durch innere Einbildungskraft gesteigerte Empfindungsfähigkeit des Wahnsinnigen. Die gestei-

[1] E.T.A. Hoffmann: *Der Sandmann*, in: E. T. A. Hoffmann: *Sämtliche Werke in 6 Bdn.*, hg. von Wulf Segebrecht und Hartmut Steinicke, Bd. 3: *Nachtstücke, Kleines Zaches, Prinzessin Brambilla. Werke 1816-1820*, hg. von Hartmut Steinicke unter Mitarbeit von Gerhard Allroggen, Frankfurt/Main 1985, S. 35, 45 und 49.

[2] Es sei einmal mehr gegen einen beharrlichen, auf einen Fehler Freuds zurückgehenden Irrtum hingewiesen, dass nämlich Nathanael in dieser Schlussszene der Erzählung sein Perspektiv vorgeblich auf die angebliche Vaterimago Coppelius/Coppola richten würde. Tatsächlich richtet er sein Fernrohr auf Clara, bevor er sich in den Tod stürzt, vgl. Sigmund Freud: *Das Unheimliche* [1919], in: Sigmund Freud: *Gesammelte Werke*, Bd. 12: *Werke aus den Jahren 1917-1920*, hg. von Anna Freud, Frankfurt/Main 1999, S. 227-278.

gerte innere Einbildungskraft ist an der Assoziationsrede erkennbar, die dann auch immer wieder die Rede des Erzählers überlagert. Diese Redeform reiht die stärksten Eindrücke wiederholend aneinander, um die Einbildungskraft der Figur wie auch des Lesers anzufachen. Damit steht sie in einer zugleich ästhetischen wie psychologischen Tradition des gesteigerten Sprechens, die sich in der deutschen Literatur erst allmählich im 18. Jahrhundert herausgebildet hat. Ästhetisch folgt sie dem Lob des Gebrauchs von »Machtwörtern«[3] für das Malen eines lebendigen Bilds des Gemütszustandes, wie er prominent seit dem Züricher Literaturstreit um 1740 an Geltung gewonnen hat und hier besonders von Johann Jakob Breitinger vertreten wurde. Parallel dazu hat sich im 18. Jahrhundert in der sich formierenden Psychologie eine Beobachtung und Beschreibung der menschlichen Einbildungskraft entwickelt, die eine solche sich manisch wiederholende Redeweise auch als »Gedankenjagd«[4] charakterisiert. Von ihr spricht etwa der Hallenser Psychologe Johann Christian Reil in seinen *Rhapsodieen über die Anwendung der psychischen Curmethode auf Geisteszerrüttungen* von 1803, mit denen er versucht hat, gegen die – wie er es nennt – auf »terroristischen Principien«[5] beruhenden Behandlung der psychischen Kranken in den damaligen Toll- und Narrenhäusern die psychische Befriedung der überbordenden Empfindungstätigkeit zu erreichen und dazu das vernünftige Gespräch und beruhigende Kuren zu verschreiben. Hoffmann greift auf beide Entwicklungen des 18. Jahrhunderts zurück. Ihr Zusammenhang ist es, der uns im Folgenden interessiert.

Für seine *Sandmann*-Erzählung nutzt Hoffmann beide, die ästhetische wie die erkenntnispsychologische Aufwertung der inneren Einbildungskraft und gibt mit dieser für die Zeit so charakteristischen Engstellung einen Hinweis darauf, wie eng Ästhetik und Psychologie um 1800 zusammengesehen wurden. Die Befassung mit den unteren Seelenkräften in der neu entstandenen Ästhetik, das Lob der *perceptio praegnans*, der prägnanten und bedeutungsschwangeren, bildlichen oder vielsagenden Ausdrücke seit Alexander

[3] Johann Jacob Breitinger: *Fortsetzung Der Critischen Dichtkunst [...]*, Zürich 1740, S. 50: »Man verstehet nemlich durch Machtwörter eben solche, die einen weitläuftigen und in allen Stücken genau ausgemachten Begriff bezeichnen, welche hiemit viel gedencken lassen, und ein Ding mit besonderem Nachdruck zu verstehen geben«.

[4] Johann Christian Reil: *Rhapsodieen über die Anwendung der psychischen Curmethode auf Geisteszerrüttungen*, Halle 1803, S. 132. Reil konnte seinerseits besonders auf die Einsichten Philippe Pinels zurückgreifen, vor allem auf dessen *Traité médico-philosophique sur l'aliénation mentale ou La manie*, der noch im selben Jahr der Erstpublikation 1801 in deutscher Übersetzung vorlag: *Philosophisch-medicinische Abhandlung über Geistesverwirrungen oder Manie*, Wien 1801, vgl. Heinz Schott, Rainer Tölle: *Geschichte der Psychiatrie. Krankheitslehren, Irrwege, Behandlungsformen*, München 2006, bes. S. 437.

[5] Johann Christian Reil: *Rhapsodieen über die Anwendung der psychischen Curmethode auf Geisteszerrüttungen*, Halle 1803, S. 15.

Gottlieb Baumgarten[6] und die Anerkennung der Geisteszerrüttung als Krankheit, die Einführung des Personenbegriffs in die psychische Krankheitslehre und die Betonung des Zusammenhangs von seelischen und körperlichen Krankheitsursachen durch die psychischen Ärzte wie Reil und andere wie Friedrich Eduard Beneke, Johann Baptist Friedreich oder Johann Christian August Heinroth in der frühen Psychologie erschließen neue psychische Phänomene, die Autoren wie Hoffmann dann genutzt haben. Er ist nur einer, wenn auch vielleicht der virtuoseste Erzähler nach 1800, der, wie Ulrich Hohoff gezeigt hat, vergleichsweise genau das ästhetische und psychologische Wissen, wie es im 18. Jahrhundert zusammengekommen ist,[7] ausschreibt, um die Zerrüttung seiner Figur des Nathanaels zur Darstellung zu bringen und zugleich bei seinen Lesern stärkste Verwirrungen der Empfindungen auszulösen. Genauer noch: Hoffmann ist der psychologischen und ästhetischen Theorie des 18. Jahrhunderts verpflichtet, wonach die Empfindungen ihrer Ähnlichkeit und ihrer Stärke nach geordnet leiblich wirken und vom psychischen System verarbeitet werden und so erst die Einbildungskraft des Lesers beeinflussen. Es sind dies die »associablen Einbildungen«,[8] die ihrer Stärke nach bedeutsam für die Psyche des tätigen Subjektes seien und durch jeweils neue, ähnliche Empfindungen wieder herausgelockt und gesteigert würden. Die psychomechanische Vorstellung innerer Vorgänge, der zufolge der Grad der Stärke und der Ähnlichkeit darüber entscheidet, welche Empfindung welche bereits mental gespeicherte wieder hervorruft, nutzt Hoffmann, um die wahnhafte Verstrickung seines Protagonisten zu schildern. Daher die wiederkehrenden Redeformen, dieses monologische vor sich hin Reden ohne Rücksicht auf andere, daher die Machtwörter, die die Figuren schließlich zerstören, daher die Ratlosigkeit des Lesers am Ende der *Sandmann*-Erzählung.

I. Verrückung der Phantasie

Hoffmanns Erzählung nutzt die reiche Tradition der engen Verbindung von Ästhetik und Psychologie, wie sie das 18. Jahrhundert hervorgebracht hat und greift dafür nicht so sehr auf die neue idealistische Transzendentalphilo-

6 Alexander Gottlieb Baumgarten: *Meditationes philosophicae de nonnullis ad poema pertinentibus. Lateinisch – Deutsch*, hg. von Heinz Paetzold, Hamburg 1983, §§115 ff.; vgl. dazu Gottfried Gabriel: *Baumgartens Begriff der ›perceptio praegnans‹ und seine systematische Bedeutung*, in: *Aufklärung* 20 (2008), S. 61-71.

7 Ulrich Hohoff: *Der Sandmann. Textkritik, Edition, Kommentar*, Berlin, New York 1988, S. 306 ff.

8 Johann Gebhard Ehrenreich Maaß: *Versuch über die Einbildungskraft*, Halle 1792, S. 103.

sophie zurück als vielmehr auf die von der Spätaufklärung zusammengetragenen Wissensbestände um die Sinne und die Einbildungskraft. Unter seinen Gewährsleuten ist auch Johann Gebhard Ehrenreich Maaß (1766-1823). Er gehört zu jenen neben und dann auch gegen Kant schreibenden frühen Psychologen in Halle,[9] die zugleich auch Ästhetiker waren, im besten Sinne als Ekklektizisten galten und fast alle aus der Theologie in die neuen Wissenschaften gewechselt sind, für die es zumeist keine andere disziplinäre Bezeichnung als Philosophie oder Weltweisheit gab. In seinem umfangreichen *Versuch über die Einbildungskraft* von 1792, das Hoffmann nachweislich genutzt hat, führt Maaß in dem Kapitel »Von der Schwärmerei und einigen verwandten Zuständen«[10] aus, wie zwanghaft wiederholte Empfindungen die Oberhand gewinnen können, so dass innere Einbildung und äußere Empfindungen verwechselt würden. Je häufiger nämlich Empfindungen in das Gedankensystem aufgrund ihrer Ähnlichkeit eingewoben werden, desto mehr gewinnen sie »an Klarheit und Lebhaftigkeit[,] die [die tatsächlichen äußerlichen] Empfindungen übertrift«,[11] ja im Zustand des Wahnsinns schließlich nur noch das an Eindrücken zulässt, was dem vorausgehenden starken Eindruck entspricht. Alles andere dagegen und damit gerade die von außen kommenden Sinneseindrücke werden dann für bloße Einbildung gehalten, so dass schließlich nicht mehr zwischen den äußeren Empfindungen und der inneren Einbildung unterschieden wird. Überall ist dann Coppola oder Coppelius zu sehen. In den Worten Maaß':

> Wenn z. B. ein Schwärmer, der sich durch einige dunkle Ideen von einem wundervollen, nähern Einflusse der Gottheit auf uns regieren läßt, wenn ein solcher von der Geissel des Hypochonders verfolgt wird; so sagt er: Gott habe sein Angesicht von ihm gewandt, und es sey dürre geworden in seiner Seele. Wenn auf diese Art der Träumerei der Phantasie für Wahrheit und Empfindung gehalten wird; so ist dabei, wie ich kaum erinnern darf, allezeit das Vernunftähnliche geschäftig. So wird in unserm Beispiele der Schluß von einer Folge auf einen bestimmten Grund gemacht (§. 37.). Eine unangenehme Empfindung ist gegeben: die Phantasie stellt das abgewandte, göttliche Angesicht als einen Grund davon dar, ein Bild, das mit den herrschenden, dunklen Vorstellungen genau zusammen hängt. Nun wird geschlossen: daß gerade dieser Grund wirklich vorhanden sey, und man glaubt die Wirksamkeit desselben, die man sich bloß einbildet, zu empfinden.[12]

[9] Vgl. Regina Meyer: *Kants Philosophie an der Universität Halle am Ende des 18. Jahrhunderts*, in: *Europa in der Frühen Neuzeit*, hg. von Erich Donnert, Köln u. a. 2002, S. 237-288, S. 261 f.

[10] Maaß (wie Anm. 8), S. 257 ff.

[11] Ebd., S. 265.

[12] Ebd., S. 258 f.

Die Einbildungskraft beruht notwendig auf den Empfindungen. Sie sind ihr Stoff. Aber sie muss unterscheiden können, ob diese tatsächlich in den Sinnen sind und die unteren Erkenntnisvermögen anleiten oder vielmehr der Phantasie des tätigen Geistes zu verdanken sind. Dann sehen sie nur vernunftähnlich aus, so dass der Geist nicht einfach bemerkt, dass sie wahnhaft sind, argumentiert Maaß. Die rechte Unterscheidung der wirklichen und der eingebildeten ist schwierig, und das ganz einfach deshalb, weil auch diese eingebildeten Empfindungen wahrgenommene sind, gleich ob in der Schwärmerei eines Nathanaels, in der Verzückung der Erweckten oder im Enthusiasmus, der den Verstand »verdunkelt«.[13] Hinter diesem Konzept der Einbildungskraft bei Maaß steht noch erkennbar das ältere Modell der aufsteigenden Integration der Sinneseindrücke durch den Gemeinsinn, den *sensus communis*, das sich anschließende Erkennen, die *fantasia* und die *vis imaginativa*, die Erkenntniskraft bzw. Vorstellungsvermögen, wie sie die alte Ventrikel-Lehre entworfen hat. In der alten Lehre kommt den unteren Erkenntniskräften kein Urteilsvermögen zu, um die Richtigkeit der Einbildungen unterscheiden zu können. Das vermögen erst die Urteilskraft, die *vis aestimativa* und das Denkvermögen, die *vis cognitativa* in Verbindung mit der *vis memorativa*, also dem Gedächtnis.[14] Maaß folgt diesem Modell, aber mit der für die frühe Psychologie des 18. Jahrhunderts so charakteristischen Aufwertung der sinnlichen Erkenntnis, die der Phantasie ein vernunftanaloges Unterscheidungsvermögen zuschreibt. Das Vernunftähnliche der Phantasietätigkeit ist danach Quelle eines gesteigerten menschlichen Urteilsvermögens, aber auch die Quelle seiner psychischen Verwirrung. Gerade weil die Einbildungskraft zu urteilen vermag, kann es zur Verwechselung dessen kommen, was man sich einbildet mit dem was man empfindet. Und die Sprache ist ein mächtiges Mittel, diese Verwirrung von innen und außen zu erzeugen. Hoffmanns Erzählung führt diese Urteilsfähigkeit der sinnlichen Erkenntnis und ihre Verwirrung vor und bringt damit die Nachtseite jener sinnlichen Erkenntnis zur Sprache, die Baumgarten so wirkungsmächtig seit den 1740er Jahren zu nobilitieren versucht hat und das gerade in der Auseinandersetzung mit der Rhetorik.[15]

[13] Ebd., S. 260.

[14] Vgl. Stanley Finger: *The Origins of Neuroscience. A History of Explorations into Brain*, New York 1994; Olaf Breidbach: *Die Materialisierung des Ichs*, Frankfurt/Main 1997; Michael Hagner: *Homo cerebralis. Der Wandel vom Seelenorgan zum Gehirn*, Frankfurt/Main 2000.

[15] Dabei bleibt offen, ob die Ästhetik im Rahmen einer wirkungsästhetischen Rhetorik zu sehen ist oder gerade gegen die Rhetorik formuliert wurde, für die erstere Position: Marie Luise Linn, *A. G. Baumgartens ›Aesthetica‹ und die antike Rhetorik*, in: *Rhetorik. Beiträge zu ihrer Geschichte in Deutschland vom 16.-20. Jahrhundert*, hg. von Helmut Schanze,

Kants Einwände in seiner dritten Kritik von 1790, nach der ästhetischen Urteilen nur eine subjektive Allgemeinheit, aber keine objektive Erkenntnis, auch keine niedere, zukomme und eine anthropologische Begründung des Schönen als erkenntnistheoretisch nicht gangbar erscheinen musste, teilt Maaß wie so viele Spätaufklärer und empirische Psychologen nicht. Vielmehr ist er einer objektiven Anthropologie verpflichtet, die im 18. Jahrhundert auch eine physiognomische genannt wurde und über Johann Christian August Grohmanns *Ästhetik als Wissenschaft* von 1830 bis hin zu Hermann Helmholtz *Lehre von den Tonempfindungen als physiologische Grundlage für die Theorie der Musik* aus dem Jahr 1863 oder Gustav Theodor Fechners *Vorschule der Ästhetik* von 1876 eine Ästhetik der objektiv-sinnlichen Wahrnehmung vertritt. Auch für Maaß sind die Leidenschaften der Seele wirkliche und werden vom inneren Sinn aufgenommen und mit den vorhandenen Empfindungen assoziiert und darüber verstärkt. »Man halte diese Erklärung nicht für einerlei mit der Definition der Entzückung«, merkt Maaß an, »wozu man verleitet werden könnte, wenn man meinte, eine Leidenschaft sey eine innere Empfindung. Eine Leidenschaft ist ein Gemüthszustand (namentlich des Begehrungsvermögens), der von dem innern Sinne percipirt wird. Sie ist also ein Objekt des innern Sinnes, und wird empfunden; ist aber nicht eine Empfindung«.[16] Es kann also wie im Falle des Nathanaels etwas empfunden werden, kann Objekt der inneren Wahrnehmung sein, das nicht eine äußere Empfindung ist, sondern nur ein Gemütszustand, der aufgrund dieses Mechanismus sich so um das Gemüt legen kann, dass sich dieses ganz verdunkelt. Das ist der Zustand des Verrückten.

Seinem Zustand nach ist Nathanael zu Beginn der Erzählung vielleicht nur ein Schwärmer, im Laufe von Hoffmanns Erzählung aber wird er zu einem Verrückten, dessen sinnliche Erkenntnis nur das Werk seiner Einbildungskraft ist. Diesen anthropologischen Vorgang der seelischen Verrückung der Einbildungskraft fasst Maaß als objektive Tätigkeit der Phantasie,

Frankfurt/Main 1974, S. 105-125, bzw. Wolfgang Bender: *Rhetorische Tradition und Ästhetik im 18. Jahrhundert: Baumgarten, Meier und Breitinger*, in: *Zeitschrift für deutsche Philologie* 99 (1980), S. 481-506, bzw. Joachim Dyck: *Überlegungen zur Rhetorik des 18. Jahrhunderts und ihrer Quellenlage*, in: *Rhetorik zwischen den Wissenschaften. Geschichte, System, Praxis als Probleme des ›Historischen Wörterbuchs der Rhetorik‹*, hg. von Gert Ueding, Tübingen 1991, S. 99-101, für die Gegenposition: Hans Adler: *Ästhetik und Aisthesis. Die Funktion von Kunst und Literatur im 18. und 20. Jahrhundert*, in: *Begegnung mit dem ›Fremden‹. Grenzen – Traditionen – Vergleiche*, hg. von Eijirô Iwasaki Bd. 8/5, München 1991, S. 280-286 bzw. Heinz Paetzold: *Rhetorik-Kritik und Theorie der Künste in der philosophischen Ästhetik von Baumgarten bis Kant*, in: *Von der Rhetorik zur Ästhetik. Studien zur Entstehung der modernen Ästhetik im 18. Jahrhundert*, hg. von Gérard Raulet, Rennes 1992, S. 7-37.

[16] Maaß (wie Anm. 8), S. 260.

also jener zwischen sinnlicher Wahrnehmung und Urteilsvermögen wirkenden Kraft der menschlichen Psyche:

> Es sey ein Bild der Phantasie gegeben, worauf die Aufmerksamkeit sehr stark und anhaltend gerichtet ist. Dieses Bild werde sehr oft wiederhohlt; so wird sich eine große Menge andrer Bilder mit ihm vergesellschaften und das gegebne sich in unser ganzes Gedankensystem verweben. Theils durch die übende Wiederholung, theils durch das Herr der associirten Vorstellungen (§. 31.) wird dieses Bild endlich so stark, daß es an Klarheit und Lebhaftigkeit die Empfindungen übertrift. Dann wird es nicht bloß selbst, sondern es werden auch die damit zusammenhangenden Einbildungen für Empfindungen gehalten, und dagegen die Empfindungen, die ihnen widerstreiten, für Einbildungen. Dieser Zustand aber ist Verrückung. Er entsteht am leichtesten, wenn die gegebne Einbildung im höchsten Grade Wohlgefallen erregt, und mit der stärksten Begierde nach dem vorgestellten Gegenstande verbunden ist. Dieses Wohlgefallen und diese Begierde verdunkeln nach und nach alle Merkmale, woraus sich erkennen ließe, daß der eingebildete Gegenstand nicht wirklich sey, nicht empfunden werde, und strengen dagegen den Witz an, scheinbare Gründe, die uns das Objekt für wirklich zu halten erlauben, aufzusuchen (§. 40. 41.). So gewinnt die Phantasie nach und nach die Oberhand in der Seele: und wehe dem, der es dahin kommen läßt![17]

Genau das geschieht mit Hoffmanns Nathanael Figur. Sie tut alles, um ihre Einbildungen für Empfindungen zu halten und strengt allen Witz an, die begehrte Olimpia für wirklich zu halten. Sie nutzt die Dichtkunst, um diese Einbildungen zu befeuern und das Perspektiv, um das Objekt der Begierde für die Wirklichkeit zu nehmen. In dieser verzerrenden Selbststeigerung der inneren, von der Phantasie befeuerten Einbildungskraft wird schließlich alle wirkliche Empfindung der äußeren Wirklichkeit soweit abgedunkelt, dass der Kranke sich in seine eigene Welt der inneren Einbildungskraft einschließt und aus ihr keinen Ausweg mehr anzugeben weiß.

Diesem psychophysischen Modell in der objektiven Ästhetik Maaß‘ korrespondiert umgekehrt dann auch eine Theorie der Psychotherapie, der Kur und Heilung. Der Verrückte kann wieder zu der vernünftigen Unterscheidung von Einbildung und Empfindung zurückgeführt werden, indem er starken Empfindungen ausgesetzt wird, worunter Maaß gerade auch die Musik und den Tanz zählt. Ebenso kann der Kranke durch handwerkliche Arbeit, die die Aufmerksamkeit auf äußerliche Gegenstände richtet, geheilt werden. Starke Empfindungen der Natur, die Zuwendung durch Gespräche, auch die harte Zucht helfen, die Einbildung mit der sinnlichen Wahrnehmung der Wirklichkeit wieder zu verknüpfen.

[17] Ebd., S. 265 f.

In E. T. A. Hoffmanns Erzählung misslingt die Kur, der Patient stirbt am Ende an seiner Verrückung. Die Verrückung der Sinne und Einbildungskraft, der daraus resultierende Mangel an Unterscheidungsvermögen von Empfindung und Einbildung und die Schwierigkeiten einer Therapierung markieren einen Extrempunkt, an dem erst deutlich wird, dass sowohl die sinnliche Empfindung wie die Einbildungskraft nicht zuletzt auch der Künste und der Literatur in einem spannungsvollen Verhältnis zueinander stehen und nicht davon ausgegangen werden kann, dass beide immer in einem Gleichgewicht sind. Um 1800 ist das aus einer ganzen Reihe von Gründen zum eminenten Problem geworden, das mit Romantik nur näherungsweise umschrieben ist, und es bestimmt nicht nur Erzählungen Hoffmanns. Uns interessiert weniger dieser romantische Extrempunkt als vielmehr die Frage nach den Voraussetzungen, warum schon die Ästhetik und Psychologie des 18. Jahrhunderts bei Maaß und anderen Aufklärern so genau die Untiefen der Einbildungskraft zu formulieren gewusst hat, dass Autoren wie E. T. A. Hoffmann nur darauf zurückgreifen mussten, um ihre Figuren zu bauen.

II. Pietismus, Metaphysik und das Glück der Ästhetik

Ästhetik und Seelenkunde haben für das 18. Jahrhundert ihre Gemeinsamkeit in nichts Geringerem als dem Grund der Seele, dem *fundus animae*.[18] Wie Ernst Cassirer in seiner magistralen Studie *Die Philosophie der Aufklärung* schon 1932 betont hat, gehört die Aufwertung der sinnlichen Erkenntnis eng zur neuen Lehre vom Menschen, die »das Recht der Sinne und der sinnlichen Leidenschaft«[19] postuliere. Für die Aufklärung mache erst ihre Aufwertung den Menschen zum ganzen Menschen. Um dieser Mensch ganz zu werden, bedarf es der Ausbildung der Sinne durch die Schulung an der Dichtung. »Kunst als Erkenntnis«,[20] diese maßgebliche Formulierung Ursula Frankes in ihrer gleichnamigen Studie bringt die Neukonzeption des Verhältnisses von Sinnlichkeit, Erkenntnis und Kunst auf den Punkt und umschreibt, wie die Kunst zur sittlichen Verbesserung des Individuums nur deshalb beitragen kann, weil dem sinnlichen Urteilsvermögen mehr zugetraut wurde als in frü-

[18] Vgl. Wolfram Mauser: *Georg Friedrich Meiers Apologie des geselligen Lachens*, in: *Dichtungstheorien der deutschen Frühaufklärung*, hg. von Theodor Verweyen, Tübingen 1995, S. 120-132, S. 123.

[19] Ernst Cassirer: *Die Philosophie der Aufklärung*, Tübingen 1932, S. 471-477.

[20] Ursula Franke: *Kunst als Erkenntnis. Die Rolle der Sinnlichkeit in der Ästhetik des Alexander Gottlieb Baumgarten*, Wiesbaden 1972.

hen Jahrhunderten.[21] Das alles gehört in den Kontext einer im 18. Jahrhundert neuen, positiven Anthropologie, jener Disposition zum »felix aestheticus« und »esprit créateur«,[22] von dem Baumgarten kurz vor der Mitte des 18. Jahrhunderts zu reden beginnt. Das hatte einen Gegner, eben jene die Sinne abwertende negative Anthropologie der Frühen Neuzeit. Baumgartens Schüler Georg Friedrich Meier spricht denn auch in den *Anfangsgründen aller schönen Künste und Wissenschaften* kritisch von den »catonischen Sittenlehrern«, die beim Wort Sinnlichkeit »nichts weiter denken, als die Erbsünde und dasjenige, was die Schrift Fleisch nennt«.[23] Meier umreißt damit jene alte Lehre vom Menschen, gegen die auch die entstehende Ästhetik und Psychologie in Stellung gehen, wenn sie darauf setzen, dass die Künste die Phantasietätigkeit anregen und Witz, Scharfsinn und Urteilskraft entwickeln können. Das geht vielfach durchaus noch in den Spuren der rhetorischen Tradition, wenn durch Übung (*exertatio*), Korrektur (*correctio*) und Begeisterung (*impetus aesthetica*) und die schöne Gelehrsamkeit, die *pulchra eruditio*, der Mensch gebessert werden kann.[24] Im Unterschied zur älteren, negativen Anthropologie aber sind die Künste hier in der neuen Ästhetik dem Menschen wesentlich, nicht sein Habitus zwar, aber seiner Neigung entgegenkommend. Der Mensch ist anders gesagt für die Kunst disponiert, wenn auch mit Unterschieden, aber doch mit grundsätzlicher Befähigung dazu. Die Künste nutzen die menschliche Einbildungskraft (*imaginatio, phantasia*), wenn sie vergangene oder erfundene Erlebnisse und Begebenheiten in die Sinne bringen.

Die Dichtungskraft (*facultas fingendi*),[25] zu der die Künstler durch das *ingenium venustum* befähigt sind, kann solche ersonnenen Geschichten und Dinge vor uns aufstellen. Das übt beim Betrachter und mehr noch beim Künstler die kritische Fähigkeit, das *judicium sensitivum*, ein. Sie verbessert damit den Geschmack und trägt so zu einer geradezu natural gedachten Entwicklung der Künste wie des Menschengeschlechts bei. Das ist unverkennbar optimistisch und weiß darum aber auch um die Abgründe der mensch-

[21] Vgl. Theodor Verweyen: *Emanzipation der Sinnlichkeit im Rokoko? Zur ästhetik-theoretischen Grundlegung und funktionsgeschichtlichen Rechtfertigung der deutschen Anakreontik*, in: Germanisch-Romanische Monatsschrift N. F. 25 (1975), S. 276-306; Stefanie Buchenau: *Die Sprache der Sinnlichkeit. Baumgartens poetische Begründung der Ästhetik in den Meditationes philosophicae*, in: *Aufklärung* 20 (2008), S. 151-174.

[22] Vgl. Dagmar Mirbach: *Einführung. Zur fragmentarischen Ganzheit von Alexander Gottlieb Baumgartens* Aesthetica, in: Alexander G. Baumgarten: *Ästhetik. Lateinisch – Deutsch*, Hamburg 2007, Bd. 1, S. XV-LXXX.

[23] Georg Friedrich Meier: *Anfangsgründe aller schönen Künste und Wissenschaften*, 3 Bde., Halle 1748, Bd. 1, S. 35.

[24] Baumgarten: *Ästhetik* (wie Anm. 22), Bd. 1, §§ 62-103.

[25] Christian Wolff: *Psychologia empirica [...]*, Frankfurt, Leipzig 1732, S. 90 ff, bes. § 138.

lichen Erkenntnisfähigkeit. Im letzten, – so denn auch Christian Wolff in seiner *Psychologia Empirica* von 1732 und ähnlich schon Leibniz in seiner *Monadologie* von 1714 – wird durch die sinnlich urteilende Einbildung die Kraft der Seele gestärkt, den Zusammenhang des Universums soweit zu erkennen, wie es dem Menschen gegeben ist. Das ist das höchste der dem Menschen erreichbaren Ziele. Eben das macht dann den Menschen zum Menschen erst eigentlich und bettet die Kunst und die Ästhetik in die Metaphysik zurück. Die Sinne, die Einbildungskraft und die Künste haben eine sittliche Aufgabe, nicht weniger. Mit dem modernen Begriff der Emanzipation der Sinne hat dieser Ansatz wenig gemein, wohl aber mit der positiven Umdeutung der Anthropologie durch Leibniz und den Wolffianismus. Baumgarten, der wie Clemens Schwaiger gezeigt hat,[26] die Spitze der Weiterführung des Wolffianismus ist, macht diesen Zusammenhang dann auch geltend, wenn er betont, dass die Metaphysik lehre, »daß die Erkenntnis um soviel besser ist, je reicher, edler, richtiger, klarer, gewisser und lebhafter sie ist«. Aus dieser deutlich rhetorisch geprägten Vorstellung der Erkenntnis folgt dann, es sei die Aufgabe der sinnlichen Erkenntnis, wie sie die Künste zu vermitteln mögen, »reich, edel, wahr, voll Licht, gewiß und lebhaft« zu sein.[27]

Die Einbindung in die Metaphysik und die Aufhellung des menschlichen Seelengrundes gehen in der Aufklärung Hand in Hand und erlauben es dann auch, die sinnliche Erkenntnis in Analogie zur Verstandeserkenntnis zu behaupten. Auch wenn beide dem Grad der Erkenntnis nach unterschieden bleiben, kann die eine zur Bildung der anderen beitragen. Zwischen beiden zu vermitteln, ist die vornehmste Aufgabe der Künste. Sie verfügen über die *significatio aesthetice*, die Deutlichkeit, Bildlichkeit und vielsagende Bedeutung, die *vox impropria* und *significatus improprius*, über diese sie eine persuative Wirkung entfalten können. Stilistische, rhetorische, tropische und poetische Qualität erzeugen einen ästhetischen Reichtum, der den Menschen zu sich selbst führt: »copia, nobilitas, veri lux, certa meventis«,[28] die Fülle, die edle Art, das Licht der bewegenden Wahrheit, so lautet der Merkvers der *topica aesthetica.*

Maaß steht mit seiner Lehre ganz in diesem aufklärerischen Anspruch auf eine Verbesserung des Menschen durch die Tätigkeit der Einbildungskraft, wenn er gleich zu Beginn seines *Versuchs über die Einbildungskraft* schreibt: »Sittliche Verbesserung des Menschen ist das Erhabenste, was sich

[26] Clemens Schwaiger: *Baumgartens Ansatz einer philosophischen Ethikbegründung*, in: *Aufklärung* 20 (2008), S. 219-238.

[27] Baumgarten: *Ästhetik* (wie Anm. 22), Bd. 1, § 22.

[28] Ebd.

die Wissenschaften zu ihrem letzten Zwecke vorsetzen können. Einige streben diesen Zweck mittelbar zu erreichen; andere mehr unmittelbar. Unter den letztern nimmt die Psychologie eine der vornehmsten Stellen ein«.[29] Die Erkenntnis der Gesetze, nach denen unsere Vorstellungen entstehen, sich mit anderen vergesellschaften und zur Erkenntnis der jeweiligen Menschen führen, dieser psychische Vorgang trägt zur Verbesserung des Menschengeschlechts unmittelbar bei, schließt aber nicht nur bei Maaß zugleich die Möglichkeit ein, dass der Mensch sich verfehlt wie es Nathanael tut. Maaß ist dabei einem unverkennbaren Optimismus verpflichtet, der an die Heilung jedes psychisch Kranken glaubt, ein Optimismus, der kaum denkbar wäre, ohne die religiösen Voraussetzungen, die Maaß dem Wolffianismus und letztlich Leibniz entnimmt und deren Gewissheit Kant in Frage gestellt hat. Für Maaß und viele der spätaufklärerischen Psychologen dagegen kann die Kunst wie die Psychologie die Selbstaufklärung des Menschen leisten, letztlich weil Gott in seiner Gnade den Menschen dazu befähigt hat, sich über sich selbst aussprechen, das prinzipiell unerkennbar Individuelle in der dem Menschen möglichen Klarheit aussagen, ohne deshalb einen vollständigen Begriff seiner selbst erlangen zu können. Hier trifft der Mensch auf eine spezifisch und prinzipielle unabschließbare Erkenntnis, die darzustellen gerade die Kunst vermag: »Chaque âme connaît l'infini«, schreibt Leibniz in seiner *Principes de la nature et de la grâce* von 1714, »connaît tout, mais confusément. Comme en me promenant sur le rivage de la mer, et entendant le grand bruit qu'elle fait, j'entends les bruits particuliers de chaque vague dont le bruit total est composé, mais sans le discerner; nos perceptions confuses sont le résultat des impressions que tout l'univers fait sur nous«.[30] Die menschliche Wahrnehmung sei notwendig eine konfuse, weil nur in dieser spezifisch menschlichen Wahrnehmung die Totalität des Universums zum Ausdruck komme. Die Kunst ist dann der privilegierte Ort, diesen konfus nur vorstellbaren Zusammenhang zur Darstellung zu bringen und die unteren Sinneserkenntnisse sind ihr gerade angemessen. Die menschliche Psyche und die Ausdrucksformen der Künste stehen daher in einer ontologisch begründeten Analogie zueinander. Beide entsprechen sie der Disposition der menschlichen Seele, wie sie Gott gegeben hat: »L'esprit n'a pas seulement une perception des ouvrages de Dieu, mais il est même capable de produire quelque chose qui leur ressemble, quoique en petit«.[31] Dass auch das kleine

[29] Maaß (wie Anm. 8), S. V.

[30] Gottfried Wilhelm Leibniz: *Principes de la nature et de la grâce, fondés en raison*, in: Ders.: *Die philosophischen Schriften*, hg. von Carl Immanuel Gerhardt, Berlin 1885, Bd. 6, S. 598-606, § 13.

[31] Ebd., § 14.

Kunstwerk dem großen Gottes folgt, dass »notre âme est architectonique«[32] sei, gibt der Einbildungskraft und erst den Künsten eine ungeahnte Rangerhöhung.

Zu dieser religiösen Grundierung der entstehenden, auf die Wirkung abgestellten Ästhetik des 18. Jahrhunderts gehört in den deutschsprachigen Ländern schließlich auch der Pietismus. Der Begriff der Aisthesis hat ja seine Karriere schon dort,[33] bei Pietisten wie August Hermann Francke, die davon ausgehen, dass die Lesung der Heiligen Schrift nur dann zu einer Änderung der Taten führt, wenn die Lesung mit starken geistlichen Affekten verbunden sei. Sie führen zu »Nachahmung und fromme[n] Nacheifern«.[34] Und Johann Jacob Rambach, ein weiteres Mitglied des Hallenser Waisenhauses und Mitglied der Hallenser Universität, betont in seinen *Erläuterungen über seine eigene Institutiones hermeneutica sacrae* von 1738: »Wir müssen nicht nur von den Worten, sondern auch von den Affecten der heiligen Männer zu profitiren suchen, und müssen daher die Schrift auch um deswillen lesen, damit [...] unser Hertz mit guten und heiligen Affecten erfüllet werde«.[35] Man könnte hier noch weiter gehen und auf die Debatten nicht zuletzt in der französischen Bibelkritik etwa zwischen Jean Le Clerc und Richard Simon verweisen und der dort diskutierten Frage, welcher Status der affektgeladenen Rede der biblischen Autoren zukommt und damit auch, inwieweit die biblische Rede als inspiriert gelten kann,[36] oder auf die ebenfalls in den deutschsprachigen Ländern stark rezipierte Debatte aus England um die schöne Einfachheit und Erhabenheit der biblischen Rede verwei-

[32] Ebd.

[33] Theodor Verweyen: *›Halle, die Hochburg des Pietismus, die Wiege der Anakreontik‹. Über das Konfliktpotential der anakreontischen Poesie als Kunst der ›sinnliche Erkenntnis‹*, in: *Zentren der Aufklärung*, hg. von Norbert Hinske, Bd. 1: *Halle. Aufklärung und Pietismus*, Heidelberg 1989, S. 209-238

[34] August Hermann Francke: *Einleitung zur Lesung Heiliger Schrift,* hier zitiert nach Simon Grote: *Pietistische Aisthesis und moralische Erziehung bei Alexander Gottlieb Baumgarten*, in: *Aufklärung* 20 (2008), S. 175-198, 182.

[35] Johann Jacob Rambach: *Erläuterung über seine eigene Institutiones hermeneuticae sacrae*, [1738] zitiert nach ebd., S. 184.

[36] Vgl. Martin Klauber: *Between Protestant Orthodoxy and Rationalism: Fundamental Articles in the Early Career of Jean LeClerc*, in: *Journal of the History of Ideas* 54, 4 (1993), S. 611-636; Herbert Jaumann: *Bibelkritik und Literaturkritik in der frühen Neuzeit*, in: *Zeitschrift für Religions- und Geistesgeschichte* 49, 2 (1997), S. 123-134; Justin Champion: *Richard Simon and Biblical Criticism in Restoration England*, in: *Every thing connects*, hg. von J. Force, David Katz, Leiden 1999, S. 37-61; Sascha Müller: *Carpzovs Auseinandersetzung mit Richard Simon. Zwei Theologen des Alten Testaments*, in: *Eruditio – Confessio – Pietas. Kontinuität und Wandel in der lutherischen Konfessionskultur am Ende des 17. Jahrhunderts. Das Beispiel Johann Benedikt Carpzovs (1639-1699)*, hg. von Stefan Michel und Andres Straßberger, Leipzig 2009, S. 149-159.

sen,[37] um die religiöse Grundierung der entstehenden Ästhetik und Psychologie zu erfassen. Ohne diese religiösen Debatten sind Ästhetik und Psychologie kaum zu denken, ungeachtet der scharfen Auseinandersetzungen gerade zwischen Pietisten und Wolffianern. Doch haben sie sich ebenso vielfach beeinflusst, wenn es um die Frage geht, ob für das Erkennen der göttlichen Wahrheiten die Vernunft allein hinreiche oder nicht doch mehr zu verlangen sei. Baumgartens älterer Bruder, der Hallenser Theologe Siegmund Jacob Baumgarten schreibt 1744 in seinem *Unterricht vom recht-mäßigen Verhalten eines Christen oder Theologische Moral*: »Die innere Wirckung Gottes [...] [erstreckt] sich nicht nur auf deutliche Vorstellungen, und folglich obere Kräfte der Seele, sondern auch auf undeutliche und dunckele [Vorstellungen] [...], die sowol bey erwachsenen Personen den nötigen Eindruck der deutlichen Erkenntnis ins Gemüt verursachen, als sonderlich bey Kindern vor dem Gebrauch des Verstandes unentberlich sind«.[38] Die in der *Aesthetica* systematisch vom jüngeren Baumgarten durchgearbeiteten Begriffe der Reichtum (*ubertas*), Größe (*magnitudo*), Wahrheit (*veritas*), Licht (*lux* bzw. *claritas*), Gewißheit (*certitudo* bzw. *persuasio*) und des nicht mehr von ihm ausformulierten Begriffs der Lebendigkeit (*vita*) sind in ihrer Verwandtschaft mit der lebendigen Gotteserkenntnis (*viva dei cognitio*) nicht zu übersehen, so dass Baumgarten-Spezialisten wie Clemens Schwaiger, Simon Grote oder Dagmar Mirbach von »Krypto-Pietismus«[39] und einer religiösen Aufklärung sprechen.

III. Das Schöne und die Regeln der Künste

An diese religiöse Grundierung der aufklärerischen Anthropologie ist zu erinnern, um die vielbeschworene extensive Klarheit der Ästhetik Baumgartens im Zusammenhang mit einer positiven Psychologie des Menschen zu sehen und seine ekklektizistischen Nachfolger wie Maaß einer Anthropologie zuordnen zu können, für die die Vermittlung unmittelbarer Erkenntnisse ganz selbstverständlich als eine besondere Fähigkeit der Dichtung zuge-

[37] Vgl. Dietmar Till: *Das doppelte Erhabene. Eine Argumentationsfigur von der Antike bis zum Beginn des 19. Jahrhunderts*, Tübingen 2006.

[38] Siegmund Jacob Baumgarten: *Unterricht vom recht-mäßigen Verhalten eines Christen oder Theologische Moral*, [1744], zitiert nach Grote: *Pietistische Aisthesis* (wie Anm. 34), S. 192.

[39] Schwaiger: *Baumgartens Ansatz* (wie Anm. 26), S. 235; Grote: *Pietistische Aisthesis* (wie Anm. 34); Mirbach: ›*Ingenium venustum und magnitudo pectoris*‹. *Ethische Aspekte von Alexander Gottlieb Baumgartens* Aesthetica, in: *Aufklärung* 20 (2008), S. 199-218 und Martin Fritz: *Vom Erhabenen*, Tübingen 2011, S. 230-283.

schrieben werden kann: »Hinc repraesentationes extensive clariores maxime poeticae«,[40] denn die Dichtung vermittelt prägnanter und lichtvoller den nicht begrifflichen Reichtum individueller Erkenntnis. Singularität und Unmittelbarkeit der Erkenntnis, das sind die Qualitäten gerade auch der Dichtkunst. Sie ist damit auf die Sinnlichkeit angewiesen, auch dort, wo es um die verworrenen Erkenntnisse geht, die *cognitio confusa*.[41] Auch Maaß macht dezidiert gegen Kant geltend, dass in der Einbildungskraft nur ist, was vorher in den Sinnen war, gleich wie verworren.[42] Weder gibt es ein Urbild des Schönen, noch ordnet die Phantasie oder die höhere Erkenntnis das Wahrgenommene allein zum Schönen. Sondern erst durch die kulturelle Vergesellschaftung lernt der Geschmack etwas als schön zu begreifen, das dann seine innere Perzeption beschäftigt. Das aber heißt dann auch, dass der Geschmack für das Schöne davon abhängt, wo dieser vergesellschaftet wird. In China, so Maaß, wird daher anderes als schön empfunden als in Europa: »Das Vorbild einer schönen weiblichen Figur oder Gesichtsbildung muß in der Phantasie eines Chinesen anders beschaffen seyn, als bei einem Franzosen oder Italiäner«.[43] Damit, weil das Schöne empirischen Ursprungs ist, ist dann auch gesagt, dass es uns »gar oft täuschen«[44] kann. Und Maaß weiß dann eine ganze Reihe von Gründen zu nennen, warum wir uns im Schönen täuschen lassen. Die Konkurrenz unter den Künstlern ist einer dieser Gründe.

Damit vermag die Dichtung zu vermitteln, was Maaß dann mit einem Begriff Kants eine ästhetische Idee oder in seiner Sprache ein Bild der Phantasie nennt: »Hier stoßen wir auf eine Wirkung der Phantasie, auf welcher eins von den größten Zaubermitteln der schönen Künste beruht. Eine ästhetische Idee nämlich soll eine Anschauung (ein Bild der Phantasie) seyn, die für jeden bestimmten Begriff zu groß ist: ein Bild, das viele Vorstellungen (wenn auch nur dunkel) erregt, die sich aber unter keinen bestimmten Gedanken zusammenfassen lassen: kurz ein Bild, das ein unnennbares Gefühl, welches durch Worte nicht bestimmt kann angegeben werden, in der Seele erweckt«.[45] Und Maaß gibt denn auch eines der wenigen Beispiele in seiner

[40] Pietro Pimpinella: *Veritas aesthetica. Erkenntnis des Individuellen und mögliche Welten*, in: *Aufklärung* 20 (2008), S. 37-68, hier S. 48.

[41] Ebd., S. 66.

[42] »Nihil est in phantasia, quod non ante fuerit in sensu«, Alexander Gottlieb Baumgarten: *Metaphysica*, Halle 1739 (Nachdruck der 7. Auflage, Halle 1779, Hildesheim, New York 1982), § 559.

[43] Maaß (wie Anm. 8), S. 218.

[44] Ebd., S. 219.

[45] Ebd., S. 182. Die Formulierung ist Kants Bestimmung entlehnt: »unter einer ästhetischen Idee verstehe ich diejenige Vorstellung der Einbildungskraft, die viel zu denken veranlasst, ohne dass ihr doch irgend ein bestimmter Gedanke, d.i. Begriff adäquat sein kann, die

Abhandlung über die Einbildungskraft. Es ist Schillers *Ode an die Freude*. Verszeilen wie die »Brüder! Überm Sternenzelt / muß ein lieber Vater wohnen« (V. 11 f.) haben diese Qualität einer ästhetischen Idee, nämlich ein Bild so verworren aufzurufen, dass es von der Vernunft nicht begriffen werden kann, sich gerade deshalb aber mit anderen Vorstellungen »leicht vergesellschafte[t]«.[46] Ästhetische Genies wie Schiller erregen daher unsere Phantasie durch Reichhaltigkeit und Klarheit der Empfindungen zugleich und beschäftigen damit unsere Einbildungskraft. Ja mehr noch gilt dies als ein Grundprinzip aller schönen Künste, da jedes Kunstwerk auf die Arbeit der Phantasie angewiesen ist und nicht auf den Begriff gezogen werden kann. Nur wenn die Phantasie erregt wird, entsteht eine Beschäftigung des Gemüts, die nicht in Worte zu fassen ist und doch mitgeteilt sein will, die viele innere Vorstellungen aufruft, die Sinne befeuert und Wohlgefallen erregt. Es ist dieses schöpferische Vermögen, das den Menschen für Maaß auszeichnet, und der Neigung seiner Natur entspricht. Der Mensch im Naturzustand freut sich an seiner Einbildungskraft und kann gar nicht anders, vergangene Freuden wieder zu erzählen, als schön wahrgenommene Gegenstände variierend zu wiederholen. Darin ist er glücklich und bei sich selbst.

Die Künste müssen daher so agieren, dass sie die Dinge nicht direkt und vollständig zum Ausdruck bringen, sondern nur der sinnliche, aber prägnante Anstoß für die Tätigkeit der Einbildungskraft sind:

> Einige von den schönen Kunstwerken sind simultanisch, wie die der Malerei: andre sind successiv, wie die der Musik. Soll nun in einem Werke der erstern Art etwas Successives dargestellt werden; so kann das nicht anders geschehen, als durch Vermittelung der Phantasie. Man muß das Simultanische so darstellen, daß die successiven Bestimmungen so genau als möglich damit associirt sind. Dann werden die letztern durch das erstere erweckt, und die Phantasie kömmt der Ohnmacht der Kunst zu Hülfe. Will der Maler einen herabsinkenden Körper, etwa ein herunter fallendes Gewand darstellen; so giebt er ihm eine solche Lage, worin es, wenn es ein wirkliches Gewand wäre, nicht anders, als herabfallen könnte. Daher setzt die Phantasie zu dem Anblicke desselben das Bild des Heruntersinkens hinzu: wir glauben das Gewand fallen zu sehen. Ohne diese wohlthägige Mitwirkung der Einbildungskraft würde alle Anstrengung der Kunst völlig vergeblich seyn, etwas Successives darzustellen. Mit den successiven Kunstwerken verhält es sich eben so in der Absicht auf die Darstellung der zu gleichseyenden Gegenstände und ihrer Bestimmungen. Selbst unter den Objekten, die der Gattung nach, für eine gegebne Kunst gehören, bleiben doch viele für sie unerreichbar. Dann nimmt sie ihre Zuflucht zu der Phantasie: sie deutet

folglich keine Sprache völlig erreicht und verständlich machen kann«. Immanuel Kant: *Kritik der Urteilskraft*, Akademie-Ausgabe, Abt. 1, Bd. V, Nachdruck, Berlin 1968, S. 314.

46 Maaß (wie Anm. 8), S. 184.

den Gegenstand nur an und überläßt es der letztern, ihn auszumalen. In einem berühmten Gemälde von der Kreuzigung Christi sehen wir den höchsten für die Kunst erreichbaren Ausdruck des Schmerzes in dem Gesichte des Jüngers; und Mariens Angesicht ist verhüllt. Auch die Dichtkunst schämt sich dieses Kunstgriffes nicht. Homer schildert uns die Schönheit seiner Helena nicht: er sagt uns nur, wie der Stral dieser Schönheit auch den finstern Blick graubärtiger Krieger aufhellte, und begeistert die Phantasie, sich das reizendste Ideal zu schaffen.[47]

Kann man das Vertrauen in die Bildungsmacht der Kunst schöner formulieren? Maaß hat die Grenzen der Konzeptes, wie Empfindungen und Einbildungen zusammenwirken, sehr wohl gesehen und sich wie viele der Spätaufklärer nicht nur der Weltweisheit zugewandt, sondern sich um jene gekümmert, denen sich Sinne und Einbildungskraft so ganz verrückt haben. Friedrich August Carus spricht denn auch in seiner 1808 nachgelassenen *Geschichte der Psychologie* von den »gemässigtere[n] und bescheidenere[n] Ansprüche[n]«[48] der neueren Psychologie, womit er die nachkantische und spätaufklärerische Psychologie meint. Sie ist eine zuversichtliche Aufklärung, die dem Schönen vieles zutraut, aber sicherlich nicht so viel wie im nahen Jena dann die jungen Kantianer um Fichte.

Maaß gehört zu jenen Spätaufklärern, die man wie die Ästhetik des 18. Jahrhunderts erst in dem Moment wieder entdeckt hat, als die Psychologie gegen Ende des 19. Jahrhunderts anfing, außerhalb der Philosophie eine eigenständige und damals vielfach auch betont empirische Disziplin zu werden. Die Arbeiten von Heinrich von Stein *Die Entstehung der neueren Ästhetik* von 1886 oder seines Schülers Robert Sommer *Grundzüge einer Geschichte der deutschen Psychologie und Aesthetik von Wolff-Baumgarten bis Kant-Schiller* aus dem Jahr 1892 sind nur zwei Beispiele, wie sich die entstehende Psychologie auf Ahnensuche begeben und die Verknüpfung von Ästhetik und Psychologie im Geist der Aufklärung wieder gesehen hat. Freilich sollte dann alsbald die neoromantische Psychoanalyse und Tiefenpsychologie das Feld beherrschen, bis zu dem Moment, in dem eine empirische Psychologie wieder danach fragt, welche Bedeutung der sinnlichen Kognition zukommt, damit ein Gewand schön fallen kann, die Schönheit Helenas die Herzen graubärtiger Krieger bewegt und der arme Nathanael so schön die eigene Einbildung mit der Empfindung verwechselt, dass noch wir heutige Leserinnen und Leser der Erzählung mit höchster Tätigkeit unserer Einbildungskraft folgen.

[47] Ebd., S. 180 f.

[48] Friedrich August Carus: *Nachgelassene Schriften.* Dritter Teil: *Geschichte der Psychologie*, Leipzig 1808, S. 691.

Ulrike Zeuch (Göttingen / Wolfenbüttel)

Friedrich Schlegels Lucinde: Ein innovatives Konzept künstlerischer Kognition?

Lucinde: nur ein Liebesroman?

»Auch sie war«, heißt es in der *Lucinde* in den *Lehrjahren der Männlichkeit* über eben Lucinde, »von denen, die nicht in der gemeinen Welt leben, sondern in einer eignen selbstgedachten und selbstgebildeten. Nur was sie von Herzen liebte und ehrte, war in der Tat wirklich für sie, alles andre nicht; und sie wußte was Wert hat. Auch sie hatte mit kühner Entschlossenheit alle Rücksichten und alle Banden zerrissen und lebte völlig frei und unabhängig.«[1]

Gemeinhin gilt die *Lucinde,* 1799 als erster Teil eines geplanten, von Schlegel aber nie vollendeten Romanzyklus' *Lucinde* veröffentlicht, als Liebesroman und poetologisches Manifest romantischer Romantheorie. Wie Julia Bobsin bestätigt, gibt es eine generelle Tendenz in der Forschung zur Zweiteilung der Forschung in die, welche die Liebe als inhaltliches Thema der *Lucinde* behandelt, und jene, welche sich »der im Roman vermuteten Umsetzung von Schlegels philosophischen und poetologischen Überlegungen zuwendet«.[2]

Bobsin selbst hält dafür, dass eine »adäquate Interpretation der Liebesgeschichte ›Lucinde‹ [...] die theoretischen, poetologischen und philosophischen Überlegungen Schlegels [...] berücksichtigen« müsse, meint damit aber lediglich das 1800 veröffentlichte *Gespräch über die Poesie* und die *Athenäums-* und *Lyceums-Fragmente* von 1797 bis 1798, nicht aber die *Transcendentalphilosophie* von 1800-1801, deren Manuskript Hegel u. a. bekannt war.[3]

1 Friedrich Schlegel: *Lucinde. Ein Roman, mit den Bruchstücken aus dem Nachlass*, in: Ders.: *Kritische Friedrich Schlegel-Ausgabe*, hg. von Ernst Behler u. a., Paderborn u. a. 1958 ff., Bd. 5, Abt. 1: *Dichtungen*, eingel. u. hg. von Hans Eichner, Paderborn 1962, S. 1-92, hier S. 53.

2 Julia Bobsin: *Von der Werther-Krise zur Lucinde-Liebe. Studien zur Liebessemantik in der deutschen Erzählliteratur 1770-1800*, Tübingen 1994, S. 167.

3 Ebd., S. 174.

Peter Schnyder hingegen hebt den philosophischen Eigenwert der *Lucinde* hervor, dass nämlich Schlegel »mit seinem Roman zugleich auch eine eminent philosophische Schrift« habe vorlegen wollen. Es gehe Schlegel in der *Lucinde*, so Schnyder, vor allem um eine »Apologie der Sinnlichkeit der Sprache«. In der *Lucinde* werde nicht nur über Liebe gesprochen, sondern »Liebe, Erotik und Sexualität sind auch in der Sprache des Romans wirksam«, und zwar gemäß einer Geschlechterdichotomie, die dem Mann den Verstand und der Frau die Beredsamkeit zuordne.[4]

Damit richtet Schnyder den Blick auf einen sicherlich zentralen Aspekt der *Lucinde*, aber eben nur einen von mehreren, ohne der Vielschichtigkeit und Komplexität des Romans, will man Manfred Engel in seinen Ausführungen im ersten Band seiner Monographie zum *Roman der Goethezeit* folgen, angemessen Rechnung zu tragen. Engel zufolge sind in der *Lucinde* neben der Ebene der Liebe noch drei weitere repräsentiert, die Ebene der Pflanze, der Kunst und der Mythologie, ja mehr noch: Alle vier sind miteinander verflochten. Einleuchtend legt Engel die dem Roman zugrundeliegenden Bauprinzipien des Organismus, der Potenzierung und Totalisierung[5] im Lichte des, wie er es nennt, »transzendentale[n] Grundschema[s] der ›Lucinde‹«[6] dar; aber in welchem Verhältnis diese vier Ebenen, die, wie ich meine, angemessener als Bewusstseinszustände unterschiedlicher Dimension zu bezeichnen wären, zueinander stehen, auf welche Weise sie ineinander verflochten sind und worin das Transzendentale dieses Schemas, d. h. die apriorische Vorgängigkeit des Schemas vor aller Erfahrung, bestehen soll, bleibt offen.

So verdienstvoll die Analysen des Romans *Lucinde* hinsichtlich der Liebesthematik, der immanenten Poetologie romantischer Romantheorie bzw. der Exemplifizierung von Schlegels Philosophie um 1800 auch sind, übersehen wird dabei, dass es sich bei diesem Roman – so meine These – um eine eigenständige Exposition von Schlegels Wahrnehmungs- bzw. Erkenntnistheorie handelt. Denn was in der eingangs zitierten Textpassage aus den *Lehrjahren der Männlichkeit* als Qualität an Lucinde hervorgehoben wird, ist ihre Freiheit und Unabhängigkeit von der Welt der Wirklichkeit, des real Wahrnehmbaren, des Wahrgenommenen, des als Wahrgenommenes Empfundenen, ja selbst noch des als wahrgenommene Empfindung Vorgestellten

4 Peter Schnyder: *Die Magie der Rhetorik. Poesie, Philosophie und Politik in Friedrich Schlegels Frühwerk*, Paderborn u. a. 1999, S. 106 f.

5 Manfred Engel: *Friedrich Schlegel, »Lucinde«: »Wie in einer endlosen Reihe von Spiegeln«*, in: Ders.: *Der Roman der Goethezeit*, Bd. 1: *Anfänge in Klassik und Frühromantik*, Stuttgart 1993, S. 381-443, hier S. 440 f.

6 Ebd., S. 410.

sowie schließlich als eine solche Vorstellung Erinnerten. Gerühmt an ihr wird die Selbstursprünglichkeit ihrer inneren Vorstellungswelt.

Um diese These zu belegen, werde ich (1) Schlegels Konzept sinnlicher und geistiger Empfindung darlegen, wie es sich in seiner zum großen Teil zeitgleich zur *Lucinde* entstandenen *Transcendentalphilosophie* (1800-1801) findet, (2) an einigen ausgewählten Beispielen aus der *Lucinde* zeigen, wie sinnliche und geistige Empfindung im Medium des Romans metaphorisch gefasst sind, und (3) abschließend erörtern, ob es sich bei der *Lucinde* um eine Exemplifizierung von Schlegels Theorie der Empfindungen handelt oder ob die *Lucinde* aufgrund dessen, dass sie explizit als Literatur, als Roman, als romantischer Roman konzipiert ist, einen Mehrwert gegenüber dem philosophischen Traktat, dem philosophischen Aphorismus, ja selbst dem philosophischen Fragment darstellt, indem sie das Thema, um das es geht: sinnliche und geistige Empfindung, der Sache angemessener repräsentiert.

Aber was kann das heißen, der Sache angemessener zu repräsentieren? Wenn Friedrich Schlegel seine Philosophie, d. h. seine Wahrnehmungs- und Erkenntnistheorie, analog zur progressiven Universalpoesie, wie er im *Athenäum*-Fragment 116 ausführt,[7] als eine Philosophie *im Werden* versteht, dann muss er sowohl sich selbst als Philosophierenden in den Prozess der Veränderung mit hineinnehmen als auch uns als Leser der *Lucinde*.

II. Schlegels Konzept sinnlicher und geistiger Empfindung in der *Transcendentalphilosophie*

Michael Elsässer in seiner Einleitung zu Friedrich Schlegels *Transcendentalphilosophie* sieht das wesentliche Anliegen von Schlegels Schrift in der Suche nach einem Konzept, das »die beiden erkenntnistheoretischen Extreme – von ihm [sc. Schlegel] ›Idealismus‹ und ›Realismus‹ genannt – mitsamt ihren einseitigen Unzulänglichkeiten überwindet«. Hierzu bedarf Schlegel, wie Elsässer darlegt, eines Mediums der Erkenntnis, das »als in sich Eines den beiden Wirklichkeitsweisen von Geist und Natur angemessen ist.«[8] Elsässer zufolge sucht Schlegel nach einem der Erkenntnis fähigen Wesen, das sowohl Ideelles bzw. Geistiges wie Reales bzw. Natürliches wahrzunehmen

7 Schlegel: *Kritische Friedrich Schlegel-Ausgabe* (wie Anm. 1), Bd. 2, Abt. 1: *Charakteristiken und Kritiken (1796-1801)*, eingel. u. hg. von Hans Eichner, Paderborn u. a. 1967, S. 182.

8 Friedrich Schlegel: *Transcendentalphilosophie*, eingel. und mit Erläuterungen versehen von Michael Elsässer, Hamburg 1991, S. XXI.

und mit dieser Doppelbefähigung begabt beides in etwas Neues zu transformieren in der Lage ist.

Gesetzt, und davon geht Schlegel aus, dieses Wesen ist der Mensch, wirkt das Konzept, das Elsässer darlegt, statisch. Auf die naheliegenden Fragen, wie Schlegel sich das Verhältnis dieser beiden Wahrnehmungsweisen zueinander vorstellt, auf welche Weise sie sich in *einem* menschlichen Wesen vereint finden, ob sie kontradiktorisch oder komplementär wirken sollen, ob sie von Schlegel im Sinne einer Entwicklung als auseinander entstanden konzipiert sind und was vor allem das Neue, die Synthesis aus diesen beiden Potenzialen, an tatsächlich Neuem bringen soll, zumal Elsässer zu Recht hervorhebt, dass es Schlegel in seinem philosophischen Konzept um Verlebendigung, Prozesshaftigkeit, Agilität gehe,[9] finden sich keine Antworten. Elsässer sagt lediglich, welches Vermögen diese beiden Wirklichkeitsweisen laut Schlegel zu erfassen in der Lage sein soll: die poetische Reflexion, und dass das Neue eine neue Mythologie sei.[10]

Widerspricht aber nicht eben diese Konzepthaftigkeit, von der Elsässer in Bezug auf die *Transcendentalphilosophie* zu Recht ausgeht, einer derartigen Dynamisierung? Jedenfalls erkläre ich mir mit diesem, von Elsässer möglicherweise vielleicht auch nur implizit wahrgenommenen Widerspruch den Umstand, dass er, für mich aus genanntem Grund nachvollziehbar und kaum überraschend, zur weiteren Erläuterung von Schlegels ›Konzept‹ auf andere Schriften von Schlegel eingeht (oder müsste ich nicht eher sagen ›ausweicht‹?), u. a. auf die *Rede über die Mythologie* und die *Lucinde*.[11]

Ohne an dieser Stelle erörtern zu wollen, was Schlegel mit Mythologie meint:[12] In der *Transcendentalphilosophie* heißt es: »Wir wissen das Daseyn der Gottheit unmittelbar, weil das die Quelle allen Wissens ist.«[13] Die unmittelbare Präsenz des Göttlichen *in uns* zählt Schlegel zu den Urfakta, und diese werde wahrgenommen durch eine höhere Anschauung, eine »*synthetische Anschauung a priori*«.[14] Gleichwohl meint Schlegel, dass jeder, der wissen wolle, was die Welt, das eigene Sein, die Natur, Gott etc. sind, »immer wieder von vorne anfangen« müsse.[15] Das Wissen um die Gottheit wäre demnach vor aller Erfahrung *in uns* präsent, müsste nur je individuell angeschaut werden.

9 Ebd., S. XXII.
10 Ebd., S. XXXI-XXXVI.
11 Ebd., S. XXV u. S. XXXI.
12 Vgl. Elsässers Anmerkung dazu, ebd., S. 120-122.
13 Ebd., S. 53.
14 Ebd., S. 59.
15 Ebd., S. 3.

Warum jedoch bedarf es überhaupt einer höheren Anschauung, und worin besteht ihr Höhersein gegenüber der gewöhnlichen Anschauung? In meiner Dissertation habe ich, ausgehend von den vier Axiomata zu Beginn von Schlegels *Transcendentalphilosophie*, die Gründe analysiert, die Schlegel angegeben hat, um die bis dahin als Wahrnehmung der äußeren Gegenstandswelt, der sogenannten Realität oder Objektwelt, verstandene sinnliche Anschauung abzulehnen: Sie sei bloß rezeptiv, zudem rein gegenwartsbezogen und stets der Täuschung erlegen.[16] Ferner habe ich dargelegt, was nach Meinung von Schlegel an die Stelle dieser sinnlichen Anschauung treten sollte: eine, wie er es nennt, ›geistige Anschauung‹.[17]

Unter ›geistiger‹ Anschauung versteht Schlegel ein unmittelbares Denken, eine Auflösung der Gegenständlichkeit zugunsten einer Verschmelzung des Ichs mit dem Du, wobei beide im Werden begriffen, beide weder begrenzt noch bestimmt sind. Bei der Analyse der Leistung, welche die geistige Anschauung im Unterschied zur sinnlichen Anschauung erbringen können solle, kam ich zum Schluss, dass Schlegel nicht die Weise, wie die sinnliche Anschauung erkennt, modifiziert, sondern lediglich den Gegenstand anders definiert.[18] Mit der Alterität des Gegenstandes: statt einer endlichen Realität, sinnlich wahrnehmbar, durch Form, Farbe und die übrigen primären und sekundären Qualitäten begrenzt, bestimmt und definiert, der unendlichen Realität, will Schlegel zugleich die Alterität der anschauenden Erkenntnisweise begründen; da aber kein Dimensionswechsel statthat, da es sich in beiden Fällen, sowohl bei der sinnlichen wie der geistigen Anschauung, um Rezeptivität und Empfänglichkeit, ein Sich-Anheim-Geben handelt, entbehrt die behauptete Differenz der Plausibilität.

Nennt Schlegel die sinnlichen Vorstellungen der niederen Sinne – unter diesen versteht er Gefühl, Geschmack, Geruch im Gegensatz zu den höheren Sinnen Gehör und Gesicht – Empfindungen, »welches man wörtlich erklärt durch *Insichfindungen*, weil nämlich hier der wahrgenommene Gegenstand selbst in uns und unsre Sinnorgane aufgenommen wird, oder doch in so nahe Beziehung mit uns tritt, daß wir ihn *gleichsam in uns finden*«,[19] so spricht er in Bezug auf die geistige Anschauung des im Werden begriffenen Ichs davon, dass es als etwas Unbegreifliches »*Empfindung*« genannt werden solle

[16] Schlegel: *Transcendentalphilosophie* (wie Anm. 8), S. 8 f.; Ulrike Zeuch: *Das Unendliche: Höchste Fülle oder Nichts? Zur Problematik von Friedrich Schlegels Geist-Begriff und dessen geistesgeschichtlichen Voraussetzungen*, Würzburg 1991, S. 95 f.

[17] Zeuch: *Das Unendliche* (wie Anm. 16), S. 100 ff.

[18] Ebd., S. 101 ff.

[19] Schlegel: *Kritische Friedrich Schlegel-Ausgabe* (wie Anm. 1), Bd. 13, Abt. 2: *Schriften aus dem Nachlaß. Philosophische Vorlesungen 1800-1807*, Teil 2, mit Einleitung und Kommentar hg. von Jean-Jacques Anstett, Paderborn 1964, S. 230.

»als *ein in sich finden*, weil das *Ich* eigentlich nicht bewiesen, sondern *nur gefunden* werden« könne. Was da gefunden werde, sei eine Unendlichkeit »*in uns*«.[20]

Demnach wären Wahrnehmung, Anschauung und Empfindung austauschbar. Was da sachlich zusammengedacht oder verschmolzen wird, sind die bis dahin aufrecht erhaltenen Unterscheidungen zwischen der Wahrnehmung primärer und sekundärer Qualitäten, die Erinnerung und Synthesis des Wahrgenommenen im *sensus interior* oder *sensus communis* mit Hilfe des Vorstellungsvermögens (der imaginären Einbildungskraft, der *phantasia*), das als Erinnertes Vergegenwärtigtes mit aktual Wahrgenommenem zusammenbringt.

Schlegel erhebt in der *Transcendentalphilosophie* den Anspruch, die empirische Realität als Schein entlarvt zu haben und an ihre Stelle eine neue Wirklichkeit setzen zu können, und zwar eine Wirklichkeit in dreierlei Hinsicht: ›Realität‹ meint fortan 1. das im Selbstbewusstsein Vorfindbare, das, ins Bewusstsein gehoben, nie zum begrifflich erfassbaren Gegenstand des Denkens, sondern immer nur symbolisch dargestellt werden kann, 2. das Selbstbewusstsein selbst, und zwar als reine Form, d. h. ohne Inhalt, und 3. schließlich dasjenige, was aus dem Selbstentwurf des Selbstbewusstseins neu hervorgeht, eine geistige, eine vom menschlichen Geist hervorgebrachte Schöpfung.[21]

Bezogen auf die *Lucinde* heißt das:

Realität 1: Der Roman stellt symbolisch dar, was sich im Selbstbewusstsein des erzählenden Subjekts vorfindet, aber nie begrifflich fassbar wird. Der Roman ist *das* Medium der Selbsterkenntnis durch Selbstanschauung, Selbstempfindung, Selbstfindung; das gilt vorzugsweise für die narrative Rekonstruktion des inneren Werdegangs von Julius in den *Lehrjahren der Männlichkeit*, die, der Chronologie nach, an den Anfang der Romans gehören würden, der inneren Logik des Romans folgend jedoch in der Mitte des Romans, gleichsam als Herzstück, stehen, als Herzstück, von dem alles Neue, die Arabesken, organisch sich entwickelnd, sich abzweigend, ausgehen. Im Vollzug des Schreibens erfährt sich der Schreibende sukzessive selbst bzw. könnte sich nach Abschluss des Schreibprozesses retrospektiv ganz anschauen, gesetzt, der so verstandene Roman als Selbstentwurf wäre abschließbar. So gesehen ist der Umstand, dass Schlegel die *Lucinde* als zum Abschluss gekommenen Roman publiziert hat, eine *contradictio in adiecto*.

20 Schlegel: *Kritische Friedrich Schlegel-Ausgabe* (wie Anm. 1), Bd. 12, Abt. 2 (wie Anm. 19), Teil 1, S. 334.

21 Zeuch: *Das Unendliche* (wie Anm. 16), S. 89 ff.

Realität 2: Der noch ungeschriebene Roman, der virtuelle Roman, der Roman als reine Potentialität, entspricht dem Selbstbewusstsein als reiner Form, ohne Inhalt. Lucinde in der eingangs zitierten Textpassage befindet sich in einem solchen Zustand einer selbstursprünglich geschaffenen inneren Vorstellungswelt oder Realität, die noch nicht zum Ausdruck, d. h. zu Bewusstsein gelangt ist.

Realität 3: Die vom menschlichen Geist hervorgebrachte Schöpfung ist diese Komposition aus Retrospektive und Neuentwurf.

Schon an dieser Stelle wird deutlich, worin der Mehrwert des Romans gegenüber der Philosophie, ja worin seine unabdingbare Notwendigkeit, Schlegel zufolge, besteht: Ohne die Selbstrekonstruktion gäbe es keine Selbsterkenntnis, ohne diese Selbsterkenntnis nicht die Erkenntnis, was noch fehlt, um zum ganzen Menschen, dem Menschen in seiner ganzen Fülle oder gar wie ein Gott zu werden, nämlich sich selbst nicht nur retrospektiv als gewordenes Ganzes anzuschauen, sondern zudem auch prospektiv selbst immer neu zu generieren und dabei in immer höhere – so der Anspruch – Bewusstseinsdimensionen vorzustoßen. Doch nun zum Roman selbst.

III. Sinnliche und geistige Empfindung im Medium des Romans

Wer meint, als Leser zwischen gegenwärtiger Wahrnehmung und als Wahrgenommenes in der Anschauung erinnerter Wahrnehmung, zwischen als sinnliche Wahrnehmung spezifischer Art zugleich Empfundenem und als geistige Wahrnehmung Empfundenem unterscheiden zu können, der wird gleich zu Beginn des Romans, im Brief von Julius an Lucinde, eines Anderen belehrt: In der »romantische[n] Verwirrung« vermischt sich »das kräftige Grün, die weiße Blüte und die goldne Frucht« mit dem Gefühl der Sehnsucht und den »verschiedensten Erinnerungen«, seien dies Erinnerungen an sinnliche Qualitäten, seien dies Erinnerungen an die Geliebte: Jede Art scheinbar nur sinnlicher Empfindungen von Licht und Farbe, Wärme und das Rauschen der Blätter im Hain werden vor dem »Auge des Geistes« zur Metapher, der eine die sinnliche Dimension transzendierende Bedeutung zugeschrieben ist: die mystische Vereinigung von Mann und Frau.

Gleich zu Beginn des Romans sind »geistige Wollust« und »sinnliche Seligkeit« als so ununterscheidbar ineinander verwoben präsentiert, dass klar ist: Bei aller noch so demonstrativen Absage von Julius an jede Art von Intentionalität ist eben dies seine Absicht.[22] Und er sagt explizit, warum er diese Absicht hat, allerdings erst – angesichts seiner Verwirrungsstrategie un-

[22] Schlegel: *Lucinde* (wie Anm. 1), S. 7.

mittelbar einleuchtend – am Ende des Romans: in den *Tändeleien der Fantasie*:

> Absichten haben, nach Absichten handeln, und Absichten mit Absichten zu neuer Absicht künstlich verweben; diese Unart ist so tief in die närrische Natur des gottähnlichen Menschen eingewurzelt, daß er sich's nun ordentlich vorsetzen und zur Absicht machen muß, wenn er sich einmal ohne alle Absicht, auf dem innern Strom ewig fließender Bilder und Gefühle frei bewegen will.[23]

Verwirrung steht am Anfang des Romans, *Verwirrung* steht am Ende des Romans: In den *Tändeleien der Fantasie*, dem symbolischen Abschluss des Romans, wird der endgültige Vollzug des Übergangs von der sinnlichen Empfindung zur geistigen Empfindung in ein Bild sinnlicher Valenz, die es geistig zu erfassen gilt, gefasst: Das Leben in der Welt sinnlicher Wahrnehmungen ist schwer, laut und negativ konnotiert. Die akustischen und haptischen Momente drängen auf Zerstörung der eigentlichen Essenz des Lebens, die leicht und zart ist. Das Bild, das die *Tändeleien* erzeugen, ist das einer unendlich beleibten, alles, vor allem alles Neue, Zarte, Junge, durch ihr Gewicht wie eine Walze erdrückenden und durch ihre dröhnende Stimme übertönenden Matrone, der Sorge – Metapher für rational planendes, intentionales, zukünftige Komplikationen antizipieren wollendes Denken.

Intendiert ist, absichtsvoll unabsichtlich, so paradox das auch scheinen mag, im Medium der Literatur in einer Zeit, da der Mensch das goldene Zeitalter sinnlich-geistiger Unmittelbarkeit verloren hat, dieses wiederzugewinnen – wiederzugewinnen aber nicht durch eine diese vermeintliche Unmittelbarkeit reproduzierende Repräsentanz – das wäre ja bloße Wiederholung –, sondern durch die Darstellung des Weges, wie man sich selbst in einen solchen Zustand der Verwirrtheit versetzen kann, um produktiv zu werden im romantischen Sinne. Der Roman *Lucinde* legt die produktionsästhetischen Bedingungen der Möglichkeit des Romanschreibens offen und dient zugleich als Katalysator einer eben solchen Erfahrung innerer Verwirrtheit. Eines derartigen Katalysators bedarf es, wenn, so Schlegel, »Dichten […] nur durch Passivität möglich« sei, eine »absichtliche, willkürliche«;[24] dann ist jedes Dichten ein Widerfahrnis; im Prozess des Schreibens gibt sich der Schreibende vertrauensvoll in die Hände einer, wie Schlegel meint, höheren Macht.

Insofern sind die begrifflichen Unterscheidungen zwischen sinnlicher Empfindung und sinnlicher Anschauung, die Schlegel in der *Transcenden-*

[23] Ebd., S. 81.

[24] Schlegel: *Lucinde* (wie Anm. 1), S. 27.

talphilosophie trifft,[25] auch die zwischen sinnlicher und geistiger Empfindung, sinnlicher und geistiger Anschauung,[26] in der *Lucinde* hinfällig. Statt zu analysieren, auf welche Weise Schlegel diese in der *Lucinde* unterscheidet, gilt es demnach zu schauen, wie er sie durchmischt.

In der *Charakteristik der kleinen Wilhelmine* beispielsweise zeichnet sich Wilhelmine als Allegorie einer Vereinigung von Mann und Frau, männlichem und weiblichem Prinzip, Julius und Lucinde, dadurch aus, dass sie nicht bloß nachahmt, was ihr beispielsweise gestisch vorgespielt wird, und 1:1 reproduziert, sondern metamimetisch sogleich das Nachahmen selbst nachahmt, sich also von dem sinnlich reproduktiven einmaligen Vollzug löst und den geistigen Vollzug repräsentiert.

Sogleich die metamimetische Ebene einzunehmen heißt aber nicht, von der sinnlichen zu abstrahieren. Bezeichnenderweise merkt der Ich-Erzähler an dieser Stelle sofort an, dass Wilhelmine »zur Poesie [...] weit mehr Neigung als zur Philosophie« habe. Neben ihrer Fähigkeit, sofort die Metaebene oder geistige Ebene einnehmen zu können, ohne dabei die sinnliche Ebene zu verlassen, zeichnet sich Wilhelmine durch Verschmelzung von Gegensätzen aus, sowohl, wenn sie verschiedene Sprachen artikuliert, als auch bei der Nennung von Gegenständen. Sie nivelliert nicht die Gegensätze, so dass sie inexistent würden, sondern sie stellt sie ungeordnet, fern jeder Hierarchie, neben-, über-, untereinander. Sie mischt »alles durcheinander in romantischer Verwirrung«.[27] Wilhelmine begründet nicht, warum sie diese und keine andere Anordnung gewählt hat. Sie ist, wie sie ist; und doch könnte sie durchaus auch anders sein. Wilhelmine gibt weder eine Rechtfertigung im Rückblick, noch lässt sie sich von Vorurteilen leiten, was zusammenzugehören habe. Sie fühlt, sagt und tut, was ihr im Moment in den Sinn kommt.

Und dieser Sinn, ob nach innen oder nach außen gerichtet, ist kaum merklich voneinander unterschieden: »Ein neuer Sinn schien mir aufgetan; ich entdeckte in mir eine reine Masse von mildem Licht«, heißt es in der *Allegorie von der Frechheit.*

> Ich kehre in mich selbst zurück und in den neuen Sinn, dessen Wunder ich schaute. Er sah so klar und bestimmt, wie ein geistiges nach Innen gerichtetes Auge: dabei waren aber seine Wahrnehmungen innig und leise wie die des Gehörs, und so unmittelbar wie die des Gefühls. Ich erkannte bald die Szene der äußern Welt wieder, aber reiner und verklärt.[28]

[25] Schlegel: *Transcendentalphilosophie* (wie Anm. 8), S. 11-12.
[26] Ebd., S. 23.
[27] Schlegel: *Lucinde* (wie Anm. 1), S. 14.
[28] Ebd., S. 19.

Schlegel spielt an dieser Stelle auf eine bis in die Antike zurückreichende Diskussion um die Hierarchie der Sinne anhand der Kriterien der Geistigkeit, Innerlichkeit, Unmittelbarkeit etc. an, auf die genauer einzugehen hier zu weit führen würde. Ebenso zu weit führen würde, an diesem Orte den ideengeschichtlichen Voraussetzungen für die Angleichung von innerem und äußerem Sehen nachzugehen, deren Ursprünge auf Neuansätze in der Erkenntnis- und Wahrnehmungstheorie des Spätmittelalters, auf die *cognitio intuitiva* von Johannes Duns Scotus zurückgehen.

IV. Lucinde: Exemplifizierung oder Mehrwert?

Ich komme zu meiner Ausgangsthese zurück, dass es sich bei der *Lucinde* um eine eigenständige Exposition von Schlegels Wahrnehmungs- bzw. Erkenntnistheorie im Sinne einer künstlerischen Kognition handele. Schlegel bestimmt in der *Transcendentalphilosophie* das Wesen des Menschen als bestehend aus Verstand und Phantasie.[29] Insofern könnte man sagen, dass in diesem Äußersten an Reduktion von Komplexität in der Wesensbestimmung des Menschen die *Lucinde* nurmehr eine Exemplifizierung dieser beiden Abstrakta sei.

Aber die *Lucinde* ist, wie ich meine gezeigt zu haben, noch wesentlich mehr: Schlegel unternimmt mit der *Lucinde* den Versuch, sprachlich zu repräsentieren, wie eine derartige Verschmelzung von gegensätzlichen menschlichen Vermögen vorzustellen wäre. Er nutzt eine Vielzahl an Perspektiven, Erzählformen, stilistischen Mitteln und Tropen, um uns als Leser an einem Prozess der Selbstgenerierung teilhaben zu lassen, der sich scheinbar absichtslos und ziellos vollzieht. Dieser Prozess erweist sich aber bei genauerer Analyse, wie Engel gezeigt hat, als intentional gerichtet, und zwar gerichtet durch ein Meta-Ich, das die Einheit der nur dem Anschein nach zusammenhanglosen Arabesken im Blick hat, ohne diese Einheit und damit den inneren Zusammenhang selbst in der Repräsention preiszugeben. Auf diese Weise macht Schlegel im Medium der Literatur erfahrbar, was es heißt, verwirrt zu sein, er schafft den imaginären Raum, sich als Leser dieser Verwirrung zweiten Grades anheim zu geben, seinen Empfindungen, Assoziationen etc. freien Lauf zu lassen und auf diese Weise eine Selbstgenerierung zweiter Hand zu veranlassen.

Die *Lucinde* stellt die pragmatische Umsetzung der Einsicht in die Grenze rationaler Vermittlung von Wissen dar; an die Stelle rationaler Vermittlung von allgemeinverbindlichem Wissen tritt etwas Neues: Wissen wird

[29] Schlegel: *Transcendentalphilosophie* (wie Anm. 8), S. 84.

nicht durch Dritte vermittelt, sondern findet sich in einem selbst; dieses gilt es aufzusuchen und zu finden. Der Zugang zu diesem neuen Wissen erfolgt nicht über Rationalität, sondern sinnliche Empfindungen; es ist weder allgemeinverbindlich noch konstant, sondern absolut individuell und wie Proteus in einem Prozess ständiger Veränderung und Beweglichkeit begriffen.

Schlegel würde für die redlichen Bemühungen ganzer Generationen von Literaturwissenschaftlern, welche die innere Stringenz von Schlegels *Lucinde* aufzudecken und sichtbar zu machen bemüht sind, nur einen ironischen Kommentar übrig haben; denn das wäre das Letzte, was er mit der *Lucinde* beabsichtigt hätte: eine (innere) Einheit in der (äußeren) Mannigfaltigkeit zu erweisen, wie es dem seit der Frühen Neuzeit probaten Schönheitsideal der *unitas in pluralitate* entspricht.

Einer Frage möchte ich abschließend noch nachgehen: Gesetzt, die (romantische) Literatur allgemein, die *Lucinde* im besonderen stellt gegenüber der Philosophie tatsächlich einen Mehrwert in dem oben skizzierten Sinne dar, warum hat Schlegel nur einen einzigen Roman dieser Art geschrieben, eben die *Lucinde*, dafür aber eine ganze Reihe umfangreicher philosophischer Schriften in den 3 Jahrzehnten nach 1800 (*Die Entwicklung der Philosophie in 12 Büchern,* 1804-1806; *Propädeutik und Logik,* 1804-1805; *Métaphysique*, 1806-1807; *Philosophische Lehrjahre,* 1796-1806 nebst philosophischen Manuskripten aus den Jahren 1796-1828)? Mit dieser Frage komme ich von einem anderen Gesichtspunkt aus erneut auf meine Ausgangsthese zurück, dass Schlegel mit der *Lucinde* eine gegenüber der Philosophie eigenständige Exposition seiner Kognitionstheorie vorgelegt habe.

Die Eigenständigkeit der *Lucinde* besteht meiner Meinung nach darin, dass sich ihr Sinn nur im praktischen Nachvollzug erschließt, gleichsam wie eine Gebrauchsanweisung ohne Anweisung. Sie schafft die Disposition dafür oder soll die Disposition dafür schaffen, uns als Rezipienten in eben jenen Zustand zu versetzen, der Schlegel zufolge erforderlich ist, um nachvollziehen zu können, was mit der *Lucinde* gemeint ist, nämlich zu ›erkennen‹, dass in einem Zustand geistiger Verwirrtheit oder: geistiger Empfindung *über* diesen Zustand nicht gesprochen werden kann, sondern nur *aus ihm heraus.* Ein literarisches Werk nach bestimmten Regeln lässt sich reproduzieren, ein literarisches Werk jedoch, das nicht nur den Zustand innerer Verwirrtheit repräsentieren und beim Rezipienten sekundär initiieren, sondern selbst aus einem solchen Zustand heraus geschrieben sein soll, ist nicht wiederholbar. Und ein anderes zu schreiben hat Schlegel danach nicht mehr vermocht. Warum nicht, darüber lässt sich bloß spekulieren.

Es könnte sein, dass sich Schlegel nach der *Lucinde* – bewusst oder unbewusst – nie mehr in einen derartigen Zustand geistiger Verwirrtheit oder geistiger Empfindung, wie er das nennen würde, hat begeben wollen, was bedeutet hätte, ›es‹ aus sich heraus schreiben zu lassen und damit zumindest befristet die (rationale) Kontrolle über sich aufzugeben, statt als autonomes Subjekt über etwas oder über sich zu schreiben.

Es könnte sein, dass Schlegel mit seinem Absehen davon, einen zweiten Roman dieser Art zu schreiben, die Konsequenz aus der bereits in der *Lucinde* formulierten Einsicht, dass das geistig Angeschaute kaum darstellbar sei, gezogen hat:

> Denn wie ich auch die Vergangenheit überdenke, und in mein Ich zu dringen strebe, um die Erinnerung in klarer Gegenwart anzuschauen und dich anschauen zu lassen: es bleibt immer etwas zurück, was sich nicht äußerlich darstellen läßt, weil es ganz innerlich ist.[30]

Es könnte sein, dass ihm der Roman, obwohl hoch artifiziell und poetisch kalkuliert, doch zu persönlich ausgefallen sein, zu viel von sich preisgegeben haben könnte. Bei der Disputation der zentralen Thesen seiner *Transcendentalphilosophie* in Jena jedenfalls wurde Schlegel wegen seines *tractatum eroticum* angegriffen und daraufhin selbst ausfällig.

Vielleicht hat Schlegel aber auch gesehen, dass der Roman, der Idee poetischer Inspiriertheit durch eine höhere (innere) Instanz folgend als aus einem Grundgefühl innerer Begeisterung heraus konzipiert, keineswegs ewig, sondern eine Momentaufnahme, endlich, dem Augenblick verpflichtet ist, keineswegs notwendig, sondern kontingent, keineswegs stets im Werden begriffen ist, sondern sich irgendwann wiederholt, verstetigt, mithin den Reiz des Neuen verliert, gewöhnlich wird, ja langweilig.

Ob diese Gründe zutreffen, muss an dieser Stelle offen bleiben. In jedem Fall setzten sie einen hohen Grad kritischer Reflektiertheit dem eigenen Schreiben gegenüber voraus.

[30] Schlegel: *Lucinde* (wie Anm. 1), S. 58 f.